PROMOTION DE LA SANTÉ

De l'intérêt d'un partenariat interdisciplinaire socio-sanitaire

Collection « Prix scientifique »

La collection Prix scientifique L'Harmattan publie les manuscrits primés par un jury scientifique qui, sur appel à participation, se réunit une fois par an pour distinguer les mémoires de master 2, les thèses et les HDR dans l'ensemble des domaines couverts par les éditions L'Harmattan.

Le jury est composé de Claudine Blanchard-Laville (sciences de l'éducation, université Paris Nanterre), Jean-Paul Chagnollaud (sciences politiques, CY Cergy Paris Université), Jean-Louis Chiss (linguistique, université Sorbonne Nouvelle Paris 3), Jean-Marc Lachaud (philosophie et esthétique, Université Paris 1 Panthéon Sorbonne), Vincent Laniol (histoire), Jean-Claude Némery (droit, université de Reims, Champagne-Ardenne), Bruno Péquignot (sociologie, université Sorbonne Nouvelle Paris 3) , Thomas Perroud (droit, Panthéon-Assas Université), Xavier Richet (économie, université Sorbonne Nouvelle Paris 3), Denis Rolland (IGESR, histoire et relations internationales, Université de Strasbourg, IUF), Philippe Tancelin (philosophie, études littéraires, université Paris 8 Vincennes Saint-Denis), Gérard Teboul (droit international, université Paris 12-UPEC), Dimitri Uzinidis (économie, université du Littoral, Côte d'Opale).

Dernières parutions

Eugénie Duval, *Participation et démocratie représentative*, 2022.
Pierre Rouxel, *Le syndicalisme en restructurations*, 2022.
Alvin Panjeta, *Expérimenter la qualité à l'université*, 2022.
Yahya Mahamat-Saleh, *Facteurs nutritionnels et risque de cancers de la peau*, 2022.
Suzanne Levin, La république de Prieur de la Marne, 2022.
Mohamed Ouchtaine, *Recompositions de l'Islam*, 2022.
Clothilde Rohmer, *La gestion du domaine forestier de la famille de Turckheim-Truttenhausen*, 2022.
Amélie Puche, *Les femmes à la conquête de l'université*, 2022.
Lucie Ecorchard, *Les lieux de justice parisiens à la fin du Moyen Age*, 2022.

Laurence GANDON

PROMOTION DE LA SANTÉ

De l'intérêt d'un partenariat interdisciplinaire socio-sanitaire

Préface du Professeur Auzoult
Postface d'Alain Vulbeau

L'Harmattan

5-7, rue de l'École-Polytechnique – 75005 Paris
www.editions-harmattan.fr
ISBN : 978-2-14-030957-1
EAN : 9782140309571

REMERCIEMENTS

J'ai rédigé cet ouvrage à partir de la thèse en sciences de l'éducation et de la formation que j'ai soutenue en janvier 2021 à l'Université de Nanterre, dans le cadre du laboratoire CREF (Centre de Recherche Éducation et Formation).

Je tiens à remercier tous ceux et celles qui ont participé, directement ou indirectement, à ce travail de recherche. Je suis particulièrement reconnaissante à Alain Vulbeau, mon directeur de thèse, pour m'avoir accompagnée dans mon parcours de chercheuse. Il m'a fait bénéficier de sa longue expérience, de sa sagesse et de sa grande expertise professionnelle. Mes remerciements vont également aux personnes qui ont accepté d'évaluer mon travail, en faisant partie du jury de ma soutenance : Carole Baeza, Rémi Gagnayre et Laurent Auzoult-Chagnault. Je tenais également à exprimer ma profonde gratitude à Sandrine Hardy-Massard qui a grandement participé à rendre possible la recherche-action présentée dans cet ouvrage. Merci également à mes collègues de travail Angélique, Pascale, Laurence, Sophie, Carine, et à l'équipe de recherche « Crise, Ecole, Terrains Sensibles » pour les nombreuses critiques constructives adressées à mon travail. Je remercie également toutes les personnes, étudiants et professionnels de terrain, qui ont accepté de participer à ce travail, de répondre à un questionnaire, d'être interviewés, d'être observés. Enfin, je dédie cet ouvrage à ma famille.

LISTE DES PRINCIPAUX SIGLES UTILISÉS

ACP : Analyse en Composante Principale
ADS : Analyse De Similitudes
AES : Accompagnant Educatif et Social
AMP : Aide médico-psychologique
ASS : Animation Sociale et Socioculturelle
ASSC : Animation Sociale et Socioculturelle, fonction Coordination de projets
AS : Aide-soignant(e)
AVS : Auxiliaire de Vie Sociale
BAFA : Brevet d'Aptitude aux Fonctions d'Animateur en accueils collectifs de mineurs
BAPAAT : Brevet d'Aptitude Professionnelle d'Assistant Animateur Technicien
BEP : Brevet d'Etudes Professionnelles
BPJEPS : Brevet Professionnel de la Jeunesse, de l'Éducation Populaire et des Sports
CAP : Certificat d'Aptitude Professionnelle
CFA : Centre de Formation des Apprentis
CDH : Comité Départemental Handisport
DEJEPS : Diplôme d'État de la Jeunesse, l'Éducation Populaire et du Sport
DUT : Diplôme Universitaire de Technologie
EHPAD : Etablissement d'Hébergement pour Personnes Agées Dépendantes
EPCI : Etablissement Public de Coopération Intercommunale
ETP : Education Thérapeutique
HCERES : Haut Conseil de l'Evaluation de la Recherche et de l'Enseignement Supérieur
IADE : Infirmier(e) Anesthésiste Diplômé(e) d'Etat
IEM : Institut d'Education Motrice
IDE : Infirmier(e) Diplômé(e) d'Etat
IFSI : Institut de Formation en Soins Infirmiers
IREPS : Instance Régionale d'Education et de Promotion de la Santé
HAS : Haute Autorité de Santé
HPST : Hôpital, Santé, Patients et Territoires
MAS : Maison d'Accueil Spécialisée
MDPH : Maison Départementale des Personnes Handicapées
NGAP : Nomenclature Générale des Actes Professionnels
NTIC : Nouvelles Technologies de l'Information et de la Communication
OMS : Organisation Mondiale de la Santé
ONISEP : Office National d'Information Sur les Enseignements et les Professions
SMUR : Service d'Urgence Mobile et de Réanimation
SSIAD : Service de Soins Infirmiers A Domicile
TD : Travaux dirigés
TPG : Travaux Personnels Guidés
UE : Unité d'Enseignement

PRÉFACE

Certains travaux universitaires suscitent, au-delà de leur lecture critique, une vive réflexion et l'ouverture vers de nouveaux questionnements. C'est précisément ce que l'on peut dire des travaux de Laurence Gandon qui sont présentés dans cet ouvrage.

Ce travail aborde plusieurs questionnements, qui ont trait aux croisements des représentations professionnelles, aux représentations de l'interdisciplinarité et à leur enchâssement en contexte, ici le territoire. Au-delà du propos principal de l'ouvrage, on peut déceler un questionnement sur « l'entrée » dans la recherche et de la construction d'une identité de praticien chercheur. Le propos est abordé avec finesse.

Cet ouvrage concerne tous les professionnels ayant à former ou accompagner des étudiants ayant vocation à travailler étroitement avec des professionnels d'autres secteurs que celui dans lequel ils sont formés. Doit on considérer uniquement le domaine de formation qui les concerne pour développer leurs compétences, et transmettre un corpus de valeurs et de technicités qui les rendra efficients ? Doit-on les sensibiliser aux pratiques professionnelles de leurs futurs coactants ? Laurence Gandon ouvre une nouvelle voie. Elle propose que la formation puisse reposer en partie sur l'initiation d'un travail collaboratif susceptible de modifier les représentations croisées des acteurs en coaction. Sans trop dévoiler le propos au lecteur, les travaux présentés dans cet ouvrage font ressortir que l'activité collaborative est source d'acquisition et de prise de conscience des compétences des acteurs, mais également d'affects et de difficultés liés à la coordination des acteurs. Il y a de quoi développer ici la réflexivité du lecteur !

En creux, on pourra lire cet ouvrage comme une réflexion sur ce qu'est une pratique professionnelle. Peut-on se contenter de réduire la pratique à une somme d'activités qui renverraient en miroir à l'expression de compétences ? Ce que révèlent les résistances me semble-t-il c'est la nécessité de prendre en compte également les règles d'action, techniques et éthiques, ainsi que les représentations des différents acteurs de la relation professionnelle. En l'occurrence, on prend ici en compte les représentations des étudiants mobilisés en formation, des formateurs, mais on aurait pu aller jusqu'à questionner celles des usagers et des commanditaires de l'activité.

En creux également, on pourra lire ce travail comme une réflexion sur l'apprentissage. Apprendre, c'est changer et changer est le plus souvent douloureux. C'est pourquoi ce sont souvent les enseignements difficiles qui laissent des traces durables même s'ils ont été sommairement évalués au moment de leur actualisation. En l'occurrence, pour qu'un dispositif de changement opère profondément, durablement, il convient de mobiliser les connaissances, l'action mais aussi un espace d'expérience où l'on tente, on essaye pour échouer ou réussir dans une mesure variable. C'est dans cette partition à trois éléments que se construit la modification de la façon d'agir ou de penser. Les travaux que présentent Laurence Gandon illustrent parfaitement cette idée. Ils ouvrent ainsi la porte à une ingénieurie rationnelle de l'interprofessionnalité, et répond à un besoin de plus en plus présent de former au mieux les futurs professionnels à faire face à la complexité du monde.

Professeur Auzoult

INTRODUCTION

La santé publique a longtemps, en France, été rattachée à la notion d'épidémie et au respect des règles d'hygiène. A l'heure actuelle, l'idée que le maintien et l'amélioration de l'état de santé du public est une affaire complexe, qui s'inscrit dans une démarche interdisciplinaire, a fait son chemin. Les soins de santé primaire sont des soins essentiels reposant sur des méthodes, des techniques et des pratiques rendues accessibles à tous avec la pleine participation des communautés géographiques ou sociales concernées. Ils sont essentiels à la continuité de la vie quotidienne et ils font intervenir les professionnels du secteur de la santé, mais également des secteurs économique, politique, social, éducatif. L'espace géographique dans lequel évoluent les acteurs est important à étudier car il influence indéniablement la qualité et la pertinence des projets de santé publique : « la proximité territoriale est un phénomène objectif observable en tous milieux et qui constitue une forme de coordination entre les acteurs pour résoudre les problèmes apparus comme communs » (Glon et Pecqueur, 2016, p.258). Ainsi, le territoire peut être source de déséquilibres et de difficultés, ou au contraire représenter un cadre de réussite qui incite à la créativité dans la mise en œuvre de projets préventifs par les acteurs.

J'ai choisi d'en faire le sujet de cet ouvrage pour plusieurs raisons. En tant qu'infirmière, puis cadre de santé formatrice en institut de formation en soins infirmiers (IFSI), je suis consciente de l'importance des soins préventifs et éducatifs dans notre système de santé actuel. Ces derniers tiennent de ce fait une place non négligeable dans le programme d'études des futurs infirmiers. Cependant, dans l'établissement où je travaille, les étudiants en soins infirmiers (ESI) ne réalisaient pas, au début de mon travail de recherche, d'actions de prévention collectivement sur le terrain[1]. Ils travaillaient ensemble à l'IFSI à partir de cas concrets et de cours magistraux. La plupart d'entre eux réalisaient néanmoins des actions d'éducation à la santé pour des patients souffrant de pathologies chroniques (diabète, insuffisance rénale, etc.) lors de leurs stages. Certains avaient l'opportunité de monter des projets de prévention primaire, surtout sur les

[1] Le service sanitaire obligatoire a été mis en place en 2018, alors que mon travail de recherche a débuté en 2016.

lieux de vie – en particulier les établissements d'hébergement pour personnes âgées dépendantes (EHPAD) ou le milieu scolaire. Enfin, très peu travaillaient en interdisciplinarité avec d'autres professionnels du milieu médical (médecin, diététicienne, kinésithérapeute notamment) pour l'élaboration d'actions préventives et éducatives. S'ils côtoyaient parfois des travailleurs sociaux sur leur lieu de stage, ces derniers n'étaient qu'exceptionnellement associés aux projets réalisés par les ESI.

En échangeant avec une enseignante chercheuse de l'institut universitaire de technologie (IUT) de Belfort, nous avons émis l'hypothèse de réaliser un travail commun avec nos étudiants respectifs. En effet, les étudiants en Licence professionnelle Intervention Sociale, parcours Animation Sociale et Socioculturelle, fonction Coordination de projets (ASSC) réalisent un travail de recherche collectif en sous-groupes de 3 à 4 personnes, à partir d'une thématique commune qui peut tout à fait être en lien avec la promotion de la santé.

Le choix de réaliser une recherche-action s'est imposé à moi. En effet, celle-ci peut se définir comme une méthode de recherche dans laquelle « il y a une action délibérée de transformation de la réalité ; recherche ayant un double objectif : transformer la réalité et produire des connaissances concernant ces transformations » (Hugon et Seibel, 1988, p.13). Il existe des formes très variées d'approches en recherche-action, mais elles ont des caractéristiques communes qu'il convient d'identifier. L'ensemble des méthodes de recherche-action a pour but un changement concret, même minime, dans le système social étudié, et une production de connaissances sur celui-ci. Selon Kurt Lewin, un des pionniers de la recherche-action au milieu des années 1940, on ne peut accéder à la connaissance d'un système social qu'en y induisant un changement. Le chercheur ne se contente pas d'observer de manière neutre mais intervient délibérément sur la réalité étudiée. De plus, les changements opérés doivent répondre à des problématiques concrètes en tenant compte de la complexité du système dans lequel le chercheur intervient (dynamique du territoire, représentations des différents acteurs, moyens mis en œuvre…). Il est de ce fait primordial de faire participer les acteurs de terrain à la recherche-action. Il existe ainsi trois dimensions-clés dans la recherche-action : le changement, l'élaboration de connaissance et l'intervention. Leur signification sera différente en fonction des postulats épistémologiques du chercheur. Il existe différents courants qui peuvent être envisagés en fonction de l'importance que l'on donnera à chacune des dimensions. Ce travail de recherche a été réalisé dans le cadre d'une l'obtention d'une thèse en Sciences de l'éducation et de la formation. L'objectif premier pour moi était d'utiliser le changement produit par la recherche-action comme un moyen d'élaboration de connaissance sur le système étudié (en particulier vis-à-vis des étudiants qui ont participé à l'action, des acteurs de terrain et de leur interaction avec l'espace géographique). Mais je souhaitais également, en tant que chercheuse, être le vecteur d'une participation collective entre les étudiants, les acteurs de terrain et le public. Je souhaitais ainsi étudier les modifications que les étudiants et les professionnels de terrain qui ont participé à la recherche-action ont repérées dans leur manière de travailler et d'apprendre. Mon but était également d'analyser dans quelle mesure de nouveaux espaces de formation pour le public, mais peut-être également pour les étudiants et les professionnels de terrain pouvaient émerger. Enfin, même si ce n'est pas l'objet de ma recherche, j'espérais que les actions menées auraient un impact positif sur les publics-cibles, leur permettant ainsi d'adopter des comportements propices à les maintenir en santé.

En mettant en place une recherche-action avec des acteurs de terrains, je souhaitais permettre à des ESI et à des étudiants en Licence professionnelle Intervention Sociale de travailler en interdisciplinarité. Mon idée était de cibler des publics-cibles en situation de vulnérabilité, dans le sens utilisé en sciences infirmières de « faiblesse à partir de laquelle l'intégrité d'un être est ou risque d'être affectée, diminuée, altérée » (Liendle, 2012, p.304). Cette vulnérabilité peut se présenter dans le domaine médical, socio-économique, psychologique. Elle peut être également liée à l'âge d'un individu. Les actions se sont de ce fait axées sur des thématiques de prévention à destination des enfants, adolescents, étudiants, personnes en situation de précarité, personnes en situation de handicap physique et des personnes en situation de handicap mental.

L'endroit où se déroulent les échanges doit permettre de tisser une relation de confiance entre les intervenants et le public. Si l'on veut amorcer la modification de comportements néfastes pour le maintien en santé, il faut que les personnes ciblées prennent une part active à l'action proposée. En effet, « l'usager est le sujet et non l'objet de la promotion de santé. Les messages doivent donc être adaptés aux spécificités des habitants par des relais impliqués dans leur quotidien. Il s'agit de proximité des soignants plus que de proximité du soin » (Hirsch-Vanhoenacker, 2016, p.128). Il semble plus pertinent que ce soient les soignants qui se déplacent vers le public, afin de créer une proximité favorable aux échanges et à l'établissement d'une relation de confiance. Les actions ont eu lieu respectivement dans un centre social, un centre de formation des apprentis (CFA), un IUT, un foyer social, un IFSI (conférence en présence de personnes en situation de handicap moteur), et un Institut d'Education Motrice (IEM).

Se sont ensuite posées tout un tas de questions matérielles et logistiques : il fallait faire coïncider les agendas des étudiants deux instituts, les ESI était bien plus nombreux que les étudiants de l'IUT (140 contre 25), et le temps alloué était restreint pour un projet aussi ambitieux. J'ai donc opté pour un travail réalisé sur deux années : la première année scolaire (2016-2017) a été consacrée à l'élaboration des projets, la seconde année (2017-2018) a vu se réaliser les actions. J'ai été aidée dans mon entreprise par deux collègues formatrices et une enseignante de l'IUT.

Les données qui ont servi au travail de recherche ont été recueillies tout au long de ces deux années à l'aide de différents outils :

– Questionnaires (sous forme de Q-sort) soumis au ESI, aux étudiants ASSC et à un panel de personnes témoins,
– Entretiens individuels réalisés avec les responsables de l'IFSI, de l'IUT et les professionnels de terrain qui ont collaboré à la réalisation des projets,
– *Focus groups* réalisés auprès des étudiants ASSC,
– Recueil de l'analyse écrite de l'action réalisée individuellement par les ESI,
– Rédaction d'un journal de bord par les enseignantes qui ont encadré la recherche-action.

Le schéma ci-dessous permet de récapituler les différents temps de la recherche-action :

Figure 1 : Frise chronologique de la recherche-action, avec mobilisation des outils de la recherche

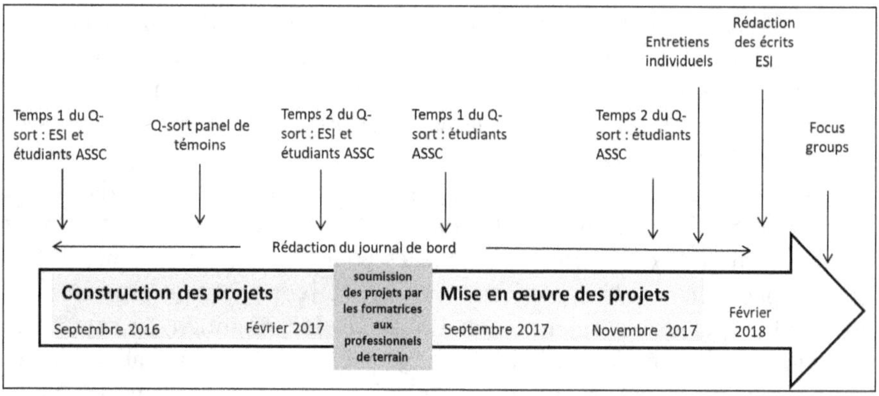

La première partie de cet ouvrage aborde les notions de prévention en santé publique, d'interdisciplinarité et leur importance dans les professions et les formations en soins infirmiers et dans le travail social. Je présenterai également le territoire sur lequel a lieu la recherche, et les mutations en matière d'offre de santé dont il fait l'objet au moment de ma recherche.

La deuxième partie expose les impacts de la recherche-action sur les étudiants qui y ont pris part, que ce soit au moment de la construction des projets de prévention ou au moment de leur mise en œuvre. J'étudierai l'évolution des représentations sociales respectives des deux groupes d'étudiants concernant leur vision du métier de l'autre, avant et après la réalisation des différentes actions de prévention en santé publique. J'aborderai également l'analyse du discours des étudiants concernant les actions menées en interdisciplinarité. Le discours des étudiants en soins infirmiers a été recueilli grâce à des écrits individuels. Le discours des étudiants en Licence professionnelle Intervention Sociale a été recueilli lors de six entretiens collectifs (*focus groups*), ce qui a permis de recueillir leur vécu de l'expérience, mais également de saisir les prises de positions et les interactions entre les étudiants pendant les entretiens.

La troisième partie procède à l'analyse des liens mis en exergue entre la recherche-action et le territoire sur lequel elle s'est réalisée. Pour cela, j'ai mené des entretiens semi-directifs auprès des responsables des formations des étudiants concernés par ma recherche, mais également auprès des personnes ressources qui ont accompagné les étudiants dans la mise en œuvre des actions. L'interaction entre le territoire géographique, les acteurs et les systèmes de représentations, qui forgent la connaissance et la conception que les acteurs se font du monde qui les entoure, peut en effet représenter une ressource ou un frein pour les actions menées en interdisciplinarité. J'ai également croisé les données recueillies auprès des étudiants avec les données observées par les enseignantes qui ont accompagné les groupes. Celles-ci ont été consignées dans un journal de bord. J'aborde ainsi l'impact des différents modes de collaboration ou coopération sur les actions menées auprès des différents publics. En y adjoignant l'analyse du discours des professionnels, je montre en quoi le territoire de cette recherche-action peut être considéré comme apprenant.

PARTIE 1

La prévention dans un territoire en mutation, un enjeu majeur pour la santé

Je souhaite proposer une réflexion sur la place de la prévention dans les projets de santé publique, en particulier dans un territoire qui présente des mutations dans son dispositif sanitaire comme le Pôle Métropolitain Nord Franche-Comté. En se penchant sur l'histoire de la santé, et plus particulièrement celle de la santé publique, les enjeux actuels apparaissent plus clairement. Les professionnels de la santé, et en particulier les infirmiers, ont un rôle essentiel à jouer dans la mise en œuvre de dispositifs de prévention. Mais ils doivent s'appuyer sur les compétences des travailleurs sociaux, comme les animateurs socioculturels, pour mieux cerner la situation singulière des usagers, et ainsi tenir compte de tous les aspects mis en jeu : économiques, culturels, sociaux, mais également territoriaux. En effet, la prise en considération de la dimension territoriale est très importante dans la réalisation d'actions de prévention. « L'espace géographique constitue le cadre de référence des acteurs qui vont déployer leurs actions en fonction des contraintes et d'aménités repérées » (Moine et Sorita, 2015, p.66). Ainsi, une démarche interdisciplinaire est indispensable pour proposer des actions en adéquation avec les besoins des usagers sur un territoire donné.

I. Approche historique de la sante et de la sante publique

La définition de la santé est évolutive et ne peut que s'inclure dans un contexte social. Cependant, depuis toujours, l'Homme a cherché à préserver sa santé et celle de sa communauté, pour pouvoir continuer à assurer sa subsistance. « Santé et vie sont intimement liées, en ce sens que la santé représente l'ensemble des possibilités qui permettent à la vie de se maintenir et de se développer » (Collière, 2001, p.219). Cependant, au fil des siècles, la vision de la santé, tout comme celle de la maladie, a été profondément modifiée. Il est nécessaire de s'y arrêter pour comprendre les enjeux de santé publique actuels en France.

Pendant très longtemps, la maladie a été considérée comme une punition divine. D'ailleurs, étymologiquement, « maladie » a la même racine que le « Malin » (nom donné au diable). Blaise Pascal, en 1660, écrit une Prière pour demander à Dieu le bon usage des maladies, dans laquelle il décrit la santé comme un don que Dieu donne à ses fidèles, mais qu'ils utilisent à des fins profanes, ce qui donne lieu à des transgressions. Dès lors, la maladie est envoyée comme châtiment pour laver les péchés et la douleur qui l'accompagne est rédemptrice, car elle permet d'expier ses péchés (Mesnard, 1992). La souffrance du corps permet de sauver l'âme. De toute manière, on ne peut rien faire pour endiguer les épidémies qui déciment les populations (comme la peste ou la suette).

Jusqu'à la Révolution Française, les hôpitaux veillent donc surtout à sauver les âmes et se préoccupent peu du corps. Les médecins vont cependant peu à peu s'intéresser au corps, mais en appréhendant l'être humain de manière totalement matérialiste. On s'autorise à disséquer des cadavres, on pratique des expériences sur les patients… Cela permet de faire des progrès scientifiques considérables, mais la médecine moderne telle qu'elle émerge au XVIIIème siècle s'intéresse au seul corps. Michel Foucault (1963) démontre que la référence au divin (non observable et non accessible au commun des mortels) s'est peu à peu déplacée vers la référence à la clinique (observable, et sur laquelle on peut agir). De ce fait, ce changement de cadre de référence (qui passe du religieux à la médecine clinique) n'en reste pas moins bipolaire. « Même si les transgressions changent de registre, puisqu'il n'était plus question de péchés, le respect du travail, la sobriété, la propreté n'en étaient pas moins des obligations de l'ordre républicain, dont la transgression était punie par les mêmes opprobres et châtiments. » (Tessier, 2010, p. 23). Si la santé n'est plus l'affaire de Dieu mais de la médecine, la maladie reste une punition : non plus divine pour des pêchés commis, mais explicable scientifiquement par le non-respect des règles établies (hygiène corporelle, hygiène de vie…).

Les découvertes de Louis Pasteur sur les micro-organismes et les épidémies qui sévissent en France au XIXème siècle aident à établir ce dogme de toute-puissance de la science, qui permet un eugénisme social et légitime : « l'élimination » des personnes déviantes qui compromettent la santé du reste de la communauté en ne respectant pas les règles établies. Après la seconde guerre mondiale, à la découverte des expériences médicales réalisées dans les camps de concentration par les médecins nazis, « les médecins réalisèrent ce que leurs confrères avaient pu commettre au nom du dogme de la " Science" et du " Progrès", il leur a bien fallu reconstruire une légitimité pour transmettre des messages, faire de l'éducation, bref effectuer le nécessaire accompagnement de leurs contemporains dans leurs choix de vie » (Tessier, 2010, p.24). L'avènement de l'éthique médicale permet également de rompre avec cette approche purement somatique de la maladie, et les soignants prennent conscience de l'oubli de l'aspect relationnel dans les soins prodigués au patient. Michel Foucault (1963) exprime l'idée que le patient a pleinement conscience qu'il « est » un corps, donc un ensemble singulier et complexe, constitué d'une enveloppe charnelle et d'un esprit. De plus, les soignants se rendent compte de l'importance de voir le patient comme un partenaire de soins, car chaque être humain possède son propre vécu, ses émotions, son rapport à la maladie et à la souffrance. Les soins prodigués sont plus efficaces si on tient compte de toutes les dimensions de l'Homme. Cette rupture épistémologique entraîne un changement dans les mentalités, la manière de soigner, et impacte les institutions et leurs manières de fonctionner. La santé ne se résume pas à l'absence de maladie, c'est une notion dynamique. La définition que l'Organisation Mondiale de la Santé (OMS) donne de ce concept dès sa création en 1948 va dans ce sens : « Etat de complet bien-être physique, mental et social, ne se caractérisant pas uniquement par l'absence de maladie ou d'infirmité ». En effet, à la pathologie biologique s'ajoutent la souffrance psychologique, les difficultés socio-économiques et la détresse spirituelle, qu'il faut également prendre en compte pour aider au mieux la personne et son entourage à retrouver un équilibre optimal. Pour ce faire, il est important de satisfaire les besoins fondamentaux de l'être humain, et de permettre l'adaptation perpétuelle de l'Homme à son environnement, toujours en mutation (Berthet, 1983).

Depuis les années 1990, les recommandations nationales et régionales de santé en France reconnaissent que la politique de santé publique doit viser à réduire au maximum les inégalités sociales et territoriales de santé, pour améliorer la prise en charge et la qualité de vie de l'ensemble des citoyens. Ainsi, l'accès aux soins est garanti par la loi n° 2009-879 du 21 juillet 2009 portant réforme de l'hôpital et relative aux patients, à la santé et aux territoires (dite loi HPST). L'article 36 de la loi HPST définit les soins de premier recours qui doivent être accessibles à tous. Ils comprennent :

- « la prévention, le dépistage, le diagnostic, le traitement et le suivi des patients ;
- la dispensation et l'administration des médicaments, produits et dispositifs médicaux, ainsi que le conseil pharmaceutique ;
- l'orientation dans le système de soins et le secteur médico-social ;
- l'éducation pour la santé ».

Par soins de premier recours, il ne faut donc pas se limiter aux soins curatifs, les dimensions préventive et éducative sont essentielles dans une approche holistique de promotion de la santé. Il convient cependant de clarifier ces termes.

II. Promotion, prevention, education en sante : de quoi parle-t-on?

La Charte d'Ottawa[2] a été définie en 1986 à l'issue d'une conférence internationale sur la promotion de la santé. Elle explique qu'il s'agit d'un processus qui confère aux populations les moyens d'assurer un plus grand contrôle sur leur propre santé et d'améliorer celle-ci. En effet, « pour parvenir à un état de complet bien-être physique, mental et social, l'individu, ou le groupe, doit pouvoir identifier et réaliser ses ambitions, satisfaire ses besoins et évoluer avec son milieu ou s'y adapter ». Cela implique que chaque citoyen puisse acquérir les aptitudes indispensables à la prise en charge de sa santé, mais également qu'il utilise de manière optimale les structures médico-sociales à sa disposition et qu'il s'implique personnellement dans les choix relatifs à sa propre santé et à celle de sa collectivité. Ainsi, la promotion de la santé dépasse largement le cadre médical, et relève également de domaines variés : éducation, emploi, culture, environnement, etc.

La prévention, quant à elle, s'inscrit pleinement dans le processus de promotion de la santé. En effet, dès 1948, l'OMS considère la prévention comme l'ensemble des mesures visant à éviter ou réduire le nombre et la gravité des maladies, des accidents et des handicaps. Elle distingue 3 types de prévention :

- *primaire,* qui vise à éviter l'apparition de problèmes de santé
- *secondaire,* qui tente de détecter précocement l'apparition des problèmes de santé et de réduire leur évolution
- *tertiaire,* qui a pour but de diminuer les complications et les récidives des problèmes de santé, et de permettre aux personnes malades ou handicapées d'accéder à un maximum de qualité de vie.

Plutôt de classifier la prévention en fonction du stade de la maladie, RS Gordon propose en 1983 une classification basée sur la population-cible et les actions de prévention mises en œuvre. Il distingue :

- *la prévention universelle* : elle s'adresse à l'ensemble de la population, quel que soit son état de santé. Elle traite de l'hygiène de vie en général.
- *la prévention sélective* : elle s'adresse à des sujets spécifiques, pour éviter la survenue de maladies auxquelles ils sont exposés. Elle sera différente selon les risques auxquels est exposée la population sélectionnée.
- *la prévention ciblée* : elle s'adresse à des sujets exposés, pour lesquels il existe des facteurs de risque spécifiques.

---

[2] La Charte d'Ottawa est disponible à l'adresse suivante : http://www.euro.who.int/__data/assets/pdf_file/0003/129675/Ottawa_Charter_F.pdf (consulté le 29/10/2016)

L'éducation à la santé, enfin, représente une action menée sur les individus pour les amener à modifier leurs comportements, pour leur faire acquérir de bonnes habitudes de vie, utiliser à bon escient les services sanitaires à leur disposition. Elle s'adresse à tous, contrairement à l'éducation thérapeutique dont le but est « de former les patients à l'autogestion, à l'adaptation du traitement à leur propre maladie chronique, et à leur permettre de faire face au suivi quotidien» (p. 12) selon l'OMS.[3]

Les trois notions de promotion de la santé, prévention et éducation à la santé se retrouvent dans la classification que propose Jean-Louis San Marco (2009), qui s'appuie sur le modèle de Gordon. Il propose une définition de la prévention globale, qui accorde une grande place à l'éducation à la santé. Il s'agit d'une gestion active et responsabilisée par la personne de son capital santé dans tous les aspects de la vie. L'action de promotion de la santé, de prévention des maladies ou d'éducation thérapeutique est déclenchée par un ou des professionnels. Une participation active de la personne, ou du groupe ciblé, est systématiquement recherchée. Dans son modèle, on distingue :

- une *prévention universelle,* destinée à tous, fondée sur la participation de la population qui correspond à une démarche de promotion de la santé
- une *prévention sélective*, qui vise à éviter l'apparition de maladies chez des sujets exposés, qu'ils présentent ou non des facteurs de risques, et correspond à la prévention des maladies
- une *prévention ciblée*, dirigée vers les malades et leur entourage, ayant pour but de les aider à gérer leur traitement et de leur éviter des complications, qui correspond à l'éducation thérapeutique.

Cette classification permet de réunir dans un même modèle conceptuel les deux modalités de prévention sanitaires qui coexistent. C'est pour cette raison que je la trouve particulièrement pertinente et adaptée au thème de ma recherche, car les actions de prévention proposées par les étudiants peuvent concerner l'ensemble de la population, mais également des sujets exposés. Le terme *prévention* que j'emploie tout au long de ce travail est donc à comprendre au sens où le définit Jean-Louis San Marco.

« D'une part, des mesures, des actions organisées, qu'elles soient médicales ou non, le plus souvent ponctuelles et presque toujours efficaces car elles agissent directement sur l'agent causal [...] D'autre part, un comportement favorable à la santé que l'on cherche à faire acquérir par les sujets exposés grâce à une éducation - éducation pour la santé ou éducation

---

[3] Rapport de l'OMS-Europe, « Therapeutic Patient Education – Continuing Education Programmes for Health Care Providers in the field of Chronic Disease », traduit en français en 1998 disponible sur le site :
http://www.euro.who.int/__data/assets/pdf_file/0009/145296/E93849.pdf
(consulté le 29/10/2016)

thérapeutique selon que l'on s'adresse à une population tout venant ou à des malades » (San Marco, 2009, p. 7).

En outre, cette manière de classifier la prévention permet d'y englober la notion de santé communautaire, qui consiste à faire participer activement une communauté à l'amélioration de sa santé. Les membres d'une communauté (géographique ou sociale) réfléchissent ensemble à leurs préoccupations de santé, expriment des besoins prioritaires et participent activement à la mise en place et au déroulement des actions de santé publique qui leur permettent d'atteindre les objectifs qu'ils se sont fixés. (Manciaux et Deschamps, 1978). Les actions de santé communautaires :

- se pratiquent dans un cadre local
- prennent en compte les facteurs sanitaires, mais aussi psychologiques, sociaux, administratifs, etc.
- se placent dans un cadre mêlant intersectorialité, interdisciplinarité et partenariat afin de favoriser le partage des savoirs et des pouvoirs, et de ce fait favorise le décloisonnement entre les intervenants
- visent la « capacitation » des gens, leur *empowerment* c'est-à-dire le processus qui permet aux individus d'avoir plus de pouvoir d'action et de décision sur leur environnement et sur leurs conditions de vie (Bacqué et Biewener, 2013).

Les démarches de prévention, qu'elles soient universelles, sélectives ou ciblées, dépassent largement le seul cadre médical. En effet, une approche holistique de la santé ne peut s'affranchir d'une analyse précise de la situation singulière du public-cible, pour répondre au mieux aux besoins spécifiques de chacun. De plus, « le projet éducatif repose sur une dynamique de territoire : c'est la politique locale qui s'efforce de mettre en réseau les multiples lieux ressources et en synergie les différents acteurs de l'éducation » (Vulbeau, 2009, p. 43). Mais comment nommer cette collaboration entre différents professionnels venus d'horizons différents ?

La pluridisciplinarité est la mise en commun de différentes spécialités, chacune gardant sa spécificité, ses compétences. Les spécialistes travaillent sur divers aspects d'une même problématique. « Il en résulte en général une simple juxtaposition des données produites dans chaque discipline » (Dabrion, 2013, p.204). Chaque spécialiste garde son identité professionnelle, il intervient en tant qu'expert dans sa propre discipline, il analyse la situation sous un angle spécifique. Ce mode de fonctionnement est très fréquent, notamment dans les institutions sanitaires, où les médecins font ponctuellement appel à des confrères issus d'une autre discipline pour obtenir un avis de leur part sur la situation clinique d'un patient. Il n'y a donc pas de prise en charge holistique à proprement parler, car chacun intervient à un niveau spécifique et non global. Une coordination du travail de chacun est indispensable pour articuler les différents éléments entre eux et permettre une compréhension plus globale de la situation étudiée.

L'interdisciplinarité, quant à elle, permet de développer une capacité d'analyse et de synthèse à partir des perspectives de plusieurs disciplines. On crée ainsi une nouvelle entité constituée des différentes professions qui participent à la réflexion « pour que les efforts collectifs de l'équipe soient finalement plus que l'assemblage chaotique de fragments épars de travail accompli » (Strauss, 1992, p.191). Cependant, le travail en interdisciplinarité n'est pas un processus naturel : il nécessite un investissement personnel de chaque professionnel et doit faire partie d'un projet mûrement réfléchi. En effet, chacun devra faire l'effort de pouvoir effectivement comprendre et parler, un peu, lui-même, les langages disciplinaires de leurs autres coéquipiers (Ardoino et De Peretti, 1993). Ainsi, « la formation interprofessionnelle, alliant l'acquisition d'un certain nombre de connaissances distinctes mais aussi partagées, est susceptible de constituer une fabrication nouvelle de professionnels réflexifs, ouverts à d'autres regards et conceptions que les leurs » (Rothier Bautzer, 2013, p.84).

Pour Nicole Allieu-Mary (2010), reprenant les travaux réalisés par Guy Michaud en 1972, l'interdisciplinarité serait le passage d'une simple juxtaposition des disciplines (ce qu'elle nomme la pluridisciplinarité) à une véritable interaction entre elles, qui permettrait intégration des concepts et méthodes possédées par les différents membres de chaque discipline. Cela permettrait de rendre plus efficace la construction de compétences générales ou transversales. Sans tomber dans la doxa qui assimile la pluridisciplinarité à une « juxtaposition de points de vue » de professionnels d'horizons différents et l'interdisciplinarité à une « communauté de points de vue », je me positionne en accord avec la définition de Nicole Allieu-Mary, d'autant plus que c'est le terme interdisciplinarité qui a été choisi par le législateur pour qualifier le service sanitaire qui permet depuis 2018 aux étudiants médicaux et paramédicaux de travailler ensemble sur des projets de prévention .

Au regard de cet apport conceptuel, il me semble souhaitable que les projets de prévention en santé publique se construisent dans ce que je nommerai l'interdisciplinarité. Cela permet de se questionner sur les objectifs communs, les points forts et les points faibles de chaque projet, la manière d'utiliser les points forts en complémentarité pour le bénéfice des usagers, les moyens à mettre en œuvre pour remédier aux points faibles. Or, il n'est pas simple de passer du modèle pluridisciplinaire au modèle interdisciplinaire. En effet, lorsque nous sommes dans la pluridisciplinarité, nous ne pouvons pas glisser vers l'interprofessionnel de manière innée car le modèle ne contient que lui-même, étant un schéma autarcique. A l'inverse, comme l'interprofessionnel contient aussi le pluridisciplinaire, nous nous situons dans une autre perspective, un autre regard sur notre activité humaine et le passage de l'un à l'autre devient envisageable.

S'il semble judicieux de favoriser l'interdisciplinarité au sein d'une équipe de professionnels issus de métiers différents lorsqu'ils sont amenés à monter ensemble un projet de prévention en santé, il est nécessaire :

- de définir clairement le rôle de chacun
- d'expliciter les modalités de prise de décision et de résolution de problèmes
- de différencier ce que chacun peut faire (zone de compétence) et ne doit pas faire (en reconnaissant ses propres limites en termes de compétence et de niveau de responsabilité).

« La prévention de la santé et sa promotion sont devenues des objectifs nationaux pour lesquels les professionnels vont devoir travailler ensemble, toutes disciplines confondues » (Coudray et Gay, 2009, p. 4). Les professionnels du social sont, en première intention, des alliés de choix pour les professionnels de la santé, mais « ces deux mondes restent cependant séparés : les acteurs ne sont pas formés ensemble et n'ont pas toujours les mêmes préoccupations » (Jaeger, 2016, p.6). Le manque de connaissance du métier de l'autre, de son champ d'action, des compétences qui sont requises dans l'exercice de son travail quotidien, ainsi qu'un manque de dialogue concernant des problématiques communes, empêche le développement d'un véritable travail interdisciplinaire entre ces deux « mondes », qui se côtoient pourtant au quotidien mais s'interpénètrent très rarement.

Les infirmier(e)s diplômé(e)s d'état (IDE) et les professionnels de l'animation socioculturelle sont ainsi amenés à participer à des projets de prévention de la santé, mais la plupart du temps chacun de leur côté. Je vais expliciter à présent leurs rôles respectifs, avant d'étudier l'intérêt d'initier l'interdisciplinarité entre ces deux professions dès leur formation initiale.

III. Le role infirmier dans la prevention en sante publique

La prévention fait partie intégrante du rôle infirmier. En effet, l'article R4311-15 du Code de la Santé Publique stipule que « selon le secteur d'activité où il exerce, y compris dans le cadre des réseaux de soins, et en fonction des besoins de santé identifiés, l'infirmier ou d'infirmière propose des actions, les organise ou y participe dans les domaines suivants [...] : formation, éducation, prévention et dépistage, notamment dans le domaine des soins de santé primaires et communautaires ». Cette mission a toujours fait partie de la pratique soignante, mais elle a évolué au fil du temps et les infirmiers ne se la sont appropriés que récemment.

3.1. Approche historique du soin préventif dans la profession infirmière

L'être humain a toujours eu besoin de soins, mais à l'origine ils n'étaient pas le propre d'un métier mais l'affaire de tous. L'idéal était de préserver la santé et d'éviter l'apparition de maladies, les remèdes étant peu efficaces et entraînant malheureusement très souvent le décès. La prévention était donc considérée comme un soin à part entière. Les soins avaient deux buts : maintenir la vie et faire reculer la mort. Le premier but était essentiellement assuré par les femmes, qui s'occupaient des accouchements, des soins aux enfants, aux vieillards, aux mourants. Elles avaient également une fonction d'éducation auprès des jeunes enfants. Cela leur a permis d'acquérir des connaissances en pharmacopée car elles utilisaient beaucoup les plantes en cuisine et pour soulager les affections. Le deuxième but est né des questions engendrées par l'inconnu que représentaient la maladie et la mort. « Cette nouvelle orientation cherch[ait] à discerner les causes du bien et du mal, interprèt[ait] et désign[ait] les forces bénéfiques et les forces maléfiques, porteuses du mal, donc de la maladie et de la mort » (Collière, 1982, p.26). Ce rôle était surtout dévolu à des hommes : d'abord au chaman (à la fois prêtre et guérisseur), puis est passé au seul pouvoir religieux avant de devenir l'apanage des médecins, comme je l'ai développé précédemment. Les hommes étaient également chargés des soins aux blessés sur les champs de bataille ou lors d'accident de chasse. Ils s'occupaient enfin des soins réclamant une force physique importante, comme la réduction des fractures ou la contention physique des personnes présentant des troubles psychiatriques.

Au Moyen Age, en Occident, le christianisme condamne les femmes soignantes, qualifiées de sorcières. Les soins sont prodigués par les religieuses, femmes consacrées qui s'occupent des pauvres, lépreux et autres laissés pour compte. La préservation de la santé n'est pas forcément la priorité des femmes consacrées, qui s'attachent surtout à sauver les âmes des personnes qu'elles prennent en charge, et disposent par ailleurs de peu de moyens pour faire face aux nombreuses épidémies qui déciment la population.

Le XIXème siècle voit l'apparition de la profession infirmière à proprement parler. La première école d'infirmière en France est créée en 1878 à l'hôpital de la Pitié Salpêtrière par le docteur Bourneville. Les femmes qui sont formées dans ces écoles deviennent des auxiliaires médicales, préparent le matériel et assurent le rôle délégué par le médecin. Ainsi, les savoirs infirmiers émergents sont surtout centrés sur la maîtrise des soins curatifs, car ils sont calqués sur les savoirs médicaux, même si la proximité des soignantes avec les malades engendre une prise de conscience concernant l'importance d'une prise en charge plus globale. « Veiller au bien du malade, le conforter, le consoler demeure bien la finalité, l'intention, mais le contenu professionnel de la pratique soignante, c'est le médecin qui en est le grand détenteur, aussi servir le malade amène à servir le médecin » (Collière, 1982, p.79).

L'émergence d'une science infirmière dans les pays anglo-saxons, initiée par Florence Nightingale à la fin du XIXème siècle, amène peu à peu les infirmier(e)s à renouer avec le premier but du soin : promouvoir la vie. En France, l'apparition d'un rôle propre infirmier en 1978 dans les textes législatifs qui régissent la profession montre un souhait de s'affranchir du seul rôle d'auxiliaire médical. La volonté est alors d'avoir une approche plus globale du soin, qui inclut les deux buts originels du soin. En anglais, il existe deux vocables pour désigner le fait de soigner : *to cure* (guérir) et *to care* (prendre soin). Le premier verbe, qui a donné *curatif* en français, renvoie à l'idée de résoudre un problème médical, de traiter une maladie, donc de lutter contre le mal. Le second verbe, qui a donné *caritatif*, renvoie à l'idée de sollicitude, de recherche du bien-être pour autrui, donc à l'idée de promouvoir la vie. « Le soignant moderne subordonne *to care* et *to cure* en mettant le premier au service du second : sans soins pas de guérison, sans guérison escomptée, pas de soins » (Rothier Bautzer, 2012, p. XV). Ainsi, le soin infirmier moderne peut se définir par « l'attention particulière portée par une infirmière ou un infirmier à une personne ou à ses proches […] en vue de leur venir en aide dans leur situation en utilisant, pour concrétiser cette aide, les compétences et les qualités qui en font des professionnels infirmiers » (Hesbeen, 1997, p.65). Cependant, force est de constater qu'actuellement les IDE « réalisent comme seul travail les soins curatifs et techniques prescrits par les médecins, et assurent leur traçabilité formalisée en se voyant confier de plus en plus de tâches d'ordre administratif » (Rothier Bautzer, 2013, p.37). Les soins d'entretien de la vie, appelés encore soins de *nursing,* sont confiés souvent aux aides-soignants. De ce fait, les IDE perdent peu à peu la part de *care* nécessaire à la prise en charge holistique que l'on retrouve dans la définition du soin proposée par Walter Hesbeen. Toutefois, le développement des soins préventifs et curatifs voulus par les politiques de santé actuelles peut à la fois être associé au *cure* (campagne de vaccination, éducation thérapeutique, etc.) et au *care* (nécessité de prise en charge individualisée pour mener avec le public et les autres professionnels un réel travail de partenariat). Cela peut « réconcilier » les deux notions, à condition que le travail de prévention et d'éducation à la santé soit valorisé. « L'absence persistante de visibilité et de reconnaissance du travail d'articulation des soins par les communications interprofessionnelles et avec les malades contribue à renforcer ce processus de négligence du care » (Rothier Bautzer, 2013, p.38).

3.2. Importance de la prévention dans la profession infirmière

L'évolution actuelle des besoins et de l'offre en santé invite à repenser la place des soins préventifs et éducatifs, en complément des soins curatifs et palliatifs. En effet, même si l'évaluation des besoins du public en matière de santé est un domaine complexe (Flajolet, 2008), on constate la nécessité d'un changement dans la prise en charge des pathologies en France, en particulier dans le domaine extra-hospitalier.

Ainsi, le nombre de décès dus aux maladies cardio-vasculaires et infectieuses décroît fortement, mais les maladies liées à l'alcool, au tabac, aux comportements à risque, à une mauvaise hygiène de vie en général touchent davantage la population. Le coût de ces pathologies « évitables » amène les pouvoirs publics à mettre en place des politiques de promotion de la santé ambitieuses, où les soins préventifs et éducatifs ont une place privilégiée. De plus, la prise en soins doit davantage être axée sur les polypathologies et les maladies chroniques, en particulier pour les personnes âgées qui, après un épisode aigu traité en milieu hospitalier, retournent à domicile ou en institution et ont besoin d'un suivi régulier de leur état de santé.

Les IDE doivent donc « déceler précisément les facteurs qui nuisent à la santé des personnes et trouver les moyens de mettre en œuvre, dans le cadre d'équipes pluri professionnelles, des actions durables qui contribuent à ce que chacun prenne en charge sa santé dans son contexte singulier » (Coudray et Gay, 2009, p.4).

Dans le domaine des soins de courte durée, où les personnes bénéficient d'une prise en charge aigüe (en médecine, obstétrique ou chirurgie), ainsi que dans les services de rééducation fonctionnelle, l'IDE a surtout un rôle dans l'éducation thérapeutique des patients. Depuis la loi HPST de 2009, il est obligatoire d'avoir suivi une formation d'au moins quarante heures pour mener des actions d'éducation thérapeutique, que l'on soit médecin ou IDE. De nombreuses formations complémentaires sont proposées aux soignants (formations certifiantes, diplômes universitaires, etc.). De ce fait, de plus en plus d'établissements hospitaliers créent des postes d'« IDE d'éducation thérapeutique», dont le rôle, au quotidien, est décrit dans l'arrêté du 31 mai 2013 relatif aux compétences requises pour dispenser l'éducation thérapeutique du patient :

- créer un climat favorable à l'éducation thérapeutique (ETP) ;
- analyser avec le patient sa situation, ses pratiques de santé et convenir de ses besoins en ETP ;
- s'accorder, avec le patient et son entourage, sur les ressources nécessaires pour s'engager dans un projet et construire avec lui un plan d'actions ;
- se coordonner avec les différents acteurs de la démarche d'ETP pour déployer les activités ;
- mettre en œuvre le plan d'actions avec le patient et son entourage ;
- co évaluer avec le patient les pratiques et les résultats de la démarche.

Ces dispositifs permettent de valoriser les soins éducatifs au sein des structures hospitalières, et de reconnaître cette part du travail de l'IDE qui allie le *care* et le *cure*. De plus, selon Rémi Gagnayre et Jean-François d'Ivernois, l'ETP réalisée au sein d'un établissement de santé peut contribuer à s'inscrire dans une perspective plus large de promotion de la santé. En effet, « sa reconnaissance et son développement dans les établissements hospitaliers sont stratégiquement nécessaires car elle permet aux patients d'acquérir des compétences fondamentales pour vivre avec leur maladie et aux professionnels de santé d'établir des liens avec d'autres types d'interventions en santé. » (2003, p.17). Les IDE vont « déborder » du cadre de l'ETP pour aborder avec le patient d'autres problématiques. Par exemple, le patient asthmatique est également concerné directement par les conséquences de la pollution atmosphérique. Cela peut mener à des partenariats « hors les murs » avec des intervenants médico- sociaux, associations, etc.

En santé mentale et psychiatrie, l'éducation thérapeutique des patients et de leur entourage (quant à la prise de traitement par exemple) est également importante. De plus, les IDE sont sollicités pour mener de nombreuses actions de prévention, dans le cadre institutionnel (comme dans les hôpitaux psychiatriques ou les maisons d'accueil spécialisées), ou dans les structures ambulatoires : hôpitaux de jour, centres médico-psychologiques, centres d'accueil thérapeutique à temps partiel, etc. De nombreuses activités sont proposées, dans l'idéal en partenariat avec des professionnels de l'animation socioculturelle, dans le but maintenir l'autonomie des patients et de prévenir l'isolement social, tout en favorisant leur insertion dans le milieu familial, scolaire, professionnel et social.

Dans les établissements d'hébergement pour personnes âgées dépendantes (EHPAD), le rôle préventif des IDE prend une part de plus en plus prépondérante. En effet, « l'espérance de vie continue d'augmenter, contribuant au vieillissement de la population et à l'augmentation du nombre de personnes atteintes de pathologies chroniques et d'incapacité fonctionnelle » (Prost et Rey, 2015, p.9). Si l'éducation des résidents est souvent difficile du fait des nombreux troubles cognitifs dont ils souffrent, la mise en place de moyens de prévention pour lutter contre l'immobilité, l'incontinence, la dénutrition, la constipation, la déshydratation, les troubles de la déglutition, les chutes… est essentielle pour maintenir le plus longtemps possible leur autonomie et éviter les complications dues à leurs polypathologies. La mise en place d'ateliers intégrant des activités de stimulation de la mémoire, de la motricité (ateliers équilibre, gymnastique douce…) sont, là encore, possiblement réalisés en partenariat avec des professionnels de l'intervention sociale.

Enfin, sur les autres lieux de vie, où les personnes ne sont pas prises en charge spécifiquement pour des problèmes de santé, mais où des IDE interviennent (entreprises, milieu scolaire, domicile, centre communal d'action sociale, etc.), le rôle préventif est probablement le mieux mis en avant. Par exemple, la nomenclature générale des actes professionnels (NGAP) prévoit dans son titre XVI, chapitre 1, article 5bis une cotation particulière pour les séances d'éducation thérapeutique que l'IDE libéral réalisera auprès d'un patient diabétique, en plus des soins courants (glycémies capillaires, injections d'insuline, etc). Comme autre exemple, on peut citer la promotion et l'éducation à la santé comme faisant partie des missions premières des IDE scolaires, telle l'éducation à la sexualité dans les écoles, collèges et lycée préconisée par la circulaire n°2003-027 du 17 février 2003 du Ministère de la Jeunesse, éducation nationale et recherche. Enfin, on voit émerger des fonctions d'IDE éducateurs en santé dans les nombreux réseaux de santé présents partout en France.

Le rôle préventif de l'IDE est encore davantage mis en exergue depuis 2018 avec l'apparition d'une nouvelle spécialité : l'Infirmier en Pratique Avancée (IPA). Le décret n°2018-633 du 18 juillet 2018 relatif au diplôme d'Etat d'infirmier en pratique avancée précise qu'il s'agit d'un Diplôme d'Etat délivré par l'université et reconnu au grade Master. Ce diplôme se prépare en deux années, il est validé par l'obtention de 120 crédits européens. Après une première année d'enseignements communs, les étudiants doivent choisir une mention qui fera l'objet d'enseignements spécifiques aux domaines suivants : pathologies chroniques stabilisées – prévention et polypathologies courantes en soins primaires, oncologie et hémato-oncologie, maladie rénale chronique – dialyse – transplantation rénale, psychiatrie et santé mentale (mention rajoutée depuis 2019). Pour exercer la profession d'IPA, il faut justifier d'un exercice professionnel de 3 ans en tant qu'IDE.

Le Diplôme d'Etat d'IPA a été créé pour répondre aux enjeux actuels d'un système de santé en pleine mutation. Ainsi, les IPA acquièrent des compétences relevant règlementairement du champ médical, des connaissances et des modalités de travail interprofessionnelles nécessaires pour pratiquer des soins à un niveau avancé par rapport aux compétences reconnues aux IDE. L'arrêté du 18 juillet 2018 relatif au régime des études en vue du diplôme d'Etat d'infirmier en pratique avancée précise notamment le référentiel des activités spécifiques à l'IPA (annexe I de l'arrêté), dont l'activité 3 intitulée : « Conception, mise en œuvre et évaluation d'actions de prévention et d'éducation thérapeutique ». Il s'agit pour l'IPA d'être capable de :

1. Accueillir et écouter le patient et son entourage ;
2. Etablir un bilan éducatif partagé avec le patient et son entourage incluant les objectifs à atteindre ;
3. Concevoir et réaliser des actions de prévention primaire et d'éducation thérapeutique ;
4. Rechercher des ressources, réseaux et structures, nécessaires à la mise en œuvre des actions de prévention et d'éducation thérapeutique du patient ;
5. Organiser et planifier des actions ;
6. Réaliser des actions de dépistage individuelles et collectives ;
7. Réaliser des entretiens avec le patient et son entourage ;
8. Accompagner les aidants, la famille et l'entourage en fonction des différentes étapes du parcours du patient ;
9. Concevoir et réaliser des actions d'éducation à la santé ;
10. Suivre la mise en œuvre des actions dans le parcours de soins ;
11. Réaliser des actions dans le cadre de projets territoriaux de santé.

Ainsi, l'évolution du contexte de santé actuel en France donne une place accrue aux soins préventifs et éducatifs dans le travail quotidien des IDE, et la formation initiale a également évolué pour mieux former les futurs professionnels à ce type de prise en charge.

3.3. La formation initiale infirmière : en cours d'universitarisation

Le processus de Bologne a permis de rapprocher les systèmes d'enseignement supérieur au niveau européen. Sa mise en œuvre organise une convergence des formations professionnelles post baccalauréat, ce qui a pour but de reconnaître les qualifications professionnelles dans tout l'espace européen, et d'avoir le droit de poursuivre des études supérieures dans tous les pays qu'il recouvre. L'harmonisation passe par la généralisation de la formation post baccalauréat en trois cycles : Licence, Master, Doctorat. En 2009, cela a entraîné une réforme de l'enseignement dans les IFSI français. L'obtention du Diplôme d'Etat infirmier, au bout de trois années d'études, est accompagnée d'un « grade Licence », comme le stipule le décret n° 2010-1123 du 23 septembre 2010, relatif à la délivrance du grade de Licence aux titulaires de certains titres ou diplômes relevant du livre III de la quatrième partie du Code de la Santé Publique. De ce fait, les jeunes diplômés peuvent envisager de poursuivre leurs études vers un Master, mais il n'y a pas à ce jour de véritable « filière » universitaire infirmière (avec Licence, Master et Doctorat en soins infirmiers)[4] en France, ce qui n'est pas le cas pour d'autres pays. Le numéro 100 de la revue Recherche en soins infirmiers[5] paru en mars 2010 était d'ailleurs consacré à l'état de lieux de la recherche en sciences infirmières dans le monde. Les différents auteurs expliquent que la recherche en sciences infirmières, qui a émergé en même temps que la professionnalisation du métier à la fin du XIXème siècle comme nous l'avons vu plus haut, est en plein essor, mais que les disparités entre les pays sont grandes en termes de reconnaissance de statut. Même si de nombreux infirmiers de par le monde s'investissent dans des recherches cliniques dans le but d'améliorer leurs pratiques et de prodiguer aux patients des soins de meilleure qualité, celles-ci n'ont pas toujours une reconnaissance universitaire. Les pays anglo-saxons, notamment ont développé depuis longtemps une filière universitaire en sciences infirmières, en parallèle d'un cursus « de base » qui permet de prodiguer des soins sans faire nécessairement de la recherche.

Aux Etats-Unis, la Licence en sciences infirmière, intitulée « baccalaureate degree », se fait en 4 ans à l'université. Le statut de « Registred Nurse » permet de poursuivre sur un Master en spécialisation

---

[4] En octobre 2019, une section « sciences infirmières » a été créée au sein du Conseil National des universités (CNU). Il s'agit de la CNU 92, filière universitaire qui est, à ce jour, en cours d'élaboration et de structuration.

[5] Disponible à l'adresse suivante : https://www.cairn.info/revue-recherche-en-soins-infirmiers-2010-1.htm
(consulté le 14 avril 2020).

clinique qui se prépare en 2 ans, puis sur un Doctorat (en 4 à 6 ans) qui donne le statut d'infirmières chercheurs (PhD docteur) ou professeurs en soins (PhD) ou d'autres fonctions complexes comme Docteur en sciences infirmières (DNS). Dans les autres pays francophones, au Québec et en Suisse en particulier, une filière universitaire en sciences infirmières est également mise en place depuis plusieurs années, donnant accès aux infirmiers francophones du monde entier à des recherches cliniques spécifiques au domaine infirmier, sur lesquelles se basent beaucoup d'enseignements prodigués dans les IFSI français.

En France, actuellement, les IDE qui souhaitent obtenir un Master ou un Doctorat s'engagent dans des spécialités universitaires comme la santé publique (le Master et le Doctorat sont la plupart du temps proposés par les Unités de Formation et de Recherche des facultés de médecine), ou d'autres spécialités en sciences humaines et sociales comme la psychologie, la sociologie ou les sciences de l'éducation.

3.4. La place de la prévention en formation initiale infirmière

Depuis 2009, le programme de la formation initiale a donc entièrement été revu, il s'articule autour de dix compétences :

1. Évaluer une situation clinique et établir un diagnostic dans le domaine infirmier.
2. Concevoir et conduire un projet de soins infirmiers.
3. Accompagner une personne dans la réalisation de ses soins quotidiens.
4. Mettre en œuvre des actions à visée diagnostique et thérapeutique.
5. Initier et mettre en œuvre des soins éducatifs et préventifs.
6. Communiquer et conduire une relation dans un contexte de soins.
7. Analyser la qualité des soins et améliorer sa pratique professionnelle.
8. Rechercher et traiter des données professionnelles et scientifiques.
9. Organiser et coordonner des interventions soignantes.
10. Informer et former des professionnels et des personnes en formation

La compétence 5 est centrée sur la prévention et l'éducation : « les soins éducatifs et préventifs ont une place importante puisqu'ils font l'objet d'une compétence à part entière, ce qui répond aux évolutions du métier. Il peut s'agir d'éducation thérapeutique auprès d'un patient comme d'actions de promotion de la santé et de prévention menées auprès de personnes ou de groupes. Ainsi différents modes d'exercice du métier, dans différents lieux de vie (établissement scolaire, par exemple) sont pris en compte » (Coudray et Gay, 2009, p.55). Cette compétence a pour objectifs (Profession infirmier, 2015, p.37) :

- « de repérer les besoins et les demandes des personnes et des populations en lien avec les problématiques de santé publique ;

- d'accompagner une personne, ou un groupe de personnes, dans un processus d'apprentissage pour une prise en charge de sa santé et de son traitement ;
- d'accompagner une personne dans un processus décisionnel concernant sa santé : consentement aux soins, comportement vis-à-vis de la santé ;
- de concevoir et mettre en œuvre des actions de conseil, de promotion de la santé et de prévention répondant aux besoins de populations ciblées ;
- de conduire une démarche d'éducation pour la personne et de prévention par des actions pédagogiques individuelles et collectives ;
- de concevoir, formaliser et mettre en œuvre une démarche et un projet d'éducation thérapeutique pour une ou plusieurs personnes ;
- de choisir et d'utiliser des techniques et des outils pédagogiques qui facilitent et soutiennent l'acquisition des compétences en éducation et prévention pour les patients. »

Pour ce faire, la compétence 5 se décline dans quatre unités d'enseignement (UE) : deux centrées sur la santé publique et l'économie de la santé (UE 1.2.S2 et 1.2.S3), enseignées au deuxième et troisième semestre, et deux centrées sur les soins préventifs et éducatifs (UE 4.6.S3 et 4.6.S4), enseignées au troisième et quatrième semestre. Une unité d'intégration (UI 5.4.S4) est dispensée à la fin des enseignements de la compétence 5, en fin de deuxième année de formation. Elle permet d'établir de liens entre les actions préventives et éducatives et les compétences pédagogiques nécessaires pour les mener à bien, qui sont l'objet de la compétence 10, déclinée au cours de l'UE 3.5.S4 intitulée « encadrement des professionnels de soins ».

Pour construire un projet de santé, les ESI s'appuient sur la méthodologie de la démarche éducative préconisée par la Haute Autorité de Santé (HAS)[6] pour réaliser des actions de santé publique. Celle se découpe selon les étapes suivantes :

- Elaboration d'un diagnostic éducatif à partir des besoins des personnes
- Définition d'objectif(s) éducatif(s)
- Programmation et mise en oeuvre des séances d'éducation selon les moyens et méthodes choisies
- Evaluation des résultats, réajustements

De plus, les ESI doivent effectuer des stages (un par semestre, d'une durée de 5, 10 ou 15 semaines selon le semestre désigné) dans quatre domaines différents, où ils rencontreront les types de soins suivants :

---

[6] Disponible à l'adresse suivante : https://www.has-sante.fr/upload/docs/application/pdf/etp_-_comment_la_proposer_et_la_realiser_-_recommandations_juin_2007.pdf (consulté le 15 avril 2020)

– soins de courte durée
– soins en psychiatrie et santé mentale
– soins de longue durée et soins de suite et de réadaptation
– soins sur des lieux de vie

Cela permet aux ESI de mesurer le rôle infirmier sur un maximum de lieux d'exercice possible, et de ne pas se centrer sur le rôle hospitalier uniquement. Cela leur permet également de mesurer les différentes formes que peut revêtir la prévention et l'éducation à la santé pour un IDE.

Enfin, en 2018, a été mis en place le service sanitaire obligatoire pour toutes les professions de santé. Il s'agit pour les étudiants de réaliser en interdisciplinarité des actions de prévention universelle autour de thématiques définies par un comité régional stratégique (article 1 du décret n°2018-472 du 12 juin 2018 relatif au service sanitaire des étudiants en santé). Pour l'année universitaire 2018-2019 ont été concernés les étudiants en médecine, odontologie, maïeutique, pharmacie, soins infirmiers et kinésithérapie. Les autres professions de santé ont été associées l'année suivante. La volonté ministérielle traduit bien les enjeux actuels de santé publique, et la nécessité d'une approche interdisciplinaire sur des territoires ciblés en fonction des besoins du public. Mais la prévention primaire n'est pas l'apanage des professions de santé.

IV. Le rôle des animateurs socioculturels dans la prévention

« L'évolution démographique fait également prendre conscience de la frontière qui existe encore entre les secteurs médicaux et sociaux. La prise en charge des personnes âgées, par exemple, relève tantôt des structures sanitaires et des équipes de soins, tantôt des structures sociales ou médico-sociales et des équipes d'accompagnement ou d'aide à la vie quotidienne, se partageant fréquemment entre l'une et l'autre » (Coudray et Gay, 2009, p.8).

La prévention reste une mission souvent confiée aux seuls professionnels de la santé, alors que la problématique d'un public concerné est largement liée à des aspects sociaux ou socioculturels. En effet, « les personnes concernées par l'intervention sociale et par l'action médico-sociale sont globalement en moins bonne santé que la population générale. Elles ont, par conséquent, des besoins plus importants en matière de santé » (Karrer et Jaeger, 2016, p.4-5). Les animateurs socioculturels, qui sont des intervenants sociaux en contact direct avec des publics vulnérables, ont un rôle à jouer dans la prévention en santé car ils ont une bonne connaissance du public, de leur cadre de vie, du territoire et des moyens dont on dispose pour aider les individus concernés. Qui sont-ils, d'où viennent-ils et quelles sont exactement leurs missions ?

4.1. Approche historique de l'animation socioculturelle

L'animation socioculturelle est étroitement liée aux revendications des populations vivant dans des conditions précaires, aux Etats-Unis puis en Europe. En effet, dans les années 60, dans le cadre de la *Great Society*, l'Etat américain a mis en place des programmes pour lutter contre la pauvreté. Ceux-ci « se traduisent alors par la création de services sociaux en direction des populations précarisées, de maisons pour la jeunesse ou encore de centres de santé mentale » (Bacqué et Biewener, 2013, p.22). Bien que ces programmes permettent aux plus pauvres (et en particulier aux afro-américains) d'accéder à l'éducation, au logement et aux soins, ils sont largement controversés, en particulier par les travailleurs sociaux eux-mêmes, qui déplorent de faire de ces populations précaires des « assistés ». On voit ainsi apparaître des « méthodes de travail social collectif ou communautaire qui cherchent à dépasser l'approche individuelle et normative de l'intervention sociale pour une approche plus collective, fondée sur la reconnaissance de la pluralité des cultures et des comportements sociaux » (Bacqué et Biewener, 2013, p.24).

En France également, le rôle de la place de l'animateur socioculturel a évolué au fil des années. « Historiquement, le premier rôle apparu est celui de *militance* (jusqu'aux années 60), puis celui de *la technique* par l'acquisition de formations qualifiantes (à la fin des années 60), et enfin le pôle de la *médiation* (comme capacité stratégique pertinente dans les années 80 et suivantes) » (Gillet, 1996, p.128-129). En effet, avec la construction des grands ensembles dans les années 60, et l'allongement du trajet entre le domicile et le lieu de travail des ouvriers, les espaces d'activités se multiplient, et les rapports sociaux s'en trouvent modifiés. « Comme la fragmentation des espaces supprimait au fur et à mesure les activités de loisirs spontanées, la nécessité de fabriquer de nouveaux espaces d'activité s'est imposée » (Poyraz, 2004, p.78). Les premiers animateurs socioculturels ont pour rôle d'organiser, d'animer ces nouveaux lieux de loisir et de culture. A cette époque, l'animation joue trois rôles : « permettre aux travailleurs de récupérer leur force de travail par le loisir et la détente, leur permettre d'acquérir une nouvelle qualification, en particulier la capacité à intégrer le changement, et enfin générer une demande de consommation pour un ensemble de biens pour l'heure qualifiés de non marchands » (Genève et Plé, 1987, p.70). Ce sont surtout des bénévoles (appartenant parfois à des mouvements religieux) et des militants politiques, la plupart du temps issus d'un milieu social plus élevé que celui de leur milieu d'intervention, qui s'occupent de l'animation. Peu à peu, ils se professionnalisent, sous l'impulsion de l'Etat qui a mis en place de multiples formations. « Le problème de la qualification des animateurs est devenu un souci permanent qui a engendré d'une part une réflexion sur les formations à mettre en œuvre, d'autre part sur les emplois » (Genève et Plé, 1987, p.79). Les associations développent des activités qui garantissent l'emploi de leurs salariés, devenant ainsi des structures gestionnaires qui vont produire des services tout en mettant en avant leur caractère non-lucratif. L'animation passe d'un projet idéologique conçu par des militants à un marché émergent soutenu par des professionnels. Dans les années 80, le temps libre s'accroît encore grâce à la mise en place pour la majorité des travailleurs d'une semaine à cinq jours travaillés, l'apparition d'une cinquième semaine de congés payés et l'avancement de l'âge légal du départ à la retraite à 60 ans. On voit alors un « foisonnement d'activités offertes par le commerce de biens et de services de loisir, par les associations créées pour des pratiques corporelles, artisanales, artistiques, intellectuelles ou sociales en tous genres, en tous milieux, par les services publics de l'Etat ou des municipalités avec des équipements sportifs ou culturels de plus en plus denses et coûteux » (Dumazedier, 1987, p.35).

Les années 80 sont également une période où l'on assiste à l'arrivée d'une population immigrée dans les secteurs de l'habitat social et le départ des classes moyennes, ce qui a un impact direct sur l'animation socioculturelle. Les animateurs deviennent des médiateurs entre les institutions politiques et administratives d'un côté, et le public souvent jeune, multiculturel et en situation de précarité d'un autre côté. « Un professionnel de l'animation doit aborder son territoire comme un espace où se confrontent des acteurs, dont les logiques d'action se jouent dans un réseau de contraintes et de ressources, dans un champ traversé par ces logiques, et structuré selon des appartenances et des références qui sont celles des acteurs concernés (groupes, organisations, institutions) » (Gillet, 1996, p. 127).

Les chercheurs Francis Lebon (2009) et Dominique Fablet (2014) se sont notamment intéressés à l'évolution du travail social depuis les années 80. Les « travailleurs sociaux » sont devenus des « intervenants sociaux », recrutés pour leurs compétences et non leurs qualifications, et bénéficiant de formations diplômantes. Les animateurs socioculturels, autrefois cantonnés à des missions de loisirs, se sont vus confier des missions éducatives, notamment dans le secteur de la petite enfance, le milieu scolaire et le milieu du handicap. « Les interventions socio-éducatives complémentaires de l'action éducative intrafamiliale se sont largement développées et professionnalisées au cours des trente dernières années, en même temps que leur caractère éducatif, auparavant souvent discuté, était reconnu, comme l'indiquent certains changements terminologiques significatifs » (Fablet, 2014, p.334). De plus, des missions d'encadrement et de coordination ont émergé pour les cadres moyens issus de l'animation socioculturelle. Néanmoins, ce groupe professionnel recouvre encore en 2020 un champ très large. De ce fait, son « identité est instable et il est faiblement institué, si bien qu'il apparaît comme un ensemble flou et incertain, tiraillé entre les divers univers institutionnels dans lesquels s'exercent les activités : accompagnement scolaire, action culturelle, politique de l'emploi, tourisme, secteurs social, sportif, du handicap, du troisième âge, etc. » (Lebon, 2009, p.3). Aux côtés de bénévoles occasionnels évoluent des professionnels de terrain et des cadres de l'animation.

4.2. L'animation socioculturelle : une profession plurielle au service du care

Le secteur de l'animation socioculturelle, en France, rassemble de nombreux professionnels que l'on peut répartir en trois principaux groupes :

- les animateurs spécialistes d'un public ou d'une technique particulière ;
- les animateurs généralistes qui possèdent à la fois des compétences techniques et organisationnelles ;
- les animateurs coordinateurs qui ont des fonctions d'encadrement et de gestion d'équipement.

La formation des animateurs socioculturels est plurielle, et les diplômes français qui sanctionnent la profession sont de divers niveaux. On retrouve des diplômes qui permettent de participer ponctuellement à des animations, essentiellement auprès de jeunes lors des vacances, comme le Brevet d'Aptitude aux Fonctions d'Animateur en accueils collectifs de mineurs (BAFA), mais également des diplômes qui permettent d'exercer une fonction d'animation à temps complet. Ceux-ci recouvrent différents niveaux de qualification :

- niveau 5 (niveau certificat d'aptitude professionnelle / brevet d'études professionnelles), comme le Brevet d'Aptitude Professionnelle d'Assistant Animateur Technicien (BAPAAT), qui permet d'intervenir dans le cadre périscolaire ;
- niveau 4 (niveau baccalauréat), comme le Brevet Professionnel de la Jeunesse, de l'Éducation Populaire et des Sports (BPJEPS), qui permet de devenir animateur au sein d'associations, collectivités territoriales ou entreprises ;
- niveau 3 (niveau baccalauréat + 2 ans d'études), comme le Diplôme d'État Jeunesse, Éducation Populaire et Sport (DEJEPS), qui permet d'exercer une responsabilité technique, logistique et pédagogique au sein d'une structure ;
- niveau 2 (niveau Licence), comme la Licence professionnelle Intervention Sociale parcours animation sociale et socioculturelle - fonction de coordination de projets (ASSC), qui permet de devenir cadre de l'animation socioculturelle ;
- niveau 1 (niveau Master / Doctorat), comme le Master professionnel en ingénierie d'animation territoriale, qui forme des cadres de l'animation capables de concevoir et de mettre en œuvre des politiques d'animation au sein de diverses structures.

Quels que soient leurs niveaux de responsabilité et leurs lieux d'exercice (collectivités territoriales, maisons de jeunes, EHPAD, accueil périscolaire, etc.), les animateurs socioculturels inscrivent leurs actions dans le cadre des valeurs et des objectifs fixés par les instances dirigeantes au regard du ou des champs d'intervention dans lesquels s'inscrit l'activité de l'organisation. Ces professionnels sont amenés à intervenir à partir de logiques d'actions multiples : l'émancipation de la personne, la coopération entre les groupes sociaux, la solidarité, la justice, la cohésion sociale, le développement de la citoyenneté, etc. Les modes d'intervention qu'ils développent s'inscrivent dans une logique de travail collective et partenariale pour :

- réaliser une analyse stratégique d'une situation professionnelle d'intervention sociale ;
- concevoir et mettre en œuvre un projet d'animation ;
- conduire des démarches pédagogiques dans une perspective socio-éducative.

Pour ce faire, ils s'appuient dans leur travail quotidien sur un savoir-faire (entretien, animation de groupe) et un savoir-être (rôle de médiateur, pour trouver la juste distance avec les intervenants). « Sans être des professionnels de la représentation au même degré que le personnel politique, ils sont *a minima* en empathie avec leur public dans le cadre d'un travail qui implique de connaître les "besoins" de la population, de s'assurer de sa satisfaction en développant des activités socioculturelles » (Lebon, 2013, p.67).

Ils essaient donc de s'inscrire dans une éthique du *care*, d'éviter de faire à la place du public, et de réduire ainsi les usagers à de simples consommateurs ou, pire, à des objets de consommation. Comme tous les travailleurs sociaux, « ce sont des professionnels qui, au fur et à mesure de leur expérience au travail et grâce à leur formation, élaborent des compétences, actualisent des valeurs et interviennent dans le souci du mieux-être social des populations vulnérables » (Brugère, 2011, p.117). L'établissement d'un lien de confiance avec le public est primordial pour mener à bien leurs missions, qui sont multiples. En effet, « l'animation, comme toute action, est une synthèse des différentes disciplines au sens où elle est une opération en soi transdisciplinaire. Comme pratique sociale, elle est tout à la fois psychologique, sociologique, économique, juridique, psychosociale, etc. » (Gillet, 1996, p.122). Les pratiques et les finalités des projets d'animation socioculturelle sont identiques à celles des soignants :

- « des objectifs sociétaux (justice et cohésion sociale) et individuels (recherche du bien-être, de l'autonomie et de l'autodétermination) ;
- des valeurs (équité, responsabilité collective, non jugement des individus, etc.) ;
- une priorité donnée aux populations vulnérables, dans un souci d'équité sociale » (Karrer, 2016, p.11).

Ainsi, on retrouve ce souci du *care* que l'on observe également dans les valeurs soignantes, et cela est primordial pour construire des projets de prévention en santé publique pertinents et adaptés aux population-cibles. La Licence professionnelle ASSC forme des cadres intermédiaires réflexifs capables de monter des projets aussi bien dans des structures sanitaires que sociales, en insistant sur les valeurs fondamentales communes avec les soignants.

4.3. Place de la prévention en Licence professionnelle ASSC

Contrairement à la formation infirmière, le programme des Licences professionnelles n'est pas national. Chaque faculté peut proposer ses propres contenus, à condition que la Licence professionnelle réponde aux demandes suivantes[7] :

- demandes des professions : des petites et moyennes entreprises comme des grandes ; du domaine de la production comme du domaine des services ; des secteurs public, para-public et privé...
- demandes des étudiants, qu'ils proviennent d'un cursus professionnalisé (DUT, BTS...) comme du public de la formation continue ;
- demandes des universités dans leur démarche de professionnalisation et/ou d'ouverture internationale s'appuyant sur leur projet stratégique de développement.

Depuis 2014, la nomenclature du diplôme est fixée par arrêté ministériel[8] et la formation fait l'objet d'une évaluation régulière par le Haut Conseil de l'Evaluation de la Recherche et de l'Enseignement Supérieur (HCERES). L'évaluation porte sur quatre critères : le projet pédagogique, les liens avec les milieux professionnels, l'insertion professionnelle et le pilotage de la formation.

La Licence professionnelle ASSC proposée à l'IUT de Belfort est accessible aux étudiants possédant un niveau baccalauréat plus deux années d'étude, en privilégiant les personnes ayant obtenu un Diplôme Universitaire de Technologie (DUT) « carrières sociales ».

La formation est organisée autour d'un cœur de compétences complété par des ateliers coopératifs. Les enseignements, structurés en UE, s'articulent en deux semestres. Le premier semestre est axé sur la mise en œuvre d'une démarche de pré-diagnostic permettant une appréhension structurée d'un environnement social et professionnel et un positionnement professionnel de cadre intermédiaire. Le second semestre est consacré à la

---

[7] D'après le Bulletin Officiel de l'éducation nationale n°44 du 9 décembre 1999

[8] Arrêté du 27 mai 2014 fixant la nomenclature des mentions du diplôme national de Licence professionnelle

conception et la négociation d'un projet d'animation mis en œuvre par un animateur cadre intermédiaire.

Les activités professionnelles auxquelles sont confrontés les étudiants sont classées en quatre grands groupes d'activités professionnelles non hiérarchisées entre elles, reprises à travers les compétences suivantes[9] :

Analyser une situation professionnelle d'intervention sociale : il s'agit de prendre en compte une demande, une commande formulée par l'employeur, tout en tenant compte des réalités sociales, éducatives et culturelles des publics concernés. L'animateur utilise des cadres conceptuels de différentes disciplines et si besoin des méthodes issues des sciences sociales, il actualise et renforce en permanence sa culture générale. Il doit également prendre en compte les politiques publiques locales dans son action pour élaborer un pré-diagnostic du contexte d'intervention de son champ d'intervention.

Concevoir et mettre en œuvre un projet d'animation dans le cadre des objectifs de l'organisation : l'étudiant prend en compte les caractéristiques de l'organisation dans la définition de son projet. Il agit dans le cadre des réseaux professionnels et institutionnels locaux. Pour ce faire, il favorise l'implication des bénévoles dans la conception du projet d'animation. Son rôle est également de formaliser les objectifs du projet d'animation, d'argumenter l'opportunité du projet d'animation. Il est important qu'il prenne en compte les caractéristiques des publics auxquels s'adresse l'action, pour choisir les intervenants les plus appropriés à la mise en œuvre du projet. C'est également à lui qu'incombe l'élaboration des budgets du projet d'animation et de négocier avec les instances décisionnaires les financements nécessaires à sa mise en œuvre.

Coordonner la mise en œuvre d'un projet d'animation : l'étudiant coordonne une équipe bénévole et professionnelle, il met en œuvre des procédures de travail, gère la dynamique du groupe de projet. Il doit prendre en compte les différentes approches au sein d'une équipe interdisciplinaire. Son rôle est également administratif : évaluer les besoins logistiques, contrôler le budget, respecter les procédures qualité, effectuer le bilan pédagogique des actions réalisées.

Conduire des démarches pédagogiques dans une perspective socio-éducative : l'étudiant conçoit et met en œuvre une démarche de communication adaptée au projet. Il doit animer efficacement des réunions de travail. Il doit maîtriser l'utilisation des supports multimédia pour présenter une action et des cours en anglais l'aideront à présenter son projet d'animation s'il doit le présenter oralement ou rédiger un compte-rendu pour l'international.

Les étudiants bénéficient également d'un stage de 16 semaines dans une structure, qui a pour but la mise en œuvre ou la conception dans le détail (arborescence des objectifs, planification, évaluation) d'un projet de niveau

---

[9] D'après le livret de formation de la Licence professionnelle Intervention Sociale du Département Carrières Sociales de l'IUT de Belfort. (Consulté le 24 mai 2016)

cadre intermédiaire intégrant coordination d'activités et partenariats. Le projet est réalisé sous le tutorat d'un professionnel de terrain. La mise en situation professionnelle favorise l'autonomie, l'esprit d'initiative et la créativité. Il donne lieu à un rapport écrit et à une soutenance publique devant un jury.

Durant leur formation, les étudiants bénéficient de cours de la part d'intervenants du milieu sanitaire, et beaucoup de stages s'effectuent dans des structures médico-sociales, ce qui leur permet de monter des projets en lien avec l'éducation à la santé pour des publics-cibles (enfants, adolescents, familles, personnes âgées, etc.). Confronter les étudiants à la conception d'un projet leur permet de se familiariser avec le concept de maîtrise d'usage, qui « est un moyen de donner une place active et décisive aux usagers en postulant que la pratique génère un savoir » (Vulbeau, 2014, p. 62).

V. PRESENTATION DU TERRITOIRE DE LA RECHERCHE

Nous avons vu que la prévention et l'éducation à la santé sont des moyens efficaces pour permettre aux usagers d'accéder à un certain degré d'*emporwerment.* Les projets interdisciplinaires mêlant des professionnels ou des futurs professionnels des secteurs sanitaire et social accompagnent le public dans le développement de compétences psycho sociales, afin qu'il se sente capable de prendre les bonnes décisions face à la douleur ou à la maladie. Le partenariat entre les professionnels et les usagers participe également au développement de l'esprit critique des participants pour les aider à se forger une meilleure connaissance qui les amènera à réagir de façon adaptée à chaque situation. La prise en considération de la dimension territoriale de la réalisation de telles actions est très importante.

Le concept de « territoire » est une notion polysémique. En effet, il comprend un espace géographique, mais tient compte également de réalités politiques, économiques, sociales et culturelles. La notion de territoire sera ainsi employée dans un sens différent en géographie humaine et politique, en sociologie, en urbanisme, en droit. Pourtant, si l'on veut être en mesure de saisir les besoins d'une population dans un territoire donné, il faut en comprendre les enjeux dans tous ces domaines, ainsi que les liens que l'on peut établir entre les différentes dynamiques impulsées par les nombreux acteurs qui y agissent à des degrés divers. Le territoire concerné par ma recherche doctorale fait partie d'un découpage administratif porté par la loi n° 2010-1563 du 16 décembre 2010 de réforme des collectivités territoriales que l'on nomme « Pôle Métropolitain ». Ce dernier a pour but de favoriser la coopération entre les agglomérations proches, situées au sein de régions urbaines appelées corridors de développement (Portier, 2011). Cette coopération peut prendre différents aspects, en lien avec les compétences suivantes : développement économique, aménagement de l'espace, développement des transports, promotion de l'innovation, de la recherche, de l'enseignement supérieur et de la culture.

5.1. Le Pôle Métropolitain

Le Pôle Métropolitain Nord Franche-Comté[10], créé en 2016, est un syndicat mixte qui regroupe des intercommunalités. Son exécutif est composé de 32 élus titulaires et de 32 élus suppléants, désignés par l'établissement public de coopération intercommunale auquel ils appartiennent. J'ai choisi de me pencher essentiellement sur sa géographie et la situation socio sanitaire des habitants qui peuplent le territoire. Une approche par les sciences politiques permettrait d'approfondir certaines analyses j'aborde de façon moins centrale à partir des sciences de l'éducation.

Il est situé au Nord-Est de la région Bourgogne Franche-Comté. Il regroupe 198 communes pour un total de 305 665 habitants en 2014, pour une superficie de 1 222 km^2. Depuis le 1er janvier 2017, il regroupe cinq établissements publics de coopération intercommunale (EPCI) :

- la Communauté de Communes des Vosges du Sud, qui regroupe 22 communes pour un total de 15 398 habitants ;
- le Grand Belfort Communauté d'Agglomération, qui regroupe 53 communes pour un total de 105 312 habitants ;
- la Communauté de Communes du Pays d'Héricourt, qui regroupe 24 communes pour un total de 20 913 habitants ;
- le Pays de Montbéliard Agglomération, qui regroupe 72 communes pour un total de 140 418 habitants ;
- la Communauté de Communes du Sud Territoire, qui regroupe 27 communes pour un total de 23 624 habitants.

Ce territoire est géographiquement à cheval sur trois départements : le Territoire de Belfort (entièrement inclus dans le périmètre), la Haute-Saône et le Doubs, dont une partie seulement est intégrée au Pôle Métropolitain. Situé entre les massifs des Vosges et du Jura, il est une porte incontournable entre les vallées rhénanes et rhodaniennes. Il représente un carrefour entre le sud de l'Alsace et de la Lorraine, le centre de la Franche-Comté et le Jura suisse. De par sa situation géographique, le territoire cherche à développer des partenariats avec ses voisins.

Le territoire de Belfort entretient d'étroits liens historiques avec la région mulhousienne, puisqu'il était rattaché au département du Haut-Rhin jusqu'en 1870. Le Pôle Métropolitain et le sud de l'Alsace sont tous les deux de grands bassins industriels, illustrés notamment par la présence centrale du constructeur automobile PSA (usines à Mulhouse et à Sochaux). De plus, le

---

[10] Présentation disponible à l'adresse suivante : https://pm-nordfranchecomte.eu/presentation/ (consulté le 05 avril 2020).

Nord Franche-Comté et la région mulhousienne sont tous les deux excentrés par rapport à leur capitale régionale respective (Dijon et Strasbourg), dans un pays qui valorise la métropolisation, ce qui les oblige à accentuer la valorisation de leurs atouts, en particulier économiques.

Le Pôle Métropolitain partage une quarantaine de kilomètres de frontière avec la Suisse, et en particulier le canton du Jura. L'intérêt économique de cette proximité est évident pour les travailleurs français, puisque 5833 personnes résidant en Franche-Comté travaillaient dans le canton du Jura en 2014 (Quillery, 2015). Le partage de la même langue (le français) et la proximité de la gare TGV Belfort-Montbéliard avec la frontière et la ville suisse de Porrentruy, permettent également de renforcer les liens entre le canton et le bassin parisien.

Le territoire est excentré par rapport au centre de la Franche-Comté et de la Bourogne. Avec la fusion des régions Bourgogne et Franche-Comté en 2016, et le rapprochement entre les deux anciennes capitales de région (Dijon et Besançon), le « centre de gravité » administratif de la nouvelle région a encore davantage migré vers l'ouest, accentuant encore l'éloignement du Nord Franche-Comté. Le territoire œuvre donc pour maintenir un certain équilibre dans le domaine économique bien sûr, mais également de la santé, de la culture, des transports, de l'éducation et de la formation (en particulier universitaire).

Enfin, le Nord Franche-Comté entretient des liens sont moins étroits pour des raisons historiques avec la Lorraine (le Duché de Lorraine et le Comté de Bourgogne ont entretenu durant des siècles des relations conflictuelles) et géographiques (les Vosges représentent une barrière naturelle entre les territoires). Des aménagements en termes d'infrastructures routières sont en cours : développement d'un axe routier entre Belfort et Remiremont qui passe par Lure et Luxeuil-les-Bains, développement d'axes ferroviaires entre Belfort et Epinal qui permettront à plus long terme une jonction entre les lignes à grande vitesse Est et Rhin-Rhône.

5.2. La situation socio-sanitaire du territoire

Le territoire local est caractérisé par la présence de trois profils sociaux marqués :

- Des zones urbanisées aux contrastes sociaux particulièrement prégnants (par exemple des écarts de revenus importants), dans la région de Belfort et de ses alentours ;
- Des zones où les difficultés sociales et d'accès à l'emploi sont importantes, où la part des allocataires de minima sociaux et de ménages fragiles est plus forte, tout particulièrement à Montbéliard et son agglomération, et à un degré moindre à Delle et ses alentours ;

- Des zones rurales où les situations sociales sont globalement favorables, voire très favorables (comme par exemple, les communes de Fontaine ou d'Etuffont).

L'offre de soins est globalement déficitaire, tant au niveau des équipements hospitaliers qu'en offre de soins ambulatoires. En revanche, l'accessibilité aux différents établissements de soins est bonne (moins de 30 minutes), grâce notamment à un réseau routier relativement développé. À l'instar de nombreux autres territoires français, le Pôle Métropolitain est confronté à de multiples enjeux en matière de santé publique :

- La précarisation d'une part croissante de la population. De plus en plus de personnes se trouvent confrontées à un état de santé souvent précaire, auquel s'ajoutent des difficultés d'accès aux soins pour les personnes les plus démunies. Cette situation résulte principalement d'un recours tardif aux soins, ou de renoncement à consulter (en général pour des raisons financières), notamment les médecins généralistes et spécialistes (Cambois, 2004) ;
- Le vieillissement de la population, ainsi que l'augmentation des maladies dégénératives (en particulier la démence de type Alzheimer) ;
- L'évolution de la démographie médicale : le nombre de médecins généralistes libéraux décroît de façon importante. L'accès à certaines spécialités est également de moins en moins aisé. L'âge des médecins encore en exercice est élevé : « Les médecins potentiellement sortants, âgés de 60 ans et plus, représentent 26% des effectifs tandis que la tranche d'âge des moins de 40 ans représente 17% de l'ensemble des actifs réguliers » (Le Breton-Lerouvillois, 2013, p.13).

Le Pôle Métropolitain bénéficie d'un contrat local de santé[11]. Il s'agit d'une mesure de la loi HPST de 2009, un outil de contractualisation visant à dynamiser les partenariats entre les différents acteurs de la santé et les collectivités territoriales, dans le but de réduire les inégalités sociales du territoire. Ce contrat est construit autour de 5 axes :

- Développer la prévention et la promotion de la santé
- Promouvoir un environnement favorable à la santé
- Améliorer le parcours de santé
- Renforcer l'accès aux soins
- Evaluer et animer le contrat local de santé

Les actions de prévention qui ont été proposées par les étudiants dans le cadre de ma recherche s'inscrivent pleinement dans le premier axe, notamment celles qui ont trait au handicap, à la promotion de l'activité

---

[11] Disponible à l'adresse suivante : https://pm-nordfranchecomte.eu/wp-content/uploads/2020/02/Contrat-Local-de-Sant%C3%A9_VF.pdf (consulté le 18 avril 2020).

physique, au dépistage du cancer qui sont des problématiques identifiées comme prioritaires sur le territoire.

La mutation de l'offre sanitaire que je vais présenter à présent s'inscrit également dans le contrat local de santé.

5.3. Un territoire en mutation

La situation socio-sanitaire du Pôle Métropolitain est identique à celle de nombreux territoires en France. Les besoins de la population changent, tout comme les moyens qui sont mis à leur disposition pour essayer de les satisfaire. Une volonté de rationaliser les coûts liés aux dépenses de santé, tout en garantissant des soins de qualité ont contribué à modifier de manière significative le paysage et le rôle des acteurs de santé au niveau local.

Depuis quelques années, on assiste à une restructuration géographique des lieux de santé sur le territoire, pour mieux répondre aux besoins des usagers tout en réduisant les coûts.

Un site hospitalier médian a ouvert ses portes en mars 2017, sur la commune de Trévenans. Il regroupe l'activité des anciens sites hospitaliers de Belfort et de Montbéliard. En effet, les deux établissements étaient situés à 22 kilomètres l'un de l'autre, avaient sensiblement la même taille (environ 750 lits chacun) et possédaient de nombreuses activités communes. En 2000, la fusion des établissements a été portée par les maires des deux villes, encouragés par les organismes de tutelle (en particulier l'Agence Régionale d'Hospitalisation et la Direction de l'Hospitalisation et de l'Organisation des Soins)[12]. En 2005, le choix de regrouper les deux établissements sur un futur site médian sur la commune de Trévenans a été acté par le Conseil d'Administration. Le choix d'implantation s'est porté sur cette commune car elle est située à équidistance des deux villes, à proximité de la gare TGV (inaugurée en 2011 sur la commune voisine de Meroux-Moval), et est desservie par le réseau autoroutier (le long de l'autoroute A36). Le nouvel établissement possède une capacité d'accueil de 1213 lits.

Depuis le déménagement en 2017, les anciens sites urbains de Belfort et Montbéliard sont en phase de réhabilitation. Le site de Belfort, situé en plein centre-ville, est en cours de transformation en zone d'habitation et comprendra à terme environ 300 logements privatifs. Une autre partie du site a déjà été transformée en 2019 en pôle gérontologique avec une capacité d'accueil de 80 personnes âgées dépendantes environ. Le site de Montbéliard, quant à lui, est également dédié en partie à du logement privatif (en particulier des appartements de petite taille destinés à un public étudiant), mais également à l'implantation de commerces (coiffeur, boulangerie, assureur…). Un projet de « résidence service séniors » est en cours de réalisation avec pour ambition de comporter 125 logements

[12] L'ARH a cédé sa place à l'ARS (Agence Régionale de Santé) et la DHOS est devenue la DGOS (Direction Générale de l'Offre de Soins) en 2010

aménagés spécifiquement pour les personnes âgées non dépendantes d'ici 2021. La proximité d'étudiants et de séniors a été réfléchie dans un souhait de rapprochement intergénérationnel très en vogue actuellement. Enfin, une partie du site a déjà été transformée pour accueillir des cabinets de professionnels, essentiellement médicaux (neurologues, urologues, anesthésistes…) et paramédicaux (kinésithérapeute, podologues, ergothérapeute, naturopathes…) sur une surface de presque 5 000 m^2, ce qui permet de maintenir un lien avec la fonction première du lieu : le soin.

Le secteur hospitalier privé est peu développé au niveau du Pôle Métropolitain, et a considérablement été remanié ces dix dernières années. En effet, sur la commune de Montbéliard, les deux cliniques présentes antérieurement ont cessé leur activité. La clinique Laënnec (qui comptait 62 lits de chirurgie) a fusionné avec la clinique de la Miotte de Belfort et a définitivement transféré son activité sur le site de Belfort en 2010. Ses locaux, situés en centre-ville, ont été réhabilités en logements privatifs. Quant à la clinique des Portes du Jura (qui comprenait 10 lits de médecine, 65 lits de chirurgie et 15 lits d'obstétrique), elle a fermé ses portes en 2015. Située à côté de l'université de Montbéliard, le devenir de ses locaux est pour l'instant incertain. Il n'y a donc à ce jour plus aucune offre d'hospitalisation dans l'agglomération montbéliardaise. L'ARS a néanmoins donné son accord pour la construction d'une nouvelle clinique sur le site des Gros Pierrons, à proximité de la salle de spectacle de l'Axone. Cet établissement devrait accueillir 60 lits d'hospitalisation et 40 lits en ambulatoire pour des patients nécessitant de la rééducation postopératoire, des soins médicaux curatifs et palliatifs, de l'éducation thérapeutique et une prise en charge de maladie chronique.

Sur le site de Belfort, la clinique de la Miotte comprend en 2020 43 lits de chirurgie, 4 lits de soins continus, 46 lits de soins ambulatoires et 30 lits de soins de suite polyvalents. La clinique a pour ambition de construire un nouvel établissement à Meroux-Moval, non loin du site médian de Trevenans, qui sera consacré à la chirurgie et à la cancérologie. Là encore, l'ARS a donné son accord pour le projet. La clinique devrait donc quitter la commune de Belfort dans les deux ou trois prochaines années.

On assiste de surcroît à l'essor des maisons de santé. En effet, pour faire face aux problématiques socio-sanitaires du Pôle Métropolitain et permettre un accès aux soins à tous, le pacte « territoire-santé » en région Franche-Comté de l'ARS (2013) préconise, dans sa partie 2, le développement de l'exercice regroupé des professionnels de santé, pour faire face aux enjeux actuels. Il permet également de favoriser les échanges et la coordination entre les professionnels de santé, pour une meilleure prise en charge médicale des patients. Cela est d'autant plus pertinent que les jeunes médecins et professionnels paramédicaux récusent de plus en plus le modèle libéral traditionnel d'exercice isolé pour plébisciter un exercice groupé de la médecine, à même de correspondre à leurs aspirations de concilier vie professionnelle et vie personnelle. On assiste ainsi à la création d'établissements (maisons, centres ou pôles de santé) qui regroupent différentes spécialités médicales et paramédicales dont des médecins généralistes et parfois spécialistes, des infirmiers, des masseurs-kinésithérapeutes, des sages-femmes, des ergothérapeutes, etc. Le développement de la télémédecine (téléconsultation, télé expertise et télésurveillance) y est encouragé pour accomplir ces nouvelles missions, en partenariat entre l'hôpital et les lieux d'exercice regroupé des professionnels de santé.

En 2017, il existait 9 maisons de santé au sein du Pôle Métropolitain Nord Franche-Comté[13], et d'autres établissements devraient voir le jour dans les prochaines années. Elles sont réparties sur le territoire de la manière suivante (cf. cartes en annexe 8) :

- 4 sur le territoire de l'agglomération du Pays de Montbéliard (Dampierre-les-Bois, Montenois, Pont-de-Roide, Seloncourt)
- 1 sur le territoire de la Haute-Saône (Héricourt)
- 4 sur le territoire de Belfort (Belfort, Etueffont, Grandvillars, Roppe).

Ces établissements permettent à des usagers peu mobiles (personnes âgées, en situation de précarité) l'accès aux soins de premiers recours. Ils assurent également en quelque sorte un rééquilibre de l'offre de santé dans les zones urbaines qui étaient proches des anciens sites hospitaliers (Belfort, Seloncourt), tout en garantissant une accessibilité aux soins pour les zones rurales (Roppe, Etueffont, Dampierre-les-Bois, Montenois) ou urbaines plus éloignées (Héricourt, Pont-de-Roide, Grandvillars). Ils semblent donc représenter une solution pertinente aux défis que représentent l'accentuation des inégalités sociales de santé, la croissance des dépenses de santé et la diminution de la démographie médicale, mais également l'augmentation du nombre de maladies chroniques et le vieillissement de la population.

Tout comme les centres hospitaliers, une fusion a eu lieu entre les IFSI des villes de Belfort et Montbéliard. En effet historiquement les deux villes, situées dans deux départements différents, possédaient chacune son IFSI (d'une capacité d'accueil de 84 ESI par promotion pour Belfort et 82 ESI pour Montbéliard), rattachées à leur établissement de santé support. Après la fusion des hôpitaux en 2000, celle des IFSI a eu lieu de manière administrative en 2002. Une étude de faisabilité a été réalisée pour déterminer le choix de l'implantation d'un IFSI unique, d'une capacité d'accueil identique à celui des deux anciens établissements réunis, soit 166 ESI par promotion. Le choix d'un site proche d'installations universitaires est apparu comme le plus approprié, afin de rapprocher les étudiants d'un autre environnement de formation en études supérieures, surtout depuis la réforme de 2009 qui a conféré le grade de Licence au Diplôme d'Etat infirmier. De plus, la mutualisation d'infrastructures comme la restauration, la bibliothèque universitaire et les activités sportives ont conforté ce choix.

[13] Répertoriées par la FéMaSac (fédération des maisons de santé comtoises) en 2017

Le nouvel établissement a ouvert ses portes sur le campus à la rentrée de septembre 2019. Il accueille plus de 700 personnes en formation : élèves aides-soignants, étudiants en soins infirmiers, étudiants masseurs-kinésithérapeutes et personnes en formation continue.

Il faut toutefois souligner que si le nouvel établissement n'a ouvert ses portes que depuis 2019, les étudiants des IFSI de Belfort et Montbéliard ont été réunis en une seule et même promotion depuis septembre 2016. En effet, la directrice de l'IFSI[14] a souhaité préparer au mieux l'équipe pédagogique et les étudiants à un si grand changement. Il a donc été décidé de réunir les élèves AS et les ESI en première année de formation sur le site de Belfort, tandis que les ESI en deuxième et troisième année de formation, ainsi que les étudiants en masso-kinésithérapie se sont tous retrouvés sur le site de Montbéliard. Ce bouleversement a nécessité un remaniement important de l'approche pédagogique. Par exemple, il n'y avait qu'une salle dimensionnée pour accueillir 166 ESI (l'amphithéâtre de l'IFSI de Belfort). La plupart des cours magistraux ont donc eu lieu en ½ promotion, ce qui obligeait les intervenants à réitérer deux fois leurs cours. De même, les ESI devaient anticiper le fait de passer d'un site à l'autre entre deux années de formation (logement, moyen de locomotion…). D'un autre côté, lors du déménagement, les formateurs comme les étudiants étaient prêts à travailler ensemble, ce qui a grandement réduit le stress et contribué au bon déroulement des choses.

Les ESI qui ont participé à la recher-action ont tous été impactés par le regroupement des deux IFSI. En effet, l'année scolaire 2016-2017 a été celle de mise en place d'une promotion unique. Les ESI en troisième année de formation avaient passé deux années en promotion de 75-80 personnes en moyenne et se sont retrouvés brusquement dans une promotion deux fois plus grande. Ils ont dû collaborer lors des travaux de groupe avec des personnes qu'ils ne connaissaient pas. L'année scolaire suivante (2017-2018), les ESI s'étaient déjà habitués à travailler ensemble, mais ils avaient connu une première année de formation sur deux sites, avec des promotions plus petites.

L'IFSI n'est pas le seul à avoir subi des changements importants au moment de la mise en œuvre du travail de recherche. En effet, jusqu'à la rentrée 2017-2018, il existait deux Licences professionnelles proposées aux étudiants en carrière sociale à l'IUT de Belfort : une Licence professionnelle « intervention sociale, animation sociale et socioculturelle » et une Licence professionnelle « intervention sociale option famille, vieillissement et problématiques intergénérationnelles ». Les responsables de l'IUT ont

---

[14] Depuis 2016, l'IFSI Nord Franche-Comté a d'ailleurs changé de nom. Il s'appelle désormais Institut de Formation aux Métiers de la Santé (IFMS) car il accueille en son sein des ESI, des élèves aides-soignants, des étudiants en masso-kinésithérapie. J'ai néanmoins choisi de conserver dans mon travail le nom d'IFSI, car seuls les ESI dont l'objet de ma recherche.

profité de l'évaluation du dispositif par le Haut Conseil de l'Evaluation de la Recherche et de l'Enseignement Supérieur (HCERES) en 2017 pour proposer une seule Licence professionnelle « intervention sociale : accompagnement social » mais avec deux parcours différents : « éducation familiale et implication dans la cité (EFIC) » et « animation sociale et socioculturelle, fonction coordination de projets (ASSC). » Concrètement, cela se traduit par un socle de formation commun (axé autour de 6 unités d'enseignements pour une durée totale de 232 heures), complété par des enseignements spécifiques à chaque parcours (axé autour de 4 unités d'enseignements pour une durée totale de 198 heures).

La formation assure ainsi la construction des compétences fondamentales à l'exercice du métier pour tous les étudiants qui la suivent. Elle dote ainsi le futur professionnel « d'une culture solide à propos des grands défis sociétaux à relever dans son domaine de compétences et des spécificités des métiers liés, de connaissances précises concernant les dispositifs nationaux et territoriaux et les évolutions législatives, d'une compréhension approfondie des publics à tous les âges de la vie et de leurs besoins, de la capacité à conduire des projets (de leur conception à leur évaluation en passant par leur mise en œuvre), de la maîtrise de l'utilisation des outils de communication professionnelle, notamment en langue anglaise »[15] .

A cette formation polyvalente et essentielle s'ajoute une formation spécifique et complémentaire. Le parcours « animation sociale et socioculturelle, fonction de coordination de projets » permet de renforcer les compétences liées à la conception, la mise en œuvre et le développement de projets et de préparer les futurs professionnels à coordonner des projets d'animation comprenant des aspects sociaux et éducatifs. Le parcours « éducation familiale et implication dans la cité » permet quant à lui de renforcer les connaissances liées aux valeurs de l'éducation populaire et à ses principes pédagogiques, aux familles et à leurs membres, à leur mobilisation et aux techniques d'intervention qui les concernent.

La recherche-action a eu lieu au moment de ce changement. Les étudiants ASSC qui ont participé à la première partie de l'enquête étaient issus de l'ancien dispositif de la Licence professionnelle « intervention sociale, animation sociale et socioculturelle », alors que l'année suivante j'ai travaillé avec une partie des étudiants du nouveau dispositif (ceux qui avaient choisi le parcours « animation sociale et socioculturelle, fonction de coordination de projets »).

5.4. Comprendre la complexité territoriale

Comme nous venons de le voir, le territoire concerné par l'enquête est en mutation en ce qui concerne les besoins et l'offre de santé, mais les

[15] Livret de formation de la Licence professionnelle Intervention Sociale du Département Carrières Sociales de l'IUT de Belfort, p.4.

formations initiales proposées localement aux futurs animateurs socioculturels et infirmiers le sont également. Tous ces changements passés, présents et à venir modifient les interactions des différents acteurs concernés car le territoire est « un système complexe dont la dynamique résulte de boucles de rétroactions qui lient un ensemble d'acteurs et l'espace géographique qu'ils utilisent, aménagent et gèrent en fonction de leurs représentations, passées, présentes et projetées » (Moine et Sorita, 2015, p. 58).

Le géographe Alexandre Moine (2006) propose une approche systémique du territoire, afin d'obtenir une vision dynamique et opérationnelle qui resitue le territoire au sein de l'espace géographique. Cela permet de mesurer toute la complexité des sous-systèmes qui y interagissent :

- les acteurs en relations les uns avec les autres selon les situations qui se présentent et qui vont déterminer la dynamique du territoire
- l'espace géographique aménagé par les acteurs, qui peut être divisé lui-même en plusieurs sous-systèmes : environnement naturel, objets anthropiques (constructions et aménagements humains), espace social
- les systèmes de représentations, fondés sur l'interconnexion de filtres individuels, sociétaux (valeurs) et idéologiques (théories, modèles) qui forgent la connaissance et la conception que les acteurs se font du monde qui les entoure.

Dans la recherche-action que j'ai menée, les acteurs sont les élus qui décident des différents aménagements sanitaires au sein du Pôle Métropolitain, les professionnels de la santé et du social dont le travail est directement impacté par les décisions politiques, les usagers de soins (qui peuvent également être à certains moments des élus ou des professionnels de la santé) et qui vont devoir eux aussi s'adapter aux nouveaux aménagements sanitaires. Chaque acteur possède ses propres filtres qui vont influencer son interprétation de la situation, en fonction de son vécu, de ses valeurs, de ses besoins et de ses préoccupations. Les acteurs vont agir sur l'espace géographique : ils vont aménager l'environnement (construction de nouveaux bâtiments, de routes, etc.), utiliser les moyens mis à leur disposition (services, locaux, matériel) mais également gérer leur nouvel environnement (remaniement du réseau de transports en commun, réhabilitation des anciens bâtiments, etc.). Ce qui peut engendrer des contraintes : par exemple, un soignant qui habitait à côté de l'hôpital de Belfort et pouvait se rendre au travail à pieds devra trouver un moyen de locomotion et se lever plus tôt pour se rendre sur son nouveau lieu de travail à Trévenans. Mais cela peut également être une source d'aménités. Concernant l'environnement, ce terme évoque l'aspect agréable ou appréciable d'un lieu ou d'un site pour les acteurs. Ainsi, par exemple, un usager peut être très satisfait de voir une maison de santé s'implanter près de chez lui, et lui permettre ainsi d'accéder plus facilement à des soins de premiers recours en cas de nécessité.

Mon travail de recherche cherche à mesurer si la participation à des actions de prévention en interdisciplinarité permet aux étudiants de modifier les représentations initiales qu'ils possédaient du métier d'IDE ou d'animateur socioculturel. Je cherche également à comprendre en quoi la recherche-action peut contribuer à consolider certaines compétences propres à leur future profession, ou s'ils peuvent en construire de nouvelles, plus transversales. Enfin, je cherche à mesurer les liens entre le travail réalisé et le territoire sur lequel se sont déroulées les actions de prévention. Mais avant d'analyser les résultats de mon travail de recherche, je souhaite clarifier le concept d'émergence. En effet, la recherche-action m'amène à analyser des données sur un territoire complexe. Les indices recueillis au fur et à mesure (Gintzburg, 1989) se cachent derrière ce que les différents acteurs racontent. Ils révèlent peu à peu l'émergence de la compréhension de la politique du territoire et de son appropriation plus ou moins consciente par ses mêmes acteurs.

Le concept d'émergence voit son origine dans les travaux du philosophe et économiste britannique John-Stuart Mill au XIXème siècle. Il considère que la juxtaposition et l'interaction des parties constitutives d'un être vivant ne suffisent pas à expliquer les propriétés de ce dernier. Ainsi, le terme émergence est utilisé par les sciences expérimentales pour qualifier des systèmes et des processus incompréhensibles du point de vue purement mécanique. Par exemple, l'eau n'a pas les mêmes propriétés que l'hydrogène et l'oxygène qui la composent. Dans le domaine scientifique, l'émergence désigne peu à peu « soit un phénomène (comme le point de "sortie d'un rayon ou d'un fluide"), soit un processus biologique (comme "l'apparition d'un organe nouveau ou de propriétés nouvelles d'ordre supérieur") » (Vulbeau, 2003, p.157).

Le concept est également repris dans les sciences sociales. Emile Durkheim, par exemple, l'utilise dans une approche holistique de phénomènes sociaux observés. L'émergence fait référence à la création d'un ordre de faits spécifiques et irréductibles :

> « Toutes les fois que des éléments quelconques, en se combinant, dégagent, par le fait de leur combinaison, des phénomènes nouveaux » (1968, p.XVI). Alain Vulbeau reprend une définition de l'émergence proposée par le critique littéraire Wlad Godzich dans son texte de présentation des ouvrages de la collection « littérature d'émergence » en 1994 :

> « Apparition, dans un système organisé, d'une nouveauté impossible à prévoir à partir des éléments de ce système. […] L'émergence est donc un stratagème de l'évolution qui propose une solution inédite à un problème qui a entravé le développement de formes antérieures. Tout se passe comme si la forme dotée de la caractéristique émergente avait pris en compte les difficultés de ses prédécesseurs et s'était adaptée au milieu ambiant en pleine connaissance de cause » (Vulbeau, 2003, p.160)

L'émergence fait donc référence à un processus d'apparition de nouveaux phénomènes, ou à la transformation des phénomènes existants. On peut ainsi parler d'émergence absolue quand un phénomène nouveau apparaît et d'émergence relative lorsqu'un phénomène se transforme, se modifie.

En transposant cette réflexion à mon travail de recherche, je peux tenter de mettre en évidence les éléments qui relèvent de l'émergence au niveau territorial. Mon approche qualitative se base sur l'analyse directe de l'expérience vécue par les étudiants et les professionnels de terrain. En cela, elle relève de la phénoménologie, car elle va me permettre de rendre compte de la réalité du point de vue des personnes interrogée, sans chercher à y apporter une interprétation. Je vais ainsi, dans la tradition de l'Ecole de Chicago, me centrer sur les éléments qui apparaissent concrètement dans le discours ou l'observation pour ensuite produire des éléments théoriques autour du concept de territoire apprenant.

PARTIE 2

Modification des postures et émergence de compétences nouvelles chez les étudiants

Cette partie aborde la manière dont les étudiants se sont approprié la recherche-action, et les effets que j'ai pu identifier et analyser chez eux. Aucun étudiant n'a malheureusement pu vivre la démarche dans sa totalité, car les contraintes de temps et d'organisation des instituts de formation ne permettaient pas de réaliser la recherche-action sur la période d'une seule année scolaire. Lors de l'année 2016-2017, les étudiants ont étudié les publics cibles et construit les projets de manière théorique, en interdisciplinarité. Lors de l'année 2017-2018, ils ont réalisé les actions sur le terrain, toujours en interdisciplinarité.

Grâce à l'analyse du questionnaire (Q-sort) que j'ai administré aux étudiants infirmiers et aux étudiants en Licence professionnelle Intervention Sociale à deux temps différents, j'ai pu mesurer l'évolution des représentations sociales que chacun des groupes se fait de la future profession de l'autre groupe d'étudiants.

J'ai recueilli le vécu singulier de chaque étudiant, à travers un écrit individuel pour les ESI ou un *focus group* pour les étudiants ASSC. Le passage à l'écrit effectué par les ESI permet d'analyser leur posture professionnelle à distance de l'événement vécu. Cette démarche métacognitive leur permet de porter un regard critique sur leur travail, afin d'améliorer leurs pratiques professionnelles, dans une perspective proche de l'entrée sur le marché du travail. Pour les étudiants en Licence professionnelle Intervention Sociale, les entretiens ont également permis une prise de recul, propice à mesurer l'écart entre les éléments de compétences attendues sur le terrain pour des animateurs socioculturels novices et leur posture dans le travail mené en interdisciplinarité.

VI. Les representations sociales des etudiants[16]

Le travail en interdisciplinarité exige de la part de tous les acteurs une volonté de construire des éléments communs à partir des spécificités de chacune des professions concernées par les échanges et la construction d'un projet commun. Pour mener à bien ce travail, il faut partager la même vision du rôle de chacun, et accepter de ce fait de faire évoluer ses représentations.

6.1. Les représentations sociales et l'interdisciplinarité

Les représentations sont des phénomènes à la fois individuels et collectifs, prenant en compte des groupes plus ou moins définis. Il s'agit d'une « vision fonctionnelle du monde, qui permet à l'individu ou au groupe de donner sens à ses conduites, et de comprendre la réalité, à travers son propre système de références, donc de s'y adapter, de s'y définir une place » (Abric, 1994, p.13). Elles influencent les manières de faire et le champ des connaissances. Face à la mise en place d'un projet de prévention en santé publique incluant la participation d'ESI et d'étudiants ASSC, la connaissance des représentations de chacun des deux groupes d'apprenants sur la profession de l'autre permettra de les aider à se préparer à la rencontre de leurs futurs collègues. De plus, il est intéressant de mesurer l'évolution de leurs représentations sociales au cours du travail en collaboration, pour les aider à créer un dispositif réellement basé sur l'interdisciplinarité.

Pour Denise Jodelet, les représentations sociales démontrent « une forme de connaissance, socialement élaborée et partagée, ayant une visée pratique et concourant à la construction d'une réalité commune à un ensemble social » (1989, p.53). Leur caractère social provient du fait qu'elles sont élaborées et partagées par un ensemble d'individus. Elles permettent de construire une réalité, un savoir élaboré à travers les valeurs et les croyances concernant un même objet (personne, situation, profession...). Les représentations possèdent des caractéristiques partagées par la plupart des personnes issues d'une même culture, d'une part parce qu'elles portent sur des phénomènes sociaux, d'autre part parce qu'elles sont issues et héritées de la société.

Jean-Claude Abric précise que, dans la pensée sociale, « un certain nombre de croyances collectivement engendrées et historiquement déterminées, ne peuvent être remises en question car elles sont les fondements des modes de vie et qu'elles organisent l'identité et la pérennité d'un groupe social » (2001, p.83). Ce constat mène à la théorie qu'il a

[16] Cette partie a été réalisée à partir d'études statistiques. Pour faciliter la lecture, je n'ai pas repris l'ensemble des tableaux statistiques, je n'ai parfois reporté que les conclusions dans cet ouvrage. Un article a été publié, reprenant l'ensemble des données statistiques. Voici ses références : Gandon, L. et Hardy-Massard, S. (2019). Modification des représentations sociales et métiers d'infirmier et d'animateur socioculturel chez les étudiants grâce à une action de santé publique menée en interdisciplinarité. *Pratiques Psychologiques*, 25, 79-100.

développée (Abric, 2008), selon laquelle la représentation sociale est structurée autour d'un noyau central et d'un système périphérique. Les deux éléments possèdent des caractéristiques spécifiques mais complémentaires. Le *noyau central* est composé d'éléments qui caractérisent l'objet, partagés par l'ensemble des individus issus d'un même milieu culturel. Il a trois fonctions essentielles :

- fonction génératrice : c'est par lui que les éléments constitutifs de la représentation prennent sens ;
- fonction organisatrice : il détermine la nature des liens unissant entre eux les éléments constitutifs de la représentation ;
- fonction stabilisatrice : il unifie et stabilise la représentation.

Le *système périphérique*, quant à lui, complète le noyau central mais ne joue pas un rôle majeur : les éléments périphériques sont marqués par l'expérience des individus et ils ont également trois fonctions essentielles :

- fonction de concrétisation : les éléments périphériques dépendent du contexte, ils intègrent des éléments de la situation dans laquelle se produit la représentation, ils témoignent du vécu de l'individu ;
- fonction de défense : le noyau central résiste aux changements, les transformations s'effectueront dans le système périphérique, le noyau central n'est affecté que rarement et tardivement, la représentation est ainsi longtemps « défendue », même en cas de changements ;
- fonction de régulation : les éléments périphériques permettent l'adaptation de la représentation à différents contextes.

Ainsi, lorsque l'environnement entraîne un changement, les cognitions les plus périphériques sont d'abord mises en jeu tandis que le noyau n'est sollicité que plus tardivement.

Comment faire évoluer les représentations des étudiants ?

Selon Jean Clenet, les adultes en formation possèdent des connaissances préalables sur les thèmes abordés durant la formation. Ces dernières jouent un rôle face aux compétences que l'on souhaite développer chez eux. En effet, « ces connaissances préalables, qu'elles soient de sens commun ou théories personnelles, ne se recoupent pas toujours avec les théories scientifiques ou même plus modestement les savoirs à transmettre en situation scolaire » (1998, p.45). Ainsi, la prise en compte des représentations de l'étudiant va lui permettre de s'approprier de nouveaux concepts. « Un sujet ne passe pas ainsi de l'ignorance au savoir, il va d'une représentation à une autre, plus performante » (Meirieu, 1989, p.57). L'étudiant, va, lorsqu'il est confronté à des situations apprenantes, se rendre compte des obstacles que ses représentations peuvent entraîner. Cela permettra de questionner ses représentations, pour les construire à nouveau de manière plus cohérente et fonctionnelle. Il va ainsi intégrer le noyau central dont parle Jean-Claude Abric, pour se construire une identité sociale et professionnelle, autour d'éléments périphériques qui lui sont propres.

De cette manière, lorsqu'il est mis en situation (dans un contexte précis), les représentations de l'étudiant (qui font partie de son fonctionnement interne, mais qui sont également partagées socialement) vont s'accompagner d'attitudes, qui s'exprimeront dans ses comportements. Les représentations seront donc décelables dans les discours et les conduites. Les professionnels de terrain et les enseignants vont accompagner l'étudiant pour que le comportement produit soit conforme au comportement attendu d'un futur professionnel.

Philippe Meirieu (1989) signale combien il est important de partir des représentations des apprenants avant de débuter un travail pédagogique. Lorsque l'on crée des groupes d'étudiants issus de filières différentes, l'étude de leurs représentations respectives est un moment essentiel dans le processus de constitution d'un groupe mixte. En effet, pour pouvoir reconnaître l'autre comme un partenaire de travail potentiel, il faut partager avec lui certaines normes et valeurs, se découvrir des champs de compétences complémentaires, voire communs. Lorsque le projet a été présenté de manière distincte aux étudiants des deux filières, certaines remarques exprimées laissaient à penser que les représentations qu'ils avaient de la profession de leurs futurs partenaires de projet ne permettraient pas la réalisation d'un travail en interdisciplinarité si elles ne venaient pas à évoluer. Ainsi, les étudiants en Licence professionnelle ASSC ne comprenaient pas tous pourquoi les ESI se souciaient de prévention, car « *les infirmiers s'occupent surtout des personnes malades* ». De leur côté, les ESI ne voyaient pas pourquoi « *les animateurs socioculturels s'occuperaient de problèmes de santé* ». J'ai donc sondé les représentations respectives qu'ils avaient de la future profession de l'autre groupe d'étudiants avant de commencer le travail, pour les comparer à celles qui s'en sont dégagées après. J'ai pu ainsi analyser l'évolution de leurs représentations respectives, et mesurer l'impact que le travail commun avait eu sur celles-ci.

Cependant, il ne m'a pas paru judicieux de demander aux étudiants les représentations qu'ils possédaient de leur propre futur métier, car ils étaient tous inscrits en troisième et dernière année de formation, et leur processus de professionnalisation était de ce fait presque terminé. En effet, celui-ci implique chez les apprenants la transformation d'une représentation naïve du métier et des pratiques qui s'y rattachent à une représentation professionnelle (Lac et Ratinaud, 2005). Cette dernière porte sur des objets plus concrets, spécifiques à l'environnement de travail, qui nécessitent la mobilisation de savoirs conceptuels et procéduraux qui s'acquièrent en formation et dans l'exercice de la profession (Mias et Piaser, 2016). L'alternance des périodes de cours et de stage durant les trois années de formation leur a ainsi permis de se construire peu à peu une représentation de la profession plus en phase avec la réalité du terrain. De plus, les représentations professionnelles sont le reflet des pratiques sociales, des normes et des positions des acteurs au sein des organisations, ainsi que des idéologies qui prévalent dans la société à laquelle ils se réfèrent (Auzoult, Abdellaoui et Lheureux, 2012). Globalement, les représentations professionnelles sont considérées comme des conditions nécessaires aux pratiques et ces dernières sont des éléments, parmi d'autres, qui structurent les représentations. Ainsi, les travaux de Guimelli et Jacobi (1990) ont démontré qu'en acquérant un rôle « propre » de manière légale en 1978, les infirmiers ont développé une autonomie par rapport au rôle d'auxiliaire médical que leur conférait leur rôle « prescrit ». Cette pratique nouvelle a grandement contribué à modifier leur représentation sociale de métier.

Les pratiques réelles découvertes lors des stages modifient les représentations initiales « profanes » que les apprenants possèdent de leur propre métier (Auzoult et Hardy-Massard, 2015), mais pas nécessairement celles qu'ils développent à l'égard des autres professionnels qu'ils sont amenés à côtoyer au quotidien.

6.2. Présentation des participants à l'enquête

J'ai interrogé des ESI, des étudiants ASSC et un panel de personnes « témoins » à l'aide d'un questionnaire à choix contraint, appelé Q-sort.

Etudiants en soins infirmiers

L'échantillon porte sur une population de 141 ESI, dont 129 personnes ont pu être retenues, 106 femmes et 23 hommes. Elles ont participé à l'ensemble de la construction du projet lors de l'année scolaire 2016/2017, et ont répondu correctement aux deux temps du questionnaire. Le but de cette enquête sur les représentations sociales étant de mesurer l'écart avant et après la rencontre avec les étudiants en Licence professionnelle ASSC, les personnes qui n'ont pas participé à l'ensemble de la démarche ont donc été exclues.

Il s'agit d'ESI inscrits en troisième année de formation, car ils ont le même niveau d'étude que les étudiants en Licence professionnelle ASSC. Les connaissances que les ESI ont de la profession d'animateur socioculturel proviennent de plusieurs sources d'informations (plusieurs réponses possibles) :

Figure 2 : Sources des connaissances des ESI sur la profession d'ASSC

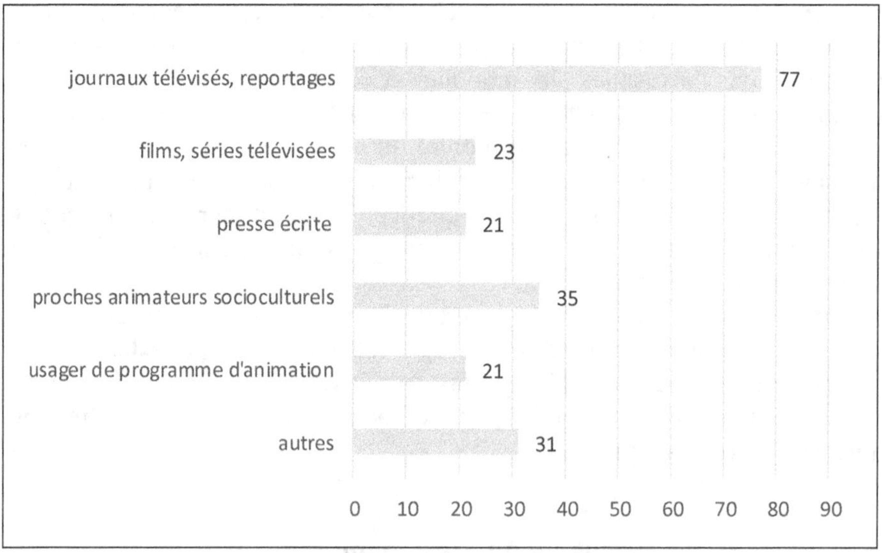

Les autres sources indiquées sont :

- pour 16 étudiants : les stages effectués durant le cursus infirmier ou la scolarité antérieure (en particulier en EHPAD, en santé mentale ou en service de rééducation) ;
- pour 10 étudiants : l'exercice de la fonction d'animateur en périscolaire, en centre socioculturel ou en accueil de loisirs sans hébergement, souvent grâce à l'obtention du BAFA ;
- pour 5 étudiants : du bénévolat, du scoutisme, un emploi dans une maison d'accueil spécialisée, une année de formation en DUT carrières sociales et un travail à réaliser pour l'obtention du baccalauréat sciences et techniques sanitaires et sociales (ST2S).

Etudiants en Licence professionnelle Intervention Sociale

Le nombre de personnes dans une promotion d'étudiants en Licence professionnelle ASSC est beaucoup plus faible que le nombre d'ESI (environ 20 étudiants contre 140). Même si André De Peretti (1980) précise que la taille du panel auquel on peut proposer un Q-sort peut être très variable et ne concerner que quelques individus, j'ai fait le choix d'administrer le Q-sort à deux promotions d'étudiants en Licence professionnelle ASSC, pour que les résultats soient plus significatifs. J'ai donc interrogé les étudiants qui ont participé à l'élaboration du projet durant l'année scolaire 2016/2017, mais également ceux qui ont participé à la réalisation des actions sur le terrain en 2017/2018. J'ai obtenu un panel de 41 personnes, 29 femmes et 12 hommes.

Les connaissances que les étudiants en Licence professionnelle ASSC ont de la profession d'IDE proviennent de plusieurs sources d'informations (plusieurs réponses possibles) :

Figure 3 : Sources des connaissances des étudiants ASSC sur le métier d'IDE

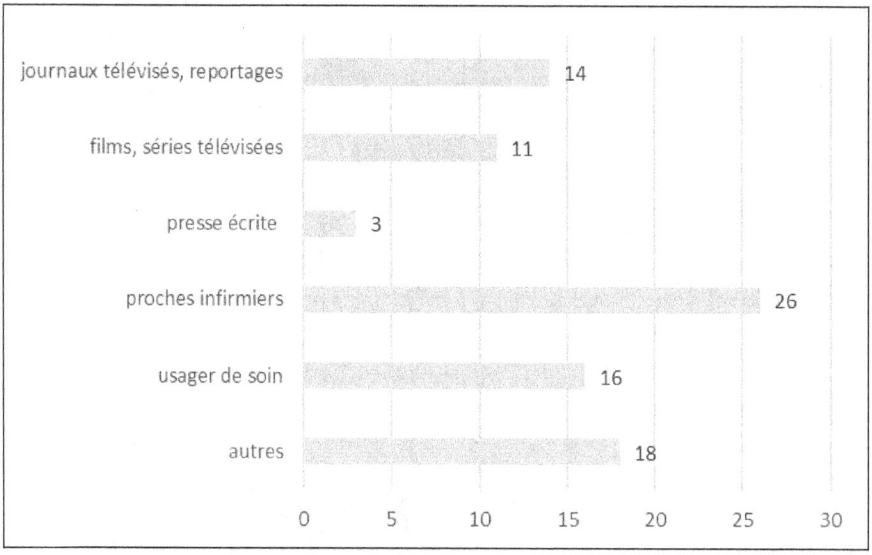

Les autres sources indiquées sont :

- pour 12 étudiants : les stages réalisés durant le cursus en Licence professionnelle, ou durant la scolarité antérieure (en BTS ou DUT), dont un stage en EHPAD pour 8 étudiants
- pour 2 étudiants : l'exercice la profession d'aide-soignant ou d'auxiliaire médico-psychologique
- pour 2 étudiants : la consultation des fiches métiers de l'ONISEP (office national d'information sur les enseignements et les professions)
- pour 2 étudiants : l'exercice de travail temporaire en EHPAD

Panel de personnes « témoins »

Pour vérifier si les représentations initiales des deux groupes d'étudiants étaient vraiment « profanes », j'ai cherché à identifier les représentations d'un panel de personnes adultes, n'exerçant ni la profession d'infirmier, ni d'animateur socioculturel, qui a servi de « groupe témoin ». Les deux Q-sort ont été administrés à un panel de 43 individus majeurs, n'exerçant ni la profession d'IDE, ni d'animateur socioculturel. 41 réponses ont été exploitables. Le panel de personnes interrogées comprend 18 femmes et 22 hommes.

Les connaissances que les personnes interrogées possèdent de la profession d'ASSC et de celle d'IDE proviennent de plusieurs sources d'informations :

Figure 4 : Sources des connaissances du panel de témoins sur le métier d'ASSC

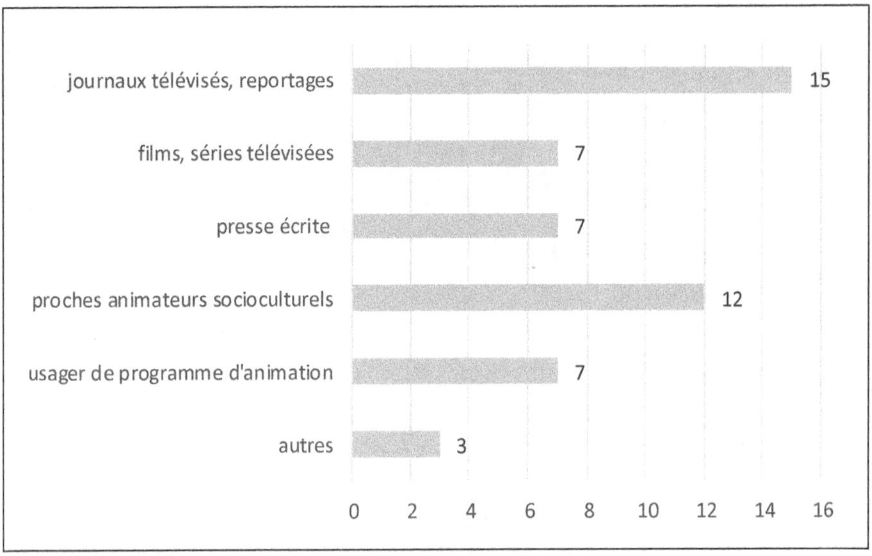

Les autres sources indiquées sont la possession d'un BAFA pour une personne et un travail dans une association ou une entreprise qui emploie des animateurs socioculturels pour deux personnes.

Figure 5 : Sources des connaissances du panel de témoins sur le métier d'IDE

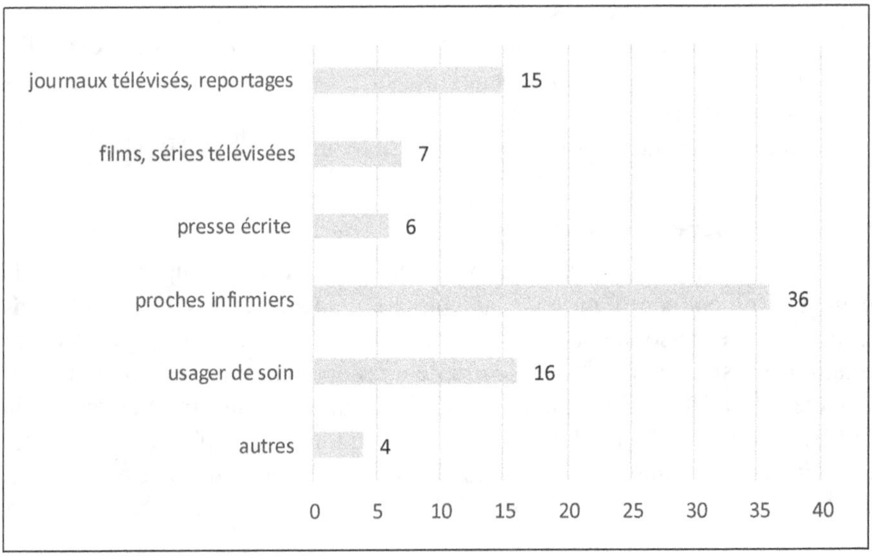

Les autres sources indiquées sont un travail dans un hôpital pour deux personnes, l'accompagnement d'une personne hospitalisée pour une personne et un stage dans un IFSI pour une personne.

6.3. Passation des questionnaires (Q-sorts)

Les deux groupes d'étudiants ont rempli à deux reprises un Q-sort, avec les consignes suivantes :

> « Vous devez classer les 20 propositions ci-dessous en fonction du degré d'importance que vous pensez qu'elles ont dans le travail quotidien des professionnels de l'animation socioculturelle/des infirmier(e)s [selon que le Q-sort s'adressait aux ESI ou aux étudiants en Licence professionnelle ASSC]. Ce travail est individuel. Lorsque vous êtes parvenu(e) à un classement définitif, vous reportez le numéro des propositions dans le tableau de votre feuille de réponses. *Un seul numéro d'item doit apparaître dans chaque case, toutes les cases doivent être remplies, vous ne devez pas ajouter de cases.* Votre choix est donc contraint, mais cette épreuve tend à classer les propositions, non à porter sur elles un jugement dans l'absolu. »

Les ESI et les étudiants en Licence professionnelle ASSC ont tous rempli le premier questionnaire de manière anonyme avant de débuter le travail en commun. Ils ont apposé sur la grille-réponse un code (composé de deux lettres et deux chiffres) qui leur permettait de préserver leur anonymat tout en me permettant de croiser les données individuelles aux deux temps de la passation. Les ESI ont bénéficié ensuite d'un cours magistral, qui présentait la fonction d'animateur socioculturel et un projet de prévention en santé publique réalisé par un centre socioculturel en partenariat avec des professionnels de la santé, pour un public-cible familial.

Les étudiants en Licence professionnelle ASSC ont bénéficié, quant à eux, d'un cours magistral qui présentait la démarche de santé publique enseignée aux ESI dans le cadre de la compétence 5 « initier et mettre en œuvre des soins éducatifs et préventifs ». Chaque groupe d'étudiants a entrepris des recherches sur les public-cibles, les problèmes de santé prévalents, les types d'action de santé publique prioritaires, etc. Ils se sont ensuite rencontrés à deux reprises pour échanger les informations recueillies et construire les projets qui pourraient être réalisés l'année suivante. Le Q-sort a été rempli par chaque étudiant une seconde fois après la deuxième rencontre. La moitié des étudiants en Licence professionnelle ASSC interrogés, soit 20 étudiants, a participé à la construction des projets durant l'année scolaire 2016/2017. L'autre moitié (21 étudiants) a participé à la mise en action des projets durant l'année 2017/2018. Ils ont bénéficié du même cours magistral et du même nombre de rencontres avec les étudiants infirmiers. Je n'ai pas constaté de disparités entre les réponses apportées d'une année sur l'autre et j'ai donc pu les traiter ensemble.

Concernant le panel de personnes témoins, les deux mêmes Q-sort ont été remplis à une seule reprise par chaque personne de manière anonyme, avec des consignes identiques à celles données aux étudiants.

Le Q-sort renseigné par les ESI comprenait des éléments relatifs aux quatre compétences à acquérir par les futurs animateurs socioculturels.

Tableau 1 : Eléments de compétences constituant le Q-sort sur le métier d'animateur socioculturel

Compétence 1 : Analyser stratégiquement une situation professionnelle d'intervention sociale – *Item 1* : S'appuyer sur les expériences antérieures pour envisager de nouveaux projets d'animation – *Item 2* : Recueillir les demandes des structures et les attentes du public en matière d'animation – *Item 3* : Identifier les besoins du public-cible – *Item 4* : Définir et mobiliser les ressources matérielles et humaines nécessaires à l'élaboration du projet – *Item 5* : Recenser les données sur le territoire (spécificités culturelles, sociales, etc.) et déterminer les axes de l'intervention socioculturelle
Compétence 2 : Concevoir et mettre en œuvre un projet d'animation – *Item 1* : Construire l'ingénierie financière lors de la mise en œuvre d'un projet (gestion du budget, recherche de subventions, emprunts, analyse de coût…) – *Item 2* : Définir les objectifs du projet d'animation – *Item 3* : Evaluer le projet à l'aide d'outils méthodologiques – *Item 4* : Mettre en œuvre des projets visant l'intégration du public et le développement des liens sociaux – *Item 5* : Définir les axes du projet
Compétence 3 : Coordonner la mise en œuvre d'un projet d'action – *Item 1* : Coordonner une équipe bénévole et/ou professionnelle au sein du projet d'animation – *Item 2* : Mobiliser les partenaires et les publics pour créer une dynamique en vue de faciliter la mise en œuvre des actions sur le terrain – *Item 3 :* Accompagner, être l'interface entre les différents acteurs impliqués – *Item 4* : Communiquer sur le projet avec les partenaires, les financeurs et le public – *Item 5* : Se positionner en tant que médiateur dans le projet
Compétence 4 : Conduire des démarches pédagogiques dans une perspective socio-éducative – *Item 1* : Favoriser la démarche participative du public – *Item 2* : Analyser les écarts entre les objectifs fixés et les résultats constatés – *Item 3* : Choisir les techniques d'animation les plus pertinentes pour le public, en fonction de la problématique d'intervention – *Item 4* : Maîtriser l'utilisation des supports multimédia pour présenter une action – *Item 5* : Concevoir des démarches d'éducation à la santé pour un public-cible

Le Q-sort renseigné par les étudiants ASSC comprenait des éléments relatifs aux dix compétences à acquérir par les futurs infirmiers.

Tableau 2 : Eléments de compétences constituant le Q-sort sur le métier d'infirmier

Compétence 1 : Evaluer une situation clinique et établir un diagnostic dans le domaine infirmier – *Item 1* : Mesurer les paramètres vitaux des patients (tension artérielle, pouls, température…) – *Item 2* : Questionner le patient pour connaître ses habitudes de vie
Compétence 2 : Concevoir et conduire un projet de soins infirmier – *Item 1* : Organiser sa journée de travail en tenant compte des imprévus – *Item 2* : Mettre en œuvre des mesures spécifiques quand une situation d'urgence est repérée
Compétence 3 : Accompagner une personne dans la réalisation de ses soins quotidiens – *Item 1* : Aider le patient à effectuer ses soins d'hygiène – *Item 2* : Installer le patient confortablement dans son lit
Compétence 4 : Mettre en œuvre des actions à visée diagnostique et thérapeutique – *Item 1* : Effectuer des prélèvements biologiques (prises de sang, recueil d'urines…) pour aider le médecin à établir un diagnostic – *Item 2* : Administrer les traitements prescrits par le médecin
Compétence 5 : Initier et mettre en œuvre des soins éducatifs et préventifs – *Item 1* : Eduquer un patient atteint d'une pathologie chronique pour mieux gérer ses soins quotidiens – *Item 2* : Réaliser des actions de promotion de la santé pour un public-cible
Compétence 6 : Communiquer et conduire une relation dans un contexte de soins – *Item 1* : Communiquer de manière verbale et non verbale avec les patients, en tenant compte des altérations éventuelles (démences, aphasies, …) – *Item 2* : Identifier les besoins spécifiques de communication des patients et de leur entourage en situation de détresse (fin de vie, deuil, agressivité, refus de soins…)
Compétence 7 : Analyser la qualité des soins et améliorer sa pratique professionnelle – *Item 1* : Participer à des réunions en équipe pluri disciplinaire pour analyser des situations de patients posant un problème éthique – *Item 2* : Effectuer des enquêtes (audits cliniques par exemple) pour évaluer les pratiques infirmières dans les services de soins
Compétence 8 : Rechercher et traiter des données professionnelles et scientifiques – *Item 1* : Participer à des travaux de recherche scientifiques en équipe pluri disciplinaire – *Item 2* : Rédiger et publier des articles scientifiques dans des revues professionnelles infirmières
Compétence 9 : Organiser et coordonner des interventions soignantes – *Item 1* : Réaliser des transmissions orales/écrites à l'équipe d'après-midi – *Item 2* : Travailler en collaboration avec d'autres
Compétence 10 : Informer et former des professionnels et des personnes en formation – *Item 1* : Superviser les soins réalisés par les aide-soignant(e)s – *Item 2* : Encadrer les étudiants infirmiers pendant leur stage dans le service

Le panel de témoins a renseigné les 2 q-sorts.

J'ai analysé les résultats des Q-sorts en trois étapes : l'étude des scores produits, l'identification d'éléments relatifs au noyau central et au système périphérique dans le système de représentations des personnes interrogées, et l'impact de la recherche-action sur l'évolution des représentations des étudiants. Dans un souci de lisibilité et de synthèse, je n'ai pas jugé opportun de détailler l'ensemble des données chiffrées obtenues dans cet ouvrage[17]. Je ne présenterai que les conclusions générales de l'analyse quantitative réalisée.

6.4. Comparaison des représentations des étudiants et du panel de témoins : étude des scores

Dans un premier temps, j'ai réalisé « un classement selon des échelles de répartition correspondant à une distribution aussi proche que possible de la distribution gaussienne » (De Peretti et al, 1998, p.258). En effet, De Peretti préconise d'analyser les résultats d'un Q-sort en « scorant » les différents items à partir de la grille sur laquelle les participants doivent rapporter les numéros des différents items proposés. Le tableau sur lequel les personnes ont reporté les numéros des propositions se présentait ainsi :

Figure 6 : Grille de réponses du Q-sort

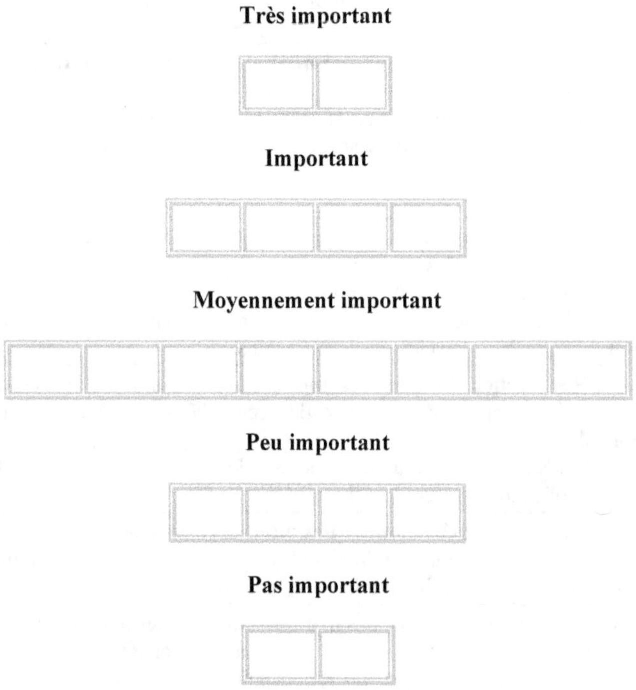

Les réponses ont été pondérées de la manière suivante :

[17] Si le lecteur souhaite se renseigner sur l'ensemble des données chiffrées, il pourra se référer à mon travail doctoral, disponible à l'adresse suivante : http://www.theses.fr/2021PA100012

- +2 points si l'item était classé dans la rubrique « très important » (2 items)
- +1 point si l'item était classé dans la rubrique « important » (4 items)
- 0 point si l'item était classé dans la rubrique « moyennement important » (8 items)
- -1 point si l'item était classé dans la rubrique « peu important » (4 items)
- -2 points si l'item était classé dans la rubrique « pas important » (2 items).

J'ai ainsi attribué à chaque item un nombre correspondant à la somme des réponses apportées par les individus au Q-sort. Les scores les plus élevés ou les plus bas indiquent des zones de consensus entre les individus. Les scores moyens, par contre, peuvent signifier des zones d'indifférence ou de contradictions. J'ai ensuite fait le total pour chaque compétence, de manière à mesurer de manière globale le sens de la représentation.

Représentation du métier d'animateur socioculturel

On observe, d'une manière générale, que la somme des scores obtenus par les compétences 1 (« analyser stratégiquement une situation professionnelle d'intervention sociale ») et 2 (« concevoir et mettre en œuvre un projet d'animation ») est nettement positive, alors que celle obtenue par les compétences 3 (« coordonner la mise en œuvre d'un projet d'action ») et 4 (« conduire des démarches pédagogiques dans une perspective socio-éducative ») est nettement négative. La prédominance des éléments relatifs aux compétences 1 et 2 renvoie à la vision historique de *technicien* de l'animateur socioculturel, dont la fonction première est une fonction de production, celle-ci étant centrée sur « les activités, les programmes, les résultats, le contrôle, l'économie et l'opérationnalité, la socialisation » (Gillet, 1996, p. 132). Pour ce faire, il réfléchit au contexte dans lequel sera réalisée l'action (compétence 1), puis il la construit et la met en œuvre (compétence 2).

Pour le panel de témoins, le sens global des résultats est similaire à celui du groupe d'ESI au temps 1.

Les scores obtenus par les items de la compétence 1 et 2 sont globalement positifs, et ceux obtenus par les compétences 3 et 4 sont négatifs. La plupart des items jaugés négativement par les ESI au temps 1 le sont également par le panel de témoins.

En conclusion, nous pouvons dire que la représentation que les ESI se font de l'animateur socioculturel au temps 1 de notre enquête rejoint largement celle du panel de témoins. En effet, les ASSC sont surtout perçus comme des techniciens de l'animation, en référence au rôle historique qui leur était dévolu dans les années 1960 (Gillet, 1996 ; Fablet 2014 ; Lebon, 2009).

Représentation du métier d'infirmier

Pour plus de lisibilité, les compétences dites « cœur de métier » de la profession infirmière, qui correspondent aux compétences 1 à 5, ont été dissociées des compétences dites « transversales » qui correspondent aux compétences 6 à 10. Cette distinction a été opérée au moment de la création du référentiel de compétence en 2009 afin de créer des passerelles entre les formations et les professions paramédicales et de permettre aux professions d'évoluer. Ainsi, si un étudiant en Licence de psychologie, par exemple, souhaite se réorienter vers la formation infirmière, il pourra être dispensé de certaines unités d'enseignement selon le cursus réalisé au préalable.

On remarque que la plupart des items relatifs aux cinq compétences dites « cœur de métier » de l'infirmier obtiennent des scores positifs. Seuls trois items obtiennent des scores négatifs, en lien avec la compétence 3 (« accompagner une personne dans la réalisation de ses soins quotidiens ») et la compétence 5 (« initier et mettre en œuvre des soins éducatifs et préventifs »). De plus, deux autres compétences dites « transversales » obtiennent des scores positifs, la compétence 6 (« communiquer et conduire une relation dans un contexte de soins ») et la compétence 9 (« organiser et coordonner des interventions soignantes »), ainsi qu'un item de la compétence 10 (« informer et former des professionnels et des personnes en formation »).

On remarque en outre que les items les plus en lien avec la notion de *cure*, qui renvoient à la prise en charge curative du patient, obtiennent des scores largement positifs :

- *Item 1 de la compétence 1* : « mesurer les paramètres vitaux des patients (tension artérielle, pouls, température…) »
- *Item 2 de la compétence 2* : « mettre en œuvre des mesures spécifiques quand une situation d'urgence est repérée »
- *Item 1 de la compétence 4* : « effectuer des prélèvements biologiques (prises de sang, recueil d'urines…) pour aider le médecin à établir un diagnostic »
- *Item 2 de la compétence 4* : « administrer les traitements prescrits par le médecin »
- *Item 1 de la compétence* 9 : « réaliser des transmissions orales et écrites de sa matinée de travail à l'équipe d'après-midi ».

Les soins en lien avec le confort et le bien-être du patient, le rôle préventif et palliatif de l'infirmier, sa place au sein de l'équipe interdisciplinaire et dans les processus de recherche et d'évaluation des pratiques professionnelles ne sont pas mis en exergue. Les étudiants en Licence professionnelle semblent avoir, au temps 1 de notre enquête, une vision de l'infirmier « auxiliaire médical », dont les tâches les plus importantes consistent à mettre en œuvre des soins prescrits par le médecin. Cette vision de pur technicien est nuancée par le score positif de certains items en lien avec l'aspect relationnel (les items relatifs à la compétence 6 obtiennent un score faiblement positif) et le rôle pédagogique de l'infirmier (l'item 2 de la compétence 10 « *encadrer les étudiants infirmiers pendant leur stage dans le service* » est également faiblement positif).

Pour le panel de témoins, la plupart des résultats sont similaires à ceux obtenus par le groupe d'étudiants ASSC au temps 1.

Les compétences de l'IDE jugées moins prévalentes par les étudiants ASSC au temps 1 le sont également par le panel de témoins. En fait, seuls quatre items diffèrent de manière significative :

- *Item 1 de la compétence 2* : « organiser sa journée de travail en tenant compte de l'état de santé du patient et des imprévus »
- *Item 1 de la compétence 9 :* « réaliser des transmissions orales et écrites de sa matinée de travail à l'équipe d'après-midi »
- *Item 2 de la compétence 9* : « Travailler en collaboration avec d'autres professionnels (kinésithérapeutes, psychologues, assistantes sociales…) »
- *Item 2 de la compétence 10* : « Encadrer les étudiants infirmiers pendant leur stage dans le service »

Concernant les deux premiers items cités, ils ont obtenu des scores plus largement positifs de la part des étudiants en Licence professionnelle intervention sociale que du panel de témoins. Ces deux items sont en lien avec le rôle organisationnel de l'infirmier. Les futurs animateurs socioculturels sont-ils plus sensibles au rôle de manager de l'infirmier car celui-ci est également important pour eux, même si cette part de leur travail reste, tout comme chez les infirmiers, peu visible par le grand public ?

Concernant les deux autres items, ils obtiennent un score positif auprès des étudiants en Licence professionnelle Intervention Sociale, alors que le panel de témoins leur a attribué un score légèrement négatif. Ainsi, l'importance du travail de l'infirmier au sein d'une équipe interdisciplinaire et les compétences pédagogiques qu'il doit développer auprès des stagiaires semblent davantage prises en compte par les futurs animateurs, même si les scores restent modestes. L'interdisciplinarité est au cœur des deux professions, car ni l'animateur socioculturel ni l'infirmier ne peut exercer son métier de manière totalement autonome. De même, des compétences pédagogiques sont nécessaires à l'exercice des deux métiers. Ainsi, l'infirmier doit être en mesure d'informer et d'éduquer un patient, mais également d'encadrer un stagiaire de manière personnalisée, en s'adaptant aux parcours de chacun, et en fixant des objectifs individualisés avec la ou les personnes concernées. L'animateur socioculturel, lors des actions qu'il met en place, doit lui aussi s'adapter aux demandes et besoins du public et des partenaires de projet ; le choix de la méthode pédagogique utilisée sera déterminant dans sa réussite.

En conclusion, nous pouvons dire que la représentation que les étudiants en Licence professionnelle intervention sociale se font de l'infirmier au temps 1 de notre enquête rejoint largement celle du panel de témoins. Il s'agit principalement d'une vision de technicien du soin, dont la logique est centrée sur la pratique de soins curatifs prescrits par le médecin. Ses autres missions sont mises en retrait, en particulier celles liées à la recherche et revendiquées par l'universitarisation de la profession depuis 2009. La fonction première de l'infirmier mise en évidence est surtout centrée sur le *cure,* et correspond à l'image d'un professionnel travaillant au sein d'un établissement de soins de courte durée largement véhiculée dans les médias (reportages sur la profession, films et séries télévisées notamment). Cela renvoie au rôle occupé historiquement par la profession depuis la fin du XIXème siècle (Collière, 1982), et également largement véhiculé par les médias et les fictions sur le monde hospitalier.

6.5. Noyau central et système périphérique de la représentation

Les représentations sociales, nous l'avons vu, permettent de mesurer le lien social qui relie l'individu au monde qui l'entoure. Elles ont une histoire comme toute construction sociale. On peut résumer la vie d'une représentation autour de trois phases : une phase d'émergence, de stabilité et de transformation (Moliner, 2001).

La première phase est visible lorsque l'objet de la représentation est peu connu de la population interrogée. Les opinions des personnes sont très variées, et souvent divergentes. En échangeant entre elles, elles vont parvenir à établir des liens par analogie avec des objets plus familiers, de manière à ancrer peu à peu le nouveau venu dans la réalité sociale.

La deuxième phase, dite de stabilité, est le signe d'une représentation sociale bien constituée, car l'objet de la représentation est ancré de manière relativement ancienne et subit peu de modifications.

Enfin, la phase de transformation, qui peut être plus ou moins profonde, correspond à un moment de crise qui entraîne une remise en question des représentations ancrées au sein de la population interrogée. La perturbation « prend corps avec des processus comme la montée des désordres et le développement des incertitudes, dont les effets sont des manifestations de blocages ou de déblocages entre diverses composantes de la société » (Vulbeau, 2013, p.71). La communication et les échanges vont parfois amener une modification de la représentation sociale de l'autre, mais les personnes peuvent également s'attacher solidement à leur représentation initiale. Cela témoigne d'une cohabitation d'anciennes et de nouvelles représentations, et les discours sont porteurs de dénis et réfutations qui traduisent une perte de repère, mais également de rationalisations qui témoignent d'améliorations significatives du système social antérieur (Morin, 1976).

Pour mesurer la phase dans laquelle se trouvent les représentations sociales des ESI, des étudiants en Licence professionnelle ASSC et du panel de témoins au temps 1 de l'enquête, j'ai calculé le taux de centralité de chaque item. J'ai également, pour les deux groupes d'étudiants, mesuré l'évolution de la centralité de leurs représentations entre les deux temps de l'enquête.

Théoriquement, pour qu'un élément fasse partie du noyau central d'une représentation, il faut qu'il soit cité par 100% des personnes interrogées. Le Dmax de Kolmogorov-Smirnov (Kanji, 1999) est un test de comparaison de distribution qui permet de déterminer le seuil de centralité en fonction de la taille de l'échantillon[18]. Ainsi, cette méthode de mise en évidence du noyau central de la représentation sociale, utilisée notamment dans les travaux de Vanessa Vidaller (2006), m'a semblé judicieuse dans la mesure où la taille de l'échantillon d'ESI (129 personnes) était nettement supérieure à celle des deux autres groupes (41 personnes). J'ai comptabilisé pour chaque item le nombre de personnes qui y adhéraient fortement (en le classant dans les catégories « très important » ou « important »), moyennement (en le classant dans la catégorie « moyennement important ») et faiblement (en le classant dans les catégories « peu important » ou « pas important »).

Panel de témoins

Nous allons voir successivement le taux de centralité des items concernant les représentations sociales que le panel de témoins se fait de l'ASSC, puis de l'IDE.

D'après la formule, le Dmax de Kolmogorov-Smirnov pour le panel de témoins de 41 personnes, est de 78,76%. Le seuil à partir duquel un item est considéré comme faisant partie du noyau central de la représentation est donc de 78,76% de 41, c'est-à-dire **32** personnes en arrondissant. Les éléments faisant partie du noyau central apparaîtront en grisé dans les tableaux qui suivent.

Concernant la représentation de la profession d'ASSC, aucun item n'a été cité suffisamment de fois dans une des trois catégories pour faire partie du noyau central de la représentation sociale. Nous ne pouvons donc pas parler de représentation « sociale » de la profession d'ASSC pour les personnes interrogées. Leurs avis sont très divergents, les représentions sont individuelles et peu partagées. Cela peut s'expliquer par le fait que ce métier n'est pas très médiatisé. De plus, le terme de « socioculturel » n'est pas couramment utilisé et la profession revêt, nous l'avons vu, de très nombreux aspects (de l'animateur occasionnel titulaire du BAFA qui travaille auprès d'enfants en périscolaire au détenteur d'un Master 2 responsable de l'ingénierie d'un projet médico-social de grande envergure). Enfin, les sources de connaissance du métier citées peu nombreuses (21 personnes n'ont qu'une seule source d'information et 5 personnes n'ont aucune source d'information).

---

[18] Selon la formule suivante : $Dmax = 1-(1.36/\sqrt{n})x100$

Nous constatons par contre que, pour la profession infirmière, plusieurs items relèvent de noyau central de la représentation chez le panel de témoins. En effet, l'item 2 de la compétence 4, « administrer les traitements prescrits par le médecin », est reconnu comme « important » ou « très important » dans le métier d'IDE par une majorité significative de personnes interrogées. Cela correspond à la vision d'auxiliaire médical, centré sur la notion de *cure*, qui a été mise en évidence précédemment. Deux items ont été, par contre, jugés « peu importants » ou « pas importants » par le panel de témoins de manière significative : il s'agit de l'item 2 de la compétence 5 « réaliser des actions de promotion de la santé pour un public cible » et de l'item 2 de la compétence 8 « rédiger et publier des articles scientifiques dans des revues professionnelles infirmières ». Ils confirment que la mission de prévention de l'IDE n'est pas connue du grand public, et que son rôle dans la recherche scientifique est encore très mineur. La présence de trois éléments dans le noyau central témoigne que la représentation que le panel de témoins se fait de la profession infirmière est en phase de stabilité. En effet, cette représentation est solidement ancrée chez eux. Le métier est connu du grand public, largement médiatisé et le panel de personnes interrogées connaît en grande majorité au moins un IDE (36 personnes interrogées ont un proche qui exerce cette profession) ou en a déjà côtoyé (16 personnes ont été usagées de soins, probablement en milieu hospitalier ou le *cure* est mis en avant).

Etudiants en soins infirmiers

Nous allons pouvoir comparer les résultats du taux de centralité au temps 1 de l'enquête avec celui du panel de témoins. Nous pourrons de surcroit comparer le taux de centralité aux temps 1 et 2 de l'enquête dans les réponses données par ces mêmes ESI, de manière à mesurer l'effet du travail avec les étudiants en Licence professionnelle ASSC sur leurs représentations concernant cette profession. Cela nous donnera une première idée de la manière dont le travail réalisé en interdisciplinarité a pu, le cas échéant, bousculer les représentions que les ESI se faisaient de la profession d'ASSC. D'après la formule, le Dmax de Kolmogorov-Smirnov pour le panel d'ESI de 129 personnes est de 88,03%. Le seuil à partir duquel un item est considéré comme faisant partie du noyau central de la représentation est donc de 88,03% de 129, c'est-à-dire **113** personnes en arrondissant.

Concernant les ESI, à l'instar du panel de témoins, aucun élément n'apparaît de manière centrale au temps 1 de l'enquête, nous ne pouvons là encore pas qualifier la représentation de « sociale ». Cependant, trois éléments s'en rapprochent (en italique dans le tableau) :

- Identifier les besoins du public-cible (item 3 de la compétence 1)
- Se positionner en tant que médiateur dans le projet (item 5 de la compétence 3)

– Maîtriser l'utilisation des supports multimédia pour présenter une action (item 4 de la compétence 4)

Beaucoup d'étudiants ont eu l'occasion de rencontrer des animateurs socioculturels lors de leurs stages, et de ce fait en ont certainement une vision un peu plus partagée que les personnes tout-venants, même si la représentation n'est pas encore suffisamment partagée pour être sociale.

Le premier item remporte une forte adhésion de la part des ESI : 105 personnes le trouvent « très important » ou « important » sur les 113 personnes requises pour qu'il fasse partie du noyau central de la représentation. La notion d'identification des besoins de la personne est une notion fondamentale enseignée dans les IFSI. Elle est au centre du modèle conceptuel de Virginia Henderson, modèle le plus couramment utilisé dans l'enseignement de la démarche clinique infirmière. En effet, pour Virginia Henderson, « l'individu malade ou en santé est un tout complet présentant quatorze besoins fondamentaux et le rôle de l'infirmière consiste à l'aider à reconquérir son indépendance le plus rapidement possible » (Riopelle, Grondin et Phaneuf, 1984, p.3). L'identification des besoins de la personne est le premier élément à réaliser pour pouvoir prodiguer au patient les soins qui lui sont nécessaires. Les ESI semblent donc avoir établi un parallèle entre la profession d'animateur socioculturel et leur propre profession. Les deux autres items remportent au contraire une très faible adhésion de la part des ESI, ce qui confirme la prédominance d'une vision de technicien de l'animation développée ci-dessus. La médiation n'est pas reconnue, au temps 1, comme essentielle dans la fonction, tandis que la maîtrise des supports multimédia, en lien avec la fonction pédagogique, semble accessoire pour créer et faire vivre une activité socioculturelle.

Au temps 2 de l'enquête, un item entre dans le noyau central de la représentation sociale que les ESI se font de l'animateur socioculturel (en grisé dans le tableau) ; il s'agit de « l'identification des besoins du public-cible » qui remportait déjà une forte adhésion au temps 1 de l'enquête. On peut donc avancer l'hypothèse que la représentation que les ESI se font de la profession d'animateur socioculturel est en phase d'émergence. En effet, les éléments commencent à intégrer le noyau central de la représentation, le point de vue des individus est moins divergent, des éléments de similitudes témoignent d'un début de vision partagée par l'ensemble du groupe.

Etudiants en Licence professionnelle ASSC

Nous allons également comparer les résultats du taux de centralité au temps 1 de l'enquête avec celui du panel de témoins, puis nous pourrons mesurer une éventuelle évolution de la représentation de la profession d'IDE grâce au travail mené en interdisciplinarité. Le nombre d'étudiants ASSC étant le même que celui du panel de témoins, le Dmax de Kolmogorov-Smirnov est également de 78,76%. Le seuil à partir duquel un item est considéré comme faisant partie du noyau central de la représentation est donc de **32** personnes.

Tout comme le panel de témoins, nous constatons la présence d'items dans le noyau central de la représentation dès le temps 1 de l'enquête. Nous retrouvons l'item 2 de la compétence 8, mais également l'item 1 de la même compétence « participer à des travaux de recherche scientifiques en équipe pluri disciplinaire ». Ces deux items font l'objet d'une faible adhésion de la part des étudiants en Licence professionnelle ASSC, ce qui vient confirmer le manque de positionnement visible de la profession infirmière vis-à-vis de la recherche scientifique.

Par contre, les deux autres items présents dans le noyau central de la représentation du panel de témoins ne sont pas dans celui des étudiants interrogés, mais l'adhésion reste la même. Je suis particulièrement interpellée par l'item « réaliser des actions de promotion de la santé pour un public cible » qui, s'il ne fait pas partie du noyau central, est tout de même jugé avec une faible adhésion par 30 étudiants ASSC, aucun étudiant n'y apportant une forte adhésion. Cela peut paraître surprenant car les étudiants ASSC savaient qu'ils allaient travailler sur un projet de prévention en santé avec les ESI au moment du temps 1 de l'enquête. Cela renforce néanmoins le constat de départ sur l'incompréhension des étudiants ASSC d'être associés à de futurs infirmiers pour promouvoir des actions de santé primaire.

Au temps 2 de l'enquête, un nouvel item rejoint dans le noyau central de la représentation sociale que les ASSC se font de la profession infirmière ; il s'agit de l'item 2 de la compétence 7 *« effectuer des enquêtes (audits cliniques par exemple) pour évaluer les pratiques infirmières dans les services de soins »,* qui vient renforcer l'image d'un professionnel de la santé peu concerné par l'activité recherche inhérent à son métier et peu impliqué directement dans l'amélioration de ses pratiques professionnelles. On peut donc avancer l'hypothèse que la représentation du métier d'infirmier, a subi une transformation grâce au travail mené en interdisciplinarité avec les ESI : le noyau central s'est étoffé d'un nouvel élément.

6.6. Influence du travail interdisciplinaire sur l'évolution des représentations des étudiants

Afin de mesurer plus finement l'influence du travail réalisé en interdisciplinarité sur les représentations respectives des deux groupes d'étudiants, j'ai fait appel au test du khi-deux (χ^2). Son principe est le suivant : deux variables sont dites indépendantes s'il n'y a pas de relation entre les modalités des lignes et celles des colonnes d'un tableau. Le test du khi-deux consiste à « tester l'hypothèse d'indépendance entre deux variables ou, dit autrement, à mesurer le niveau de plausibilité de cette hypothèse » (Martin, 2012, p.73). Ainsi, à partir de l'observation des deux échantillons d'étudiants, nous pouvons déterminer si les réponses au premier et au deuxième temps de l'enquête sont liées, mais également déterminer le risque que nous prenons de généraliser à tort à l'ensemble de la population (si les effectifs observés diffèrent de manière significative des effectifs théoriques). En effet, mes résultats sont basés sur un échantillon restreint de 41 personnes pour le panel d'étudiants en Licence professionnelle ASSC et de 129 personnes pour les ESI. Le constat établi à partir de cet échantillon particulier est-il généralisable ? Le test du Khi-deux permet d'évaluer les effets du hasard sur l'image que l'échantillon nous fournit d'une population.

En pratique, après avoir calculé la valeur numérique du χ^2 pour chaque item, j'ai déterminé la distance du Khi-deux, c'est-à-dire l'indicateur qui permet « d'apprécier la distance, et donc la ressemblance ou la dissemblance, entre le tableau d'indépendance et le tableau issu de tout autre échantillon » (Martin, 2012, p.74). En d'autres termes, ce test permet de vérifier si mon échantillon donne des valeurs comparables à celles d'un modèle théorique qui suit la loi de probabilité définie *a priori*. Les variables sont liées si la probabilité que les résultats soient liés au hasard (seuil) est inférieure à 5% (0.05), chiffre admis par la plupart des sociologues (Martin, 2012).

Représentation du métier d'animateur socioculturel

J'ai mis en évidence, grâce à l'étude du taux de centralité, l'émergence d'une représentation sociale chez les ESI concernant le métier d'ASSC. Un seul élément a rejoint le noyau central, mais quel a réellement été l'impact du travail mené en interdisciplinarité sur leur vision de cette profession ?

Tableau 3 : Corrélation entre les items des représentations des ESI concernant la compétence 1 de la profession d'ASSC aux temps 1 et 2

Items de la compétence 1 **« Analyser stratégiquement une situation professionnelle d'intervention sociale »**	χ^2	**seuil**
S'appuyer sur les expériences antérieures pour envisager de nouveaux projets d'animation	.07	.93
Recueillir les demandes des structures et les attentes du public en matière d'animation	.82	.44
Identifier les besoins du public-cible	6.16	<.01
Définir et mobiliser les ressources matérielles et humaines nécessaires à l'élaboration du projet	7.87	<.01
Recenser les données sur le territoire (spécificités culturelles, sociales, ...) et déterminer les axes de l'intervention socioculturelle	1.64	.16

Nous remarquons que deux variables sont corrélées (en grisé dans le tableau ci-dessus) : l'identification des besoins du public-cible (qui en plus rejoint le noyau central de la représentation, identifié au préalable), et la définition et mobilisation des ressources matérielles et humaines nécessaires à l'élaboration du projet. Les ressources humaines et matérielles, pour l'élaboration du projet, ont été recherchées conjointement par les ESI et les étudiants en Licence professionnelle ASSC. Les ESI estiment-ils que, vu le sujet du travail, ils sont plus à même de s'occuper des ressources à mobiliser que les étudiants en Licence professionnelle ?

Tableau 4 : Corrélation entre les items des représentations des ESI concernant la compétence 2 de la profession d'ASSC aux temps 1 et 2

Items de la compétence 2 « **Concevoir et mettre en œuvre un projet d'animation** »	χ^2	seuil
Construire l'ingénierie financière lors de la mise en œuvre d'un projet (gestion du budget, recherche de subventions, emprunts, analyse de coût…)	6.25	<.01
Définir les objectifs du projet d'animation	2.82	.07
Evaluer le projet à l'aide d'outils méthodologiques (entretiens, questionnaires …)	6.20	<.01
Mettre en œuvre des projets visant l'intégration du public et le développement des liens sociaux	2.06	.10
Définir les axes du projet	4.53	.02

Trois des cinq items se modifient de manière significative. L'item « *définir les axes du projet* » renvoie à une adhésion plus faible au temps 2 de l'enquête : cela vient conforter l'idée que la partie « technique » de l'animation n'est plus jugée aussi centrale. *A contrario*, l'item « *évaluer le projet à l'aide d'outils méthodologiques* » remporte une plus forte adhésion au temps 2 de l'enquête, mettant davantage en exergue le rôle de coordinateur de l'animateur socioculturel.

Par contre, l'item « *construire l'ingénierie financière lors de la mise en œuvre d'un projet* » obtient une plus faible adhésion au temps 2 de l'enquête, alors qu'il renvoie également au rôle de coordinateur de l'animateur socioculturel. Cela s'explique peut-être par le fait que l'aspect financier des projets a été pris en charge par les instituts de formation.

Tableau 5 : Corrélation entre les items des représentations des ESI concernant la compétence 3 de la profession d'ASSC aux temps 1 et 2

Items de la compétence 3 « **Coordonner la mise en œuvre d'un projet** »	χ^2	seuil
Coordonner une équipe bénévole et/ou professionnelle au sein du projet d'animation	12.90	<.01
Mobiliser les partenaires et les publics pour créer une dynamique en vue de faciliter la mise en œuvre des actions sur le terrain	4.55	<.01
Accompagner, être l'interface entre les différents acteurs impliqués	4.51	.01
Communiquer sur le projet avec les partenaires, les financeurs et le public	1.10	.38
Se positionner en tant que médiateur dans le projet	4.91	<.01

Quatre items sur cinq sont modifiés de manière significative. Un seul, cependant, est jaugé plus prévalent après le travail : il s'agit du positionnement de l'animateur socioculturel en tant que médiateur dans le projet. En effet, nous avons vu que cet item rejoignait presque le noyau central de la représentation au temps 1 de l'enquête, en tant qu'élément « peu » ou « pas important ». Cela n'est plus le cas après avoir travaillé avec les étudiants en Licence professionnelle ASSC. Le rôle d'acteur central du projet est reconnu davantage par les ESI, la nécessité de posséder des qualités de négociateur pour mener à bien son action commence à émerger.

Les trois autres items bénéficient d'une plus faible adhésion au temps 2 de l'enquête, alors qu'ils sont pourtant relatifs au rôle de coordinateur de l'animateur socioculturel. Cela est probablement lié au fait que, compte tenu des contraintes de calendrier des deux groupes d'étudiants impliqués dans le projet, nous sommes chargées, l'enseignante-chercheuse et moi, de certaines étapes du projet, notamment de contacter les structures partenaires, de mobiliser les professionnels de terrain au début de l'action.

Tableau 6 : Corrélation entre les items des représentations des ESI concernant la compétence 4 de la profession d'ASSC aux temps 1 et 2

Items de la compétence 4 **« Conduire des démarches pédagogiques dans une perspective socio-éducative»**	χ^2	**seuil**
Favoriser la démarche participative du public	.78	.46
Analyser les écarts entre les objectifs fixés et les résultats constatés	.26	.77
Choisir les techniques d'animation les plus pertinentes pour le public, en fonction de la problématique d'intervention	2.24	.11
Maîtriser l'utilisation des supports multimédia pour présenter une action	6.62	<.01
Concevoir des démarches d'éducation à la santé pour un public-cible	5.46	<.01

Concernant la dernière compétence, deux variables se retrouvent corrélées, dans le sens d'une adhésion plus forte. La nécessité, pour un animateur socioculturel, de posséder des qualités pédagogiques est repérée par les ESI après avoir travaillé avec les étudiants en Licence professionnelle ASSC. Ils reconnaissent comme légitime le fait qu'ils puissent concevoir des démarches d'éducation à la santé pour un public-cible.

En conclusion, nous remarquons que le travail en collaboration avec les étudiants de l'IUT a permis aux ESI de modifier leurs représentations de la profession d'ASSC et d'en faire une représentation sociale émergente. Beaucoup d'items relevant du système périphérique ont été modifiés de manière significative, car la représentation initiale n'était pas suffisamment partagée pour être qualifiée de sociale. Les résultats montrent qu'ils sont passés d'une vision très technique de l'animateur socioculturel, à une vision intégrant davantage le rôle de « médiateur », qui est mise en avant dans notre société actuelle. De plus, en reconnaissant la place des capacités pédagogiques de la fonction d'animateur, la représentation de la fonction intègre la dimension universitaire que possèdent les étudiants en Licence professionnelle ASSC par rapport à l'image de l'animateur titulaire d'un BAFA qui prédominait au début de l'enquête.

Représentation du métier d'IDE

Nous avons constaté que les représentations sociales du groupe d'étudiants en Licence professionnelle ASSC face à la profession d'IDE ont également subi une phase de transformation grâce au travail mené en interdisciplinarité. Il est là encore intéressant d'observer plus finement les items qui ont fait l'objet d'une prise de conscience commune pour les dix compétences interrogées.

Tableau 7 : Corrélation entre les items des représentations des étudiants ASSC concernant les compétences « cœur de métier » pour les IDE aux temps 1 et 2 de l'enquête

Items des compétences dites « cœur de métier »	χ^2	seuil
Mesurer les paramètres vitaux des patients (tension artérielle, pouls, température…)[19]	3.58	.01
Questionner le patient pour connaître ses habitudes de vie[18]	.81	.46
Organiser sa journée de travail en tenant compte de l'état de santé du patient et des imprévus[20]	0	1
Mettre en œuvre des mesures spécifiques quand une situation d'urgence est repérée[19]	.85	.41
Aider le patient à effectuer ses soins d'hygiène[21]	3.95	.02
Installer le patient confortablement dans son lit[20]	1.75	.09
Effectuer des prélèvements biologiques (prises de sang, recueil d'urines…) pour aider le médecin à établir un diagnostic[22]	4.08	.01
Administrer les traitements prescrits par le médecin[21]	.55	.55
Eduquer un patient atteint d'une pathologie chronique pour mieux gérer soins quotidiens[23]	5.57	.02
Réaliser des actions de promotion de la santé pour un public cible[22]	3.56	<.01

Nous remarquons que, pour les étudiants ASSC, « *mesurer les paramètres vitaux* » et « *effectuer des prélèvements biologiques* » est jugé moins important après les temps de rencontres, ce qui vient confirmer la moindre importance du rôle « technique » de l'IDE. A contrario, « *aider le patient à effectuer ses soins d'hygiène* » et les éléments relatifs aux rôles

[19] Compétence 1 « Analyser stratégiquement une situation professionnelle d'intervention sociale »
[20] Compétence 2 « Concevoir et conduire un projet de soins infirmier »
[21] Compétence 3 « Accompagner une personne dans la réalisation de ses soins quotidiens »
[22] Compétence 4 « Mettre en œuvre des actions à visée diagnostique et thérapeutique »
[23] Compétence 5 « Initier et mettre en œuvre des soins éducatifs et préventifs »

préventif et éducatif de l'IDE (compétence 5) sont davantage reconnus par les étudiants en Licence professionnelle ASSC. Il est vrai que le travail mené en interdisciplinarité portait sur la réalisation et la mise en œuvre d'actions de prévention, et cela a fortement contribué à ancrer cette vision dans les représentations sociales des personnes qui y ont participé. Mais cela confirme également que les soins relevant du *care* sont davantage mis en évidence au temps 2 de l'enquête.

Tableau 8 : Corrélation entre les items des représentations des étudiants ASSC concernant les compétences « transversales » pour les IDE aux temps 1 et 2

Items des compétences dites « transversales »	χ^2	seuil
Communiquer de manière verbale et non verbale avec les patients, en tenant compte des altérations éventuelles (démences, aphasies, ...)[24]	1.99	.01
Identifier les besoins spécifiques de communication des patients et de leur entourage en situation de détresse[23]	8.17	<.01
Participer à des réunions en équipe pluri disciplinaire pour analyser des situations de patients posant un problème éthique[25]	4	<.01
Effectuer des enquêtes pour évaluer les pratiques infirmières dans les services de soins[24]	3.14	.07
Participer à des travaux de recherche scientifiques en équipe pluri disciplinaire[26]	.56	.47
Rédiger et publier des articles scientifiques dans des revues professionnelles infirmières[25]	.37	.58
Réaliser des transmissions orales et écrites de sa matinée de travail à l'équipe d'après-midi[27]	1.15	.43
Travailler en collaboration avec d'autres professionnels (kinésithérapeutes, psychologues, assistantes sociales...)[26]	1.22	.29
Superviser les soins réalisés par les AS[28]	3.7	.03
Encadrer les étudiants infirmiers pendant leur stage dans le service[27]	1.46	.20

Quatre éléments relevant des compétences dites « transversales » de la profession d'IDE sont ainsi corrélés. Les deux premiers items concernent la compétence 6 et la relation avec le patient. Ils sont considérés comme moins prévalents dans la pratique soignante au temps 2 de l'enquête. Les étudiants en Licence professionnelle ASSC ont, la plupart du temps, apporté aux ESI (que ce soit dans la phase de construction ou de réalisation des actions de prévention) leurs connaissances des publics-cibles. Il y a eu peu d'échanges à ce sujet dans l'autre sens. De ce fait, ils ont moins mesuré chez leurs collègues l'importance de reconnaître eux-mêmes les besoins des personnes prises en soins, mais ils soulignent le fait de s'appuyer sur les connaissances

[24] Compétence 6 « Communiquer et conduire une relation dans un contexte de soins »
[25] Compétence 7 « Analyser la qualité des soins et améliorer sa pratique professionnelle »
[26] Compétence 8 « Rechercher et traiter des données professionnelles et scientifiques »
[27] Compétence 9 « Organiser et coordonner des interventions soignantes »
[28] Compétence 10 « Informer et former des professionnels et des personnes en formation »

des autres partenaires pour réaliser des soins adaptés. De plus, les étudiants qui ont répondu au Q-sort se sont peut-être focalisés sur le terme « patient », qui renvoie davantage aux personnes nécessitant des soins curatifs, et de fait ne sont pas parvenus à réinterpréter ces items en faisant le lien avec les publics ciblés par les différentes actions de prévention réalisées.

Un item inhérent à la compétence 7 est jaugé de manière significative avec une plus faible adhésion après les temps de rencontre. Ainsi, les compétences des IDE liées à la recherche et à l'amélioration de la pratique professionnelle sont encore plus solidement considérées comme mineures après les temps d'échange avec les ESI. Il faut souligner que les étudiants en Licence professionnelle ASSC ont été évalués, à l'issue des rencontres, sur des travaux de recherche, alors que les ESI ont été évalués sur la qualité des projets et actions proposés. Cela a certainement contribué à exclure davantage les items liés à la recherche soignante du champ de compétence de l'IDE.

Enfin, le premier item de la compétence 10 « *superviser les soins réalisés par les aide-soignant(e)s* » est reconnu de manière significative avec une plus forte adhésion après les temps de rencontre avec les ESI. La responsabilité qui incombe aux IDE concernant les soins de nursing est donc soulignée après le travail en interdisciplinarité.

Il est à noter que les items inhérents à la compétence 8, qui faisaient déjà partie du noyau central des représentations sociales des étudiants en Licence professionnelle ASSC au temps 1 de notre enquête, restent relativement stables, signe d'un ancrage collectif important.

Pour conclure, l'enquête démontre que les temps de rencontre et d'échanges entre les étudiants ont abouti à une modification des représentations des deux professions : les noyaux centraux se constituent ou s'étoffent, mais surtout des éléments sont mis en corrélation grâce à une analyse plus fine de l'impact sur les ancrages initiaux. En effet, « la représentation n'est pas un objet stable ou un système clos, mais une configuration absorbante, essentiellement dynamique capable d'intégrer des informations nouvelles en les reliant de manière spécifique à des informations mémorisées, capable de dériver des opinions particulières d'attitudes déjà installées » (Rouquette, 1994, p. 22). Si le noyau central des représentations sociales d'un groupe évolue peu en phase de transformation, c'est selon Jean-Claude Abric parce qu'il contient des éléments « dont la suppression entraînerait une totale désarticulation de la structure, soit en supprimant les relations entre les éléments [...] soit en transformant la signification même des éléments... » (1987, p.69).

Après le travail en interdisciplinarité, les ESI ont une vision de l'ASSC plus conforme aux exigences actuelles liées à la profession : le rôle de médiateur et les compétences pédagogiques requises sont davantage mis en évidence et le rôle de technicien de l'animation, s'il reste largement présent, est nuancé. De même, l'IDE n'est plus uniquement centré sur l'aspect curatif et le rôle sur prescription médicale : l'importance du rôle préventif, ainsi que sa responsabilité vis-à-vis des soins de confort et d'hygiène sont reconnus, mettant ainsi en évidence l'aspect du *care* qui donne une dimension plus holistique à la prise en soins des patients par les soignants.

VII. LES ENJEUX POUR LES ESI

Pour avoir accès au vécu des ESI la recherche-action, j'ai profité du fait que la réalisation de l'action de promotion de la santé a fait l'objet d'une évaluation écrite pour analyser le contenu des 140 copies d'examens. Toutes les copies ont été anonymisées et c'est une de mes collègues qui a noté les étudiants. J'ai choisi de précéder ainsi car j'ai eu accès au contenu de leur analyse, qui était riche. La définition de l'analyse de contenu qui me semble la plus complète est celle que propose René L'Ecuyer (1990). Selon lui, il s'agit :

> « d'une méthode scientifique, systématisée et objectivée de traitement exhaustif de matériel très varié ; elle est basée sur l'application d'un système de codification conduisant à la mise au point d'un système de catégories (exhaustives, cohérentes, homogènes, pertinentes, objectivées, clairement définies et productives) dans lesquels les divers éléments du matériel analysé sont systématiquement classifiés au cours d'une série d'étapes rigoureusement suivies, dans le but de faire ressortir les caractéristiques spécifiques de ce matériel dont une description scientifique détaillée mène à la compréhension de la signification exacte du point de vue de l'auteur à l'origine du matériel analysé et ce, en s'adjoignant au besoin l'analyse quantitative sans jamais toutefois s'y limiter, en se basant surtout sur une excellente analyse qualitative complète et détaillée des contenus manifestes, ultime révélateur du sens exact du phénomène étudié » (p.120).

Après plusieurs lectures, j'ai identifié dans les écrits des ESI cinq thèmes principaux :

- *éléments de compétences infirmières développés par l'ESI* : nous retrouvons des éléments de compétences dits « cœur de métier » (connaissances cliniques, analyse des données recueillies sur le terrain, prévention et éducation à la santé) et des éléments compétences « transversales » (communication, analyse de sa pratique professionnelle, recherche scientifique, interdisciplinarité) ;
- *éléments de compétences non spécifiques au référentiel de formation infirmier :* les ESI identifient la maîtrise de la méthodologie de projet enseignée en Licence professionnelle Intervention Sociale, ainsi que la découverte d'autres professions (en particulier des métiers de l'animation socioculturelle). Ce travail leur a également permis de remettre en question leurs schèmes d'action, et de réfléchir à la dynamique de groupe mise en place avec des partenaires qui ne sont pas du milieu sanitaire : étudiants ASSC, professionnels du terrain (travailleurs sociaux, membres d'associations, enseignants, …) ;

- *indicateurs de satisfaction du travail :* les points forts du travail permettent d'identifier le rôle ressource des personnes de la structure où s'est déroulée l'action, le rôle aidant des enseignantes, l'atteinte des objectifs fixés, les valeurs portées par le projet. Quelques ESI établissent également un lien avec le territoire de l'enquête ;
- *difficultés liées au projet* : les éléments à réajuster permettent d'évoquer les difficultés au sein du groupe d'ESI, les éléments non pertinents dans l'action, les difficultés logistiques (matérielles et budgétaires), le manque de temps, les difficultés rencontrées avec la structure et le public, la difficulté de reprendre un projet écrit l'année précédente ;
- *difficultés liées au travail en interdisciplinarité avec les ASSC* : beaucoup d'éléments à réajuster cités par les ESI concernent les étudiants ASSC. Ils ont identifié des difficultés de communication, d'incompréhension de leur rôle ayant entraîné des ressentis négatifs (frustration, manque d'investissement, tensions…), ainsi que des difficultés liées au nombre (4 étudiants ASSC face à 24 ESI) et de problèmes d'organisation avec eux.

J'ai pris l'option d'illustrer l'analyse en y incluant tout au long des *verbatims*[29] issus des copies des ESI.

7.1. Des compétences infirmières renforcées

L'analyse des 140 copies met en évidence que le travail réalisé avec les étudiants ASSC a permis le renforcement des compétences infirmières que les ESI acquièrent durant leur cursus. J'ai identifié des éléments de compétences spécifiques infirmières nommées par les ESI dans quatre domaines :

- les compétences scientifiques et cliniques
- les compétences en matière de communication
- les compétences analytiques
- les compétences en prévention et éducation à la santé

Avant de procéder à l'analyse de chacun de ces domaines, il paraît judicieux de nous arrêter sur le concept de compétence. Celui-ci est apparu en France dans les années 1980, dans le monde de l'entreprise, après la crise économique des années 1970. Les définitions proposées sont très nombreuses, et le concept est en constante évolution. Pour Richard Wittorski, la compétence « correspond à la mobilisation dans l'action d'un certain nombre de savoirs combinés de façon spécifique en fonction du cadre de perception que se construit l'acteur (individu ou collectif) de la situation »

[29] Pour faciliter la lecture, je me suis permis de corriger les fautes d'orthographe et les maladresses syntaxiques.

(1998, p.34). La compétence est exclusivement située, elle ne peut exister que dans l'action. Richard Wittorski détermine cinq composantes à la compétence :

- *une composante cognitive*, qui regroupe les connaissances de l'individu, ainsi que la représentation qu'il se fait de la situation dans laquelle il se trouve ;
- *une composante affective*, qui regroupe la motivation de l'individu, son investissement affectif dans l'action, sa capacité à agir estimée ;
- *une composante sociale,* qui comprend la reconnaissance de la pratique de l'individu par les autres, mais également la manière dont l'individu imagine cette reconnaissance ;
- *une composante culturelle*, qui correspond à la manière dont la culture de l'organisation va mettre en forme les compétences produites par l'individu ;
- *une composante praxéologique*, qui renvoie à l'aspect visible, observable de la compétence, à travers la mesure de la performance de l'individu dans la situation rencontrée.

Ces composantes s'articulent au niveau individuel et collectif. Guy Le Boterf partage cette vision selon laquelle la compétence n'est pas une affaire strictement individuelle, mais dépend également de l'encadrement, de l'environnement de travail. Pour lui, la compétence résulte « d'un savoir agir, d'un vouloir agir et d'un pouvoir agir, la production d'une action compétente relève d'une responsabilité partagée entre la personne elle-même, le management, le contexte de travail [...] et le dispositif de formation. La motivation et le contexte sont aussi importants que la disposition à savoir agir » (2008, p.63). La compétence est une combinatoire des ressources du milieu et de l'individu qui les mobilise. Par nature, elle n'est pas transférable mais liée aux spécificités de la situation et aux ressources qu'elle offre. Elle est à la fois acquise par l'individu qui l'a mise en œuvre et reconnue par les autres.

Cependant, il ne faut pas confondre être compétent (agir avec pertinence dans une situation de travail) et avoir des compétences (posséder les ressources pour agir avec pertinence dans une situation de travail). Avoir des compétences est une condition nécessaire, mais non suffisante, pour être reconnu compétent. Être compétent permet de mettre en œuvre une pratique professionnelle par rapport aux exigences et aux contraintes de la situation rencontrée, tout en mobilisant une combinatoire de ressources individuelles et collectives avec pertinence (Jonnaert, Masciotra, Boufrahi, et Barrette, 2005).

Le référentiel de formation infirmière est basé, nous l'avons vu, sur l'acquisition de 10 compétences. Les ESI sont habitués à côtoyer quotidiennement le terme et, spontanément, sans que les consignes données ne le leur demandent, beaucoup d'entre eux ont choisi d'y faire nommément référence. Ainsi, nous retrouvons fréquemment des passages tels que :

« *Les compétences mobilisées durant ce projet sont la compétence 1 et 2 qui consistent à connaître les personnes sensibilisées sur leur présence dans la structure ainsi que la langue parlée. La compétence 5 est mobilisée car nous avons fait de la promotion à la santé sur les cancers prévalents, ainsi que sur les dépistages et les endroits où ils peuvent être dépistés. La compétence 6 est utilisée car il a fallu adapter notre communication du fait de la barrière de la langue mais aussi notre matériel de présentation (affiches schématisées...). [...] La compétence 8 a été utilisée car une fois le projet fini nous l'avons analysé, proposé des axes d'améliorations, nous avons répondu à une problématique. [...] La mobilisation de la compétence 9 et 10 ont permis de collaborer avec les différents professionnels tels que les étudiants ASSC, la directrice ainsi que les professeurs pour mettre à bien ce projet* » (ESI n°3 du groupe « précarité »).

J'ai choisi de ne pas réaliser mon analyse en classant les éléments de compétences acquis par les ESI selon les 10 compétences du référentiel, mais en fonction des domaines qui me sont apparus à la lecture des écrits. Ainsi, par exemple, les « compétences scientifiques et cliniques » regroupent des éléments inhérents à la compétence 1 (raisonnement clinique), à la compétence 2 (mise en œuvre d'un projet de soins), à la compétence 3 (accompagnement dans les soins quotidiens, pour le groupe « handicap mixte » qui a réalisé son action sur le lavage des mains), à la compétence 4 (consacrée à l'étude des pathologies et aux traitements), à la compétence 8 (recherche de données scientifiques). Cette manière de procéder m'a semblé plus riche à exploiter, plus prompte à établir des liens transversaux et ainsi à éviter l'écueil de cloisonner les éléments qui peuvent être mis en lien ou, au contraire, de prendre en compte deux fois certains éléments qui peuvent être classés dans plusieurs catégories.

Les compétences scientifiques et cliniques

On remarque que les étudiants mettent surtout en évidence les ressources scientifiques cognitives nécessaires à la mise en œuvre des actions. Tout d'abord, ils portent une attention particulière à décrire les connaissances médicales qu'ils ont mobilisées : pathologies, risques, complications, éléments de surveillance, conseils et soins à apporter. Ils précisent que certaines connaissances déjà intégrées dans le cursus ont été remobilisées : « *j'ai mobilisé des éléments théoriques, notamment sur le lavage des mains et les transmissions manuportées* » (ESI n°7 du groupe « handicap mixte»), « *nous avions déjà eu des enseignements sur les différents cancers [...]. Cela a été un atout pour nous permettre de transmettre des informations correctes et pertinentes* » (ESI n°10 du groupe « précarité»). Cependant, ils signalent également que le projet leur a permis d'acquérir de nouvelles connaissances : « *j'ai compris que les bienfaits du sport n'étaient pas que physiques, mais aussi psychologiques et sociaux. La pratique du handisport permet d'augmenter l'estime de soi ainsi que la confiance en soi. Elle permet de retrouver une socialisation* » (ESI n°16 du groupe « handicap physique »), « *grâce à ce travail, j'ai aussi acquis des connaissances, notamment sur les troubles du sommeil et les troubles du comportement chez l'enfant* » (ESI n°7 du groupe « enfants »). Ils établissent également des liens avec la compétence 8 (rechercher et traiter des données professionnelles et scientifiques) du référentiel de formation infirmière : « *Avant de pouvoir monter l'action, nous avons besoin de connaissances sûres et fiables, et donc d'effectuer des recherches* » (ESI n°1 du groupe « enfants »). En effet, ils ont mesuré l'importance d'être en capacité de mobiliser en situation des données pertinentes, ainsi que de formuler un questionnement avec rigueur. Les données scientifiques choisies doivent provenir de sources documentaires professionnelles et scientifiques. Les ESI doivent également argumenter le choix des sources sélectionnées au regard de la problématique posée. Le questionnement posé doit être en relation avec des problématiques professionnelles (Profession infirmier, 2015, p.41).

Les étudiants mettent également les éléments scientifiques énoncés en lien avec les données cliniques nécessaires pour évaluer la situation et les besoins du public : « *Sans recherches préalables, je n'aurai pas été capable de répondre à toutes les questions des enfants et des parents* » (ESI n°8 du groupe « enfants »). Ils précisent l'importance de bien connaître le public auquel ils s'adressent : « *nous avons au départ évalué que les apprentis présentaient des déficits qui avaient un impact sur la qualité de leur sommeil* » (ESI n°22 du groupe « adolescents »), « *il faut bien connaître au mieux les besoins, les habitudes, les problématiques des individus du groupe afin d'adapter le plus justement possible mon intervention* » (ESI n°16 du groupe « précarité»). La démarche clinique, enseignée dans la compétence 1 du référentiel de compétences infirmières (évaluer une situation clinique et établir un diagnostic dans le domaine infirmier), permet en effet de répondre aux questions suivantes : « De quelles informations ai-je besoin pour agir ? Quels signes, quels symptômes sont observés ? Quelles sont les ressources, les attentes, les besoins de la personne ? » (Coudray et Gay, 2009, p.55). Cette étape réflexive représente le préalable à toute action menée par l'infirmier, qu'elle soit d'ordre préventive, curative ou palliative.

Les compétences en matière de communication

Les ESI mentionnent surtout la communication établie avec le public-cible. Ils se focalisent sur la communication verbale qu'ils ont dû adapter au degré de compréhension du public durant l'action : « *nous avons adapté notre communication aux enfants, en utilisant un discours et langage appropriés à leur compréhension* » (ESI n°3 du groupe « enfants »), « *j'ai compris qu'il fallait employer des mots simples, ne pas utiliser de termes médicaux trop complexes sans les expliquer* » (ESI n°2 du groupe « précarité »). Ils font également référence aux différents outils et supports utilisés pour établir une communication adaptée au public :

> « *Il n'y a pas que les mots pour donner des explications, mais aussi les supports utilisés. Les schémas que nous avons élaborés [...] sont simples à comprendre*

pour des personnes ne parlant pas le français » (ESI n°19 du groupe « précarité »), « *l'action devait être ludique, dynamique, dans une ambiance conviviale tout en apportant des conseils utiles et des informations pertinentes aux adolescents* » (ESI n°21 du groupe « adolescents »), « *en tant que professionnel, il est important de pouvoir adapter les supports de communication afin que chaque patient, en fonction de son degré de compréhension, puisse avoir accès à l'information* » (ESI n°1 du groupe « handicap mixte »).

Les ESI décrivent également les éléments leur permettant d'établir une relation de confiance avec le public. Ces éléments font beaucoup référence à la composante affective de la compétence décrite par Wittorski : « elle regroupe trois éléments : d'une part, l'image de soi qui peut être valorisée ou dévalorisée, d'autre part l'investissement affectif dans l'action c'est-à-dire le fait de vivre avec plaisir ou souffrance ce que l'on fait et enfin l'engagement c'est-à-dire la motivation » (1998, p.60). L'engagement est particulièrement décrit par les ESI :

> « *Il faut les rassurer quant à leur prise en charge, beaucoup pensaient à l'aspect financier et cela était un frein dans leur adhésion aux soins* » (ESI n°2 du groupe « précarité »), « *lors de ma rencontre avec les enfants, j'ai fait attention à me baisser pour leur parler afin de me mettre à leur hauteur [...] j'ai veillé à avoir une attitude agréable et bienveillante afin de ne pas les intimider [...] en prenant en compte le fait qu'ils ne me connaissaient pas* » (ESI n°6 du groupe « enfants »).

L'estime de soi qui s'est renforcée positivement est exprimée par certains ESI très jeunes ont pu lever des appréhensions concernant le public-cible : « *j'ai pu également lever mes a priori quant aux difficultés relationnelles avec ce genre de public surtout au vu de mon âge proche de celui des apprentis, j'ai su me faire entendre et respecter en gardant une juste distance professionnelle* » (ESI n°5 du groupe « adolescents »). Elle est également renforcée chez certains ESI timides : « *j'ai été amené à prendre la parole devant le groupe [...] ce qui va m'aider en tant qu'IDE dans mes transmissions orales* » (ESI n°4 du groupe « étudiants »).

De plus, les propos des ESI soulignent que la communication avec le patient est primordiale dans les soins. En effet, quel que soit le soin proposé, la personne soignée ne doit pas être traitée comme un « objet » mais comme un partenaire par les soignants. « Ce patient peut cependant devenir acteur de sa santé et participer aux choix le concernant si le soignant lui donne la parole, l'écoute, le comprend en laissant ainsi la place aux pensées, aux désirs, aux émotions. » (Psiuk, 2008, p.14). L'IDE doit adapter en permanence sa communication verbale, mais également para verbale et non verbale à la personne soignée. De plus, il doit établir une relation de confiance pour lui proposer des soins personnalisés qui correspondent avec ses véritables besoins.

Les étudiants ont également abordé la communication avec les autres partenaires du projet :

« *Les transmissions entre les différents intervenants, entre les différents étudiants ont été essentielles pour parvenir à finaliser ce projet* » (ESI n°21 du groupe « handicap physique »), « *tout au long des différents temps d'organisation, chaque pôle devait faire un compte rendu de ce qu'il se passait à la fin de la séance, pour que l'on puisse avoir une trace écrite du travail effectué par chaque pôle, et ainsi améliorer la communication* » (ESI n°20 du groupe « étudiants »).

Ils font de nombreux liens avec l'importance des transmissions écrites et orales dans un service de soins :

« *Comme dans un service, la cohésion d'équipe influence la prise en soins, et des transmissions entre les groupes comme entre les équipes facilitent le travail de chacun et peut éviter les oublis ou encore les doublons* » (ESI n°5 du groupe « handicap mixte »), « *lors de la deuxième rencontre, j'étais malade mais grâce à une bonne communication avec mon équipe, j'ai pu être à jour des changements apportés et garder ma place. Cela m'a fait penser aux transmissions écrites et orales. Données avec bienveillance et précisions, elles permettent de réintégrer rapidement son poste. La communication permet la cohésion d'équipe* » (ESI n°4 du groupe « enfant »).

L'IDE ne doit pas seulement développer ses compétences relationnelles avec les personnes soignées, mais également avec les professionnels qu'il côtoie au quotidien. De plus, assurer la continuité de soins fait partie des obligations légales et morales de l'IDE (article R4312-12 du Code de la Santé publique inscrit dans le Code de Déontologie des infirmiers[30]). De la qualité des transmissions orales et écrites réalisées dépendra la pertinence de la prise en soins du patient par l'ensemble des acteurs qui seront amenés à le côtoyer.

Les compétences analytiques

Les ESI mesurent leurs acquisitions en termes de ressources individuelles mobilisées dans l'action de prévention. Nous retrouvons dans leurs propos les trois types de ressources internes qui, selon Domenico Masciotra (2008), sont mises en œuvre en situations.

Les ressources cognitives renvoient à l'expérience et aux connaissances de l'individu. Ces dernières ne sont une ressource que si elles sont adaptées et reconstruites en situation.

« *Lors de mon stage en psychiatrie, j'avais proposé une activité boxe [...] Dans le cadre de cette UE, j'ai réalisé l'activité en l'adaptant au public concerné, dont la plupart étaient des jeunes étudiants. J'ai aimé réaliser l'activité auprès d'un autre public car je me suis questionnée sur mon travail, je me suis demandé*

[30] Décret n° 2016-1605 du 25 novembre 2016 portant code de déontologie des infirmiers

comment j'allais pouvoir adapter cette séance à un autre public tout en gardant pour objectif d'éduquer en apportant des connaissances intéressantes et utiles liées à un problème de santé publique » (ESI n°3 du groupe « étudiants »).

Les ressources conatives concernent l'attitude, la motivation, l'intérêt, l'image de soi, les valeurs. Elles permettront de mieux gérer certaines situations (par exemple, quand le stress est important), mais peuvent devenir un frein pour certaines personnes si elles ne sont pas optimisées.

« *Pour moi, la réflexion sur notre conduite de projet m'a permis d'analyser notre pratique et d'en tirer les attitudes adaptées ou moins adaptées pour faire évoluer ma pratique professionnelle et mener à bien les travaux en collaboration qui me seront confiés dans l'exercice de ma profession* » (ESI n°3 du groupe « adolescents »), *« Le fait de réfléchir avec une prise de recul, de me questionner et d'écrire me permet d'analyser mon comportement, dans mes valeurs et ma représentation de la continuité des soins. Je suis la première à valoriser la continuité des soins, pourtant c'était devant moi et je suis passée à côté* » (ESI n°8 du groupe « handicap physique »).

Les ressources corporelles : dextérité, mais aussi posture, force physique, etc. qui vont permettre, jusqu'à un certain point, d'agir avec compétence. *« Le fait de poser les faits et gestes réalisés et de les analyser par la suite nous permet de repérer les choses à améliorer et en trouver les causes pour essayer de ne plus refaire les mêmes "erreurs" les prochaines fois et d'être dans une qualité optimale du soin »* (ESI n°6 du groupe « handicap mixte »).

Les ESI établissent également des liens de manière plus générale avec la compétence 7 de leur référentiel de formation « Analyser la qualité et améliorer sa pratique professionnelle ». En effet, son acquisition permet, lors des différents travaux dirigés et évaluations réalisées tout au long de la formation, de « confronter sa pratique avec celle de ses pairs ou d'autres professionnels [...], d'analyser et adapter sa pratique professionnelle au regard de la réglementation, de la déontologie, de l'éthique, et de l'évolution des sciences et des techniques [...], d'identifier les améliorations possibles et les mesures de réajustement de sa pratique » (Profession infirmier, 2015, p.39). Par exemple, « *adopter une attitude de réflexion lors de la pratique de mon exercice professionnel permet de prendre du recul sur une situation afin de repérer les points positifs et des éléments défavorables de ma pratique. Par conséquent, cela permet de cibler les axes à améliorer, les réajustements nécessaires* » (ESI n°1 du groupe « étudiants »). Les ESI mesurent que l'analyse *a posteriori* de l'action réalisée permet de développer un positionnement professionnel adapté aux exigences de la profession :

« *Avoir cette réflexion m'aura permis de mieux comprendre les différentes dimensions que comporte le métier d'infirmier. En effet durant ces trois années de formation et malgré les enseignements théoriques je restais tout de même centrée sur le côté technique et l'aspect "état clinique". Mais à travers la réalisation de ce projet et de cette brève analyse, je comprends aujourd'hui que l'ensemble de ces dimensions doivent être maîtrisées pour le bon déroulement d'un service* » (ESI n°7 du groupe « handicap physique »).

Mais, plus largement encore, la formation initiale en soins infirmiers est une formation en alternance, et le référentiel de formation[31] insiste sur l'importance de développer une posture réflexive chez les ESI. « Cette posture consiste non seulement à positionner des travaux cliniques ou pratiques dans la formation, mais surtout à revenir sur les acquis, les processus et les stratégies utilisées pour en dégager des principes transposables » (Profession infirmier, 2015, p.45). Ainsi, par exemple, lors de chaque stage réalisé durant la formation, les étudiants sont tenus de rédiger des éléments d'analyse de leur pratique professionnelle à partir des activités réalisées en stage. Ses analyses doivent être consignées dans leur portfolio (outil permettant de mesurer leur progression en stage et centré sur l'acquisition des compétences).

Beaucoup d'ESI ont fait le parallèle avec les travaux qui leur sont régulièrement demandés lors de leurs trois années de cursus professionnalisant. La réflexivité et la distanciation critique sur lesquelles s'appuie l'alternance intégrative mise en place dans les IFSI visent à permettre aux futurs IDE d'acquérir des capacités qu'ils pourront développer tout au long de leur vie professionnelle. Selon Perrenoud :

> « Au-delà de la formation initiale, la compétence ne cesse de se construire, non seulement à travers la formation continue, mais aussi parce que chaque praticien possède une capacité d'autorégulation et d'apprentissage à partir de l'expérience. Il faut, pour que processus soit optimal, que la formation développe les capacités d'auto-socio-construction du sujet. […] C'est un rapport à sa pratique à soi, fait d'auto-observation, d'auto-analyse, de mise en question, d'expérimentation. C'est […] un rapport réflexif à ce que l'on fait » (2001, p.17).

Les compétences en prévention et éducation à la santé

Ce sont les éléments de compétence les plus cités par les ESI. Cela paraît logique car les actions réalisées étaient en lien avec la thématique de la prévention et de l'éducation à la santé. Cependant, 19 ESI, répartis dans les 6 groupes d'action, n'en font aucunement mention dans leur travail. Ces ESI ont mis en évidence d'autres éléments de compétences soit parce qu'ils n'ont pas participé directement à la réalisation de l'action (étudiants qui ont préparé l'action ou qui ont été chargés de faire le rapport écrit), soit parce qu'ils se sont focalisés sur les dysfonctionnements (relation difficile avec le terrain ou avec les étudiants ASSC, difficultés logistiques), soit encore parce qu'ils se sont centrés sur leurs acquisitions en termes de méthodologie de projet.

Les ESI qui mentionnent le rôle infirmier dans la prévention et l'éducation à la santé font souvent référence à une ou plusieurs des étapes de

---

[31] Annexe III de l'arrêté du 31 juillet 2009 relatif au diplôme d'Etat d'infirmier

la méthodologie de la démarche éducative préconisée par la HAS. Bien qu'élaborée pour les patients bénéficiant d'une éducation thérapeutique, cette méthodologie est également transposable dans le cas d'un projet de prévention de santé universelle et sélective. De ce fait, lorsque les ESI reviennent sur leurs actions dans leurs écrits, ils établissent des liens avec elle.

La première étape est l'élaboration d'un diagnostic éducatif à partir des besoins des personnes. Il s'agit d'identifier les besoins, les attentes et la réceptivité du public à la proposition du projet, mais également d'appréhender les différents aspects de sa vie et de sa personnalité, de prendre en compte ses demandes et ses projets. Il faut tenir compte des ressources individuelles, sociales, environnementales. Les ESI mentionnent les besoins et ressources identifiés grâce aux échanges avec les étudiants ASSC, les responsables des structures et leurs recherches préalables :

> « *Beaucoup de personnes manquent de connaissances concernant l'intérêt et l'importance de se faire dépister d'un éventuel cancer, peu de personnes savent également où se faire dépister et ignorent quels sont les signes d'alerte. Il est donc essentiel, en tant qu'infirmier, de réaliser de l'éducation à la santé auprès de [cette] population* » (ESI n°10 du groupe « précarité ») ; « *Pour mettre [en place] un projet comme celui-ci, il faut connaître son patient, sa pathologie, évaluer ses capacités à comprendre l'intérêt du projet afin que l'intervention menée soit pertinente, c'est-à-dire qu'il est important de la personnaliser, l'adapter au mieux* » (ESI n°19 du groupe « handicap mixte ») ; « *Nous avions préalablement recherché la tranche d'âge des adolescents présents lors de l'animation, ainsi que leur type de handicap, et s'ils avaient auparavant déjà eu ce même type d'intervention sur le lavage des mains* » (ESI n°6 du groupe « handicap mixte »).

La deuxième étape est la définition d'objectif(s) éducatif(s). Dans l'idéal, ils sont formulés avec le public. Dans les projets réalisés, ce sont surtout les professionnels des structures qui ont négocié avec les ESI les objectifs de l'action. Cela permet d'identifier les éléments de compétences à acquérir par le public et la stratégie à mettre en place. Les ESI y font également référence : « *L'objectif de notre projet étant la sensibilisation des parents et des enfants aux risques d'exposition à des images violentes à la télévision* » (ESI n°2 du groupe « enfants ») ; « *ici le but du projet est d'informer les étudiants sur le stress et de leur offrir des méthodes de gestion du stress* » (ESI n°5 du groupe « étudiants »).

La troisième étape est la planification et la mise en œuvre des séances d'éducation. Il s'agit de sélectionner les contenus à proposer, ainsi que des méthodes et des techniques participatives qui doivent être adaptées au public, puis de réaliser les séances. Les ESI ont bien saisi l'importance d'anticiper et de faire participer le public : « *la participation de la personne ou du groupe est recherchée, en effet pour leur adhésion nous leur avons expliqué en amont l'intérêt et le déroulement de la séance proposée, comme nous l'aurions fait pour un patient* » (ESI n°9 du groupe « étudiants »). Ils soulignent également l'importance de proposer des méthodes et techniques adaptées au public : « *la séquence était adaptée au groupe, tous les animateurs ont recherché la participation de chacun des membres des équipes, l'outil d'information (ici le jeu) était adapté.* » (ESI n°4 du groupe « adolescents).

La dernière étape est l'évaluation des résultats et la proposition de réajustements si nécessaire. Il s'agit de faire le point avec le public sur ce qu'il a appris, ce qu'il pense mettre en œuvre et la manière dont il va procéder pour y parvenir. Il s'agit également de voir ce qu'il lui manque et les points qu'il souhaite approfondir ou revoir. Les ESI mentionnent la part incontournable de l'évaluation de l'atteinte des objectifs :

> « *Nous nous sommes interrogés sur la pertinence de notre intervention [...], et sur l'évaluation des résultats escomptés* » (ESI n°17 du groupe « étudiants ») ; « *il est important de prendre conscience que, peut-être, grâce à notre intervention, certains élèves ont changé leurs habitudes de vie face au sommeil* » (ESI n°19 du groupe « adolescents »).

Le réajustement de l'action a parfois été réalisé « en live », pendant l'action :

> « *Pendant l'animation, nous avions pris en compte les connaissances que possédaient déjà certains adolescents pour pouvoir apporter des connaissances pertinentes et compléter les leurs* » (ESI n°6 du groupe « handicap mixte ») ; « *au fur et à mesure des parties jouées, nous avons su réajuster les règles et les questions afin d'apporter au mieux nos connaissances sur le sujet du sommeil* » (ESI n°7 du groupe « adolescents »).

Mais les ESI prennent également davantage de recul par rapport à l'action en elle-même et établissent également des liens avec leur posture professionnelle. Par exemple, une étudiante explique en quoi elle a pu transférer les éléments constitutifs du projet sur l'hygiène des mains auprès d'un autre public lors d'un stage :

> « *A ce stade de ma formation, ce projet m'a déjà permis d'évoluer dans ma pratique professionnelle. En effet, lors de mon dernier stage auprès de personnes âgées démentes, désorientées, autonomes ou dépendantes, j'ai pu avec une autre étudiante de la structure organiser des séances d'éducation. Nous avons également utilisé la « boîte à coucou » que j'avais confectionnée pour le projet. Nous avons monté un projet quelque peu similaire à certaines exceptions près. Nous avons adapté l'activité au public visé.* » (ESI n°17 du groupe « handicap mixte »).

D'autres ESI projettent les acquis du projet réalisé dans leur futur emploi auprès des patients : « *Il est vrai que je pourrai réutiliser les conseils lorsque je travaillerai en tant qu'infirmière auprès de différents publics (personnes âgées, adultes, enfants, d'autres catégories de travailleurs...) car l'importance du sommeil touche tout le monde* » (ESI n°12 du groupe « adolescents »). Certains, plus largement, parlent de la transférabilité des acquis pour aider leurs futurs patients, mais également leurs futurs collègues :

> « *Le thème lui-même est transposable en situation professionnelle car le stress peut se retrouver auprès des patients et au sein d'une équipe. Je peux ainsi éventuellement être amené à proposer une activité en lien avec la gestion du stress. De plus, dans certaines situations, les soignants eux-mêmes peuvent se retrouver en situation de stress due à la charge de travail ou à une urgence, par exemple, et être menés à parvenir et/ou à gérer une situation stressante* » (ESI n°6 du groupe « étudiants »).

Enfin, certains prennent également conscience de l'importance du rôle que l'IDE doit prendre dans la prévention en général, indépendamment de l'action réalisée :

> « *En tant que future infirmière, un de mes rôles sera de faire de la prévention. Ce travail m'a fait découvrir une autre facette de mon métier, un autre contexte. Les enfants n'étaient pas malades, mon rôle n'était pas de les soigner mais justement de prévenir d'éventuelles complications* » (ESI n°8 du groupe « enfants »).

Ils établissent également des liens entre le rôle préventif et le rôle éducatif de l'IDE :

> « *La dimension éducative a une place primordiale dans le rôle propre infirmier. En effet, que ce soit lors de séances programmées et formalisées tout au long de la journée de travail ou par le biais de conseils, l'infirmier éduque et fait de la prévention auprès des patients, ce qui contribue au programme thérapeutique et a des effets bénéfiques dans la prise en soins* » (ESI n°21 du groupe « handicap mixte »).

7.2. L'acquisition de compétences nouvelles

Le travail mené en interdisciplinarité a également permis aux ESI d'acquérir des éléments de compétences qui ne sont pas spécifiques à la profession infirmière. Deux éléments ressortent surtout dans les écrits des ESI : la méthodologie de projet et la dynamique de groupe. Dans une moindre mesure, ce travail a permis aux ESI de découvrir d'autres professions et de remettre en question leurs schèmes d'action.

La découverte de la méthodologie de projet

La découverte de la méthodologie de projet est très massivement mise en évidence par les ESI, et seulement trois personnes ne le mentionnent pas du tout. Nous avons vu que dans leur cursus de formation, les étudiants ASSC sont formés à la méthodologie de projet. Les lignes directrices sur le management de projet sont définies dans la norme internationale ISO 21500. Celle-ci donne la définition suivante du projet : « un ensemble unique de processus, constitué d'activités coordonnées et maîtrisées, ayant des dates de début et de fin et entreprises pour atteindre les objectifs du projet ». Les étapes de la démarche de projet qui en découlent sont les suivantes :

- *analyse de la situation* : connaissance du cadre institutionnel, identification des besoins, des contraintes, des ressources ;
- *définition des objectifs et des priorités* : objectifs généraux, stratégiques, opérationnels ;
- *conception du projet* : échéancier des actions à mettre en place, moyens disponibles, lieu de l'action, répartition des tâches (pilotage, conduite du projet) ;
- *réalisation du projet* : mise en œuvre des actions, communication entre les acteurs ;
- *évaluation du projet* : quantitative et/ou qualitative, à l'aide d'outils pertinents, fait l'objet d'un rapport transmis aux commanditaires et aux partenaires, réajustements éventuels.

Il y a beaucoup de similitudes entre la méthodologie de projet sur laquelle s'appuient les étudiants ASSC et la méthodologie de la démarche éducative dont se servent les ESI : identification des besoins du public, élaboration d'objectifs, planification et réalisation d'actions, évaluation et réajustements. Il existe toutefois des éléments spécifiques aux ESI concernant l'élaboration d'un diagnostic éducatif correspondant aux besoins en santé des personnes. Les futurs animateurs socioculturels, quant à eux, se préoccupent également d'une recherche de partenaires, de l'aspect financier et de la communication autour du projet. Les points inhérents aux deux méthodologies qui ne se recoupent pas permettent de construire des éléments communs à partir des spécificités de chacune des professions concernées par les échanges, afin d'enrichir la construction et la mise en œuvre du projet. Ainsi, les ESI ont pu intégrer de nouveaux savoirs grâce aux échanges avec les étudiants ASSC.

Concernant la première étape de la méthodologie de projet, les étudiants ont repéré les différents éléments qui permettent l'analyse de la situation. Ils parlent du cadre institutionnel en termes de consignes données par l'IFSI. Ils précisent qu'il faut *« utiliser tous les moyens qui sont mis à disposition et se renseigner si on pense ne pas tous les connaître (financements, aides extérieures, matériel...) »* (ESI n°14 du groupe « enfants »). Le cadre institutionnel est également celui du lieu où se situera l'action. Il permet de répondre à certaines questions d'ordre pratique : *« un étudiant a pu visiter la structure et rencontrer le directeur, ce qui a permis de répondre à certaines de nos interrogations (lieu, horaires, nombre de personnes présentes...) »* (ESI n°10 du groupe « handicap mixte »).

L'identification des besoins du public est recherchée en amont et mise en lien avec les données théoriques recherchées sur le thème : *« l'activité avait besoin d'être en adéquation avec leurs pathologies, ce qui a rendu nécessaire de faire un recueil d'informations au préalable (allergies, limites de motricité...) »* (ESI n°16 du groupe « handicap mixte »). Les étudiants se sont également rendu compte de l'importance de tenir compte de l'âge et du degré de compréhension du public : *« au début, nous avions [prévu] un café-débat, mais nous nous sommes rendu compte que cela ne correspondait pas au public »* (ESI n°19 du groupe « adolescents »).

Les contraintes mises en exergue sont surtout liées aux exigences du calendrier, et ont pu facilement être gérées : *« nous avons disposé de la date et du lieu de la réalisation de ce projet assez tôt dans nos plannings, ce qui nous a permis de s'organiser dans l'avancement de notre projet »* (ESI n°3 du groupe « enfants »). Les contraintes liées au nombre d'étudiants sur chaque projet, et en particulier le déséquilibre entre le nombre d'ESI et d'étudiants ASSC dans chaque groupe sont également identifiées : *« le fait d'être des groupes de 24 ESI et 4 ASSC a nécessité de [nous] répartir en plusieurs groupes (rédacteurs, rapporteurs, animations, etc.) »* (ESI n°1 du groupe « adolescents »).

Enfin, les ressources personnelles de chaque étudiant ayant participé au projet ont été optimisées : *« les points forts de ce projet sont que chaque étudiant a des compétences spécifiques sur le projet. Les ESI sur les pathologies et les ASSC sur l'organisation ainsi que sur la communication avec les collaborateurs du projet »* (ESI n°3 du groupe « précarité »).

Concernant la deuxième étape de la méthodologie de projet, les ESI insistent sur les objectifs : *« avant de nous lancer dans le projet, nous avons élaboré les objectifs à atteindre à travers notre exposition et nos ateliers »* (ESI n°17 du groupe « étudiants »). Certains objectifs généraux sont énoncés : *« nous avions pour objectif la sensibilisation des parents et des enfants aux risques d'exposition à des images violentes à la télévision »* (ESI n°2 du groupe « enfants »). La méthode SMART[32] initiée par George T. Doran (1981) est même mentionnée comme étant l'outil qui a aidé les étudiants à formuler des objectifs avec pertinence : *« ce projet était tout à fait réalisable car il répondait aux critères de l'acronyme SMART : spécifique, mesurable, atteignable, réaliste, temporellement défini »* (ESI n°4 du groupe « enfants »). En effet, cette méthodologie est beaucoup utilisée dans le management, les ressources humaines ou la gestion de projet. Elle permet de poser des objectifs de manière optimale, ce qui permet de bien savoir où l'on se dirige. Cela est également très utile au moment où l'on vérifie leur atteinte.

Concernant la troisième étape de la méthodologie de projet, celle de la conception, la plupart des ESI mentionnent l'étape cruciale de la répartition des tâches. Beaucoup d'entre eux reconnaissent l'organisation dans le groupe d'étudiants comme un point fort du travail. Là encore, les compétences de chacun ont été optimisées :

> *« Les étudiants ASSC avaient un rôle de coordinateur de projet et nous étions des collaborateurs, c'est-à-dire que pour mener à bien ce projet les étudiants ASSC s'assuraient de notre investissement, de notre collaboration mais aussi de*

[32] Specific, Measurable, Acceptable, Realistic, Time-bound

celle des intervenants extérieurs. Ils étaient attentifs au respect des échéances, aux moyens déployés, supervisaient l'organisation globale du projet. Nous, étudiants de l'IFSI, avions chacun notre rôle à jouer au sein des différents pôles constitués : annonce de l'événement par la création d'affiches attractives, proposition d'ateliers en adéquation avec l'objectifs du projet d'éducation à la santé et le public visé, organisation et animation des ateliers, création de l'exposition, réservation des salles et du matériel, questionnaire de satisfaction » (ESI n°16 du groupe « étudiants »).

L'utilisation d'un échéancier a permis de terminer le travail dans les délais : *« la répartition du travail à réaliser selon les groupes était claire, chaque groupe connaissait sa mission et un échéancier était prévu pour permettre d'être dans les temps quant à la présentation »* (ESI n°8 du groupe « précarité »).

Les moyens matériels disponibles sont identifiés : *« le projet a pu être mené à terme grâce aux différents moyens tels que la réservation du lieu (hall d'entrée), la réalisation d'affiches d'exposition en amont du jour des activités, le prêt de matériel (gants de boxe...) »* (ESI n°2 du groupe « étudiants »).

Les moyens humains sont également mis à contribution : *« une traductrice extérieure à la structure était présente et parlait couramment la langue arabe, ce qui a permis une meilleure compréhension pour les personnes présentes »* (ESI n°8 du groupe « précarité »).

Concernant la quatrième étape de la méthodologie de projet, celle de la réalisation du projet, la mise en œuvre des actions est largement détaillée : *« Une conférence a eu lieu à l'IFSI [...] avec le témoignage de plusieurs personnes en situation de handicap moteur pratiquant un sport. Il y a eu un échange avec des responsables d'associations sportives par rapport à l'accueil de personnes valides avec des personnes atteintes d'un handicap »* (ESI n°8 du groupe « handicap physique »). La cohérence entre la réalisation des actions et la conception du plan d'action est pointée : *« Nous nous sommes fiés à l'organisation de l'activité [...] prévue. Nous avions divisé l'animation en deux ateliers, tels que la « boîte à coucou » qui a permis aux adolescents de voir qu'ils se frictionnaient bien les mains [...] en respectant les bonnes pratiques, et le deuxième atelier qui était d'effectuer un lavage des mains au lavabo à l'eau et au savon »* (ESI n°22 du groupe « handicap mixte »).

La qualité de la communication entre les membres du groupe est identifiée comme un élément majeur de la réussite du projet : *« il faut veiller à des échanges de qualité pour que les personnes qui le souhaitent s'expriment, afin d'enrichir la réflexion »* (ESI n°23 du groupe « précarité ») ; *« la mise en commun et le partage des informations entre chaque groupe nous a permis d'avancer et de mener à bien le projet »* (ESI n°3 du groupe « enfants »). L'utilisation des NTIC (nouvelles technologies de l'information et de la communication) est évoquée car cela a permis, selon les ESI, de faciliter les échanges : *« nous avons créé un groupe dédié au projet sur un réseau social. Cela nous a permis de communiquer tous ensemble de façon aisée et ainsi chacun était au courant de l'avancée du travail »* (ESI n°13 du groupe « précarité »). Enfin, la communication écrite a également été nécessaire pour coordonner le travail de chacun des sous-groupes d'étudiants : *« des comptes rendus étaient réalisés de manière à ce que chaque sous-groupe puisse échanger sur l'avancée de son travail, ainsi qu'avoir un avis plus objectif. »* (ESI n°5 du groupe « handicap mixte »).

La dernière étape de la méthodologie de travail n'est pas oubliée. L'évaluation est, nous l'avons vue, corrélée à l'atteinte des objectifs fixés au préalable : *« l'objectif principal a été atteint puisque les étudiants ayant participé aux différents ateliers et ayant assisté à l'exposition sont satisfaits et ont pu [acquérir] différentes techniques anti-stress »* (ESI n°20 du groupe « étudiants »).

Les réajustements ont également permis, lorsqu'ils étaient pertinents, d'atteindre les objectifs : *« malgré le fait que l'intervenant de musicothérapie n'ait pas pu venir, l'ensemble du groupe a su réajuster le projet en décidant de mettre en place d'autres ateliers répondant à l'objectif de départ »* (ESI n°20 du groupe « étudiants »). L'importance de cette dernière étape est mesurée au-delà du projet en lui-même : *« il faut savoir se remettre en question et identifier les axes d'amélioration dans le but de faire quelque chose de mieux ou de plus complet la prochaine fois »* (ESI n°2 du groupe « précarité »).

La rédaction du rapport remis aux partenaires, qui n'est pas présente dans la méthodologie d'éducation à la santé, a été mise en œuvre par les ESI. Certains y ont même trouvé un intérêt personnel : *« je faisais partie du groupe de rédaction du document final, ce qui m'a permis d'avoir une vue d'ensemble du projet ainsi qu'un entraînement à la rédaction »* (ESI n°14 du groupe « handicap physique »). Les autres éléments de la méthodologie de projet qui ne sont pas présents directement dans la méthodologie d'éducation à la santé (la recherche de partenaires et la recherche de budget) ont été explicités antérieurement, notamment dans les ressources externes mobilisées.

Enfin, tout comme lorsqu'ils évoquent les éléments de compétences acquis en prévention et éducation à la santé, certains ESI mesurent la transférabilité de ces nouvelles compétences dans le futur métier : *« la capacité de coordination est un des éléments transférables car dans quelques mois, je vais devoir gérer un secteur de soins et ainsi planifier des soins et des interventions soignantes »* (ESI n°4 du groupe « étudiants »).

Travailler avec d'autres professions

La découverte de professions en lien avec le domaine social a été peu abordée par les ESI. Pourtant, le projet a été pour eux l'occasion de côtoyer non seulement des futurs animateurs socioculturels, mais également d'autres intervenants sociaux : personnes salariées d'une structure municipale, départementale, d'une association reconnue d'utilité publique, de foyers d'hébergement, d'une structure médico-sociale, etc. Ces personnes ont été identifiées comme des personnes ressources dans les différents projets, et les étudiants se sont largement appuyés sur leurs compétences et leur expérience pour mener à bien leurs projets. Cependant, seules les missions des animateurs socio-culturels et des aides médico-psychologiques ont été décrites par les ESI :

« Le rôle des animateurs socioculturels est de concevoir, coordonner et gérer des projets d'animations auprès d'un public varié (enfants, adolescents, adultes, personnes âgées, personnes handicapées, personnes en situation de précarité...). Les animateurs socioculturels ont des connaissances sur les différents rôles des associations et des structures, permettant la réalisation de projets. Enfin, ils ont des ressources pour obtenir un financement pour l'achat de matériel nécessaire aux animations » (ESI n°12 du groupe « adolescents »)

« Les aides médico-psychologiques (AMP) ont une fonction d'accompagnement et d'aide dans la vie quotidienne. Elles jouent un rôle dans l'accompagnement dans les actes de la vie quotidienne, mais aussi dans les activités de la vie sociale et de loisirs. (...) : soins d'hygiène, habillage/déshabillage, maintien de la vie sociale, participation à la vie institutionnelle. » (ESI n°8 du groupe « handicap mixte »).

Ces deux professions ont été l'objet d'une attention particulière de la part des ESI, ils ont pu se projeter en tant que futurs collaborateurs au sein de structures médico-sociales. Ainsi, les AMP sont présentes dans les structures de santé mentale (maisons d'accueil spécialisées, instituts médico-éducatifs) ou de gériatrie (EHPAD, SSIAD[33]) dans lesquelles peuvent également travailler les IDE. *« L'AMP exerce une fonction d'accompagnement et d'aide dans la vie quotidienne, son rôle se situe à la frontière de l'éducatif et du soin. Elle travaille en collaboration avec l'infirmière de la structure »* (ESI n°11 du groupe « handicap mixte »). Il est à souligner que le décret du 29 janvier 2016 a créé le diplôme d'Etat d'accompagnant éducatif et social (AES), qui fusionne les professions d'AMP et d'auxiliaire de vie sociale (AVS).

Ainsi, les futurs infirmiers seront également susceptibles de collaborer avec les AES en milieu scolaire, notamment pour les élèves en situation de handicap bénéficiant d'un projet d'accueil individualisé ou d'une convention d'intégration.

Les animateurs socioculturels, quant à eux, sont présents de plus en plus dans les EHPAD, où ils collaborent avec les IDE : *« Les animateurs sociaux et socioculturels ont des missions communes au métier d'infirmier sur lesquelles je pourrai m'appuyer [...] je peux être amené à les rencontrer lors de l'exercice de ma fonction, notamment au sein d'établissements d'hébergement pour personnes âgées dépendantes, de foyers logements, de*

[33] Services de soins infirmiers à domicile

centres pour handicapés » (ESI n°2 du groupe « handicap physique »). Si certains ESI avaient pu, lors de leur stage en lieu de vie, mesurer le travail accompli par les animateurs, d'autres ont réellement découvert cette profession grâce au travail mené en interdisciplinarité avec les étudiants ASSC :

> *« Le travail en collaboration avec les étudiants de la filière animation sociale et socioculturelle m'a permis de m'informer sur cette profession. En effet, au début de ce projet j'avais très peu de connaissances sur cette filière sociale, n'ayant jamais collaboré avec eux en stage »* (ESI n°1 du groupe « handicap physique ») ; *« Grâce à ce travail, j'arrive mieux à visualiser le rôle des professionnels en intervention sociale et animation et j'ai réussi à intégrer plus facilement leurs différents champs d'actions »* (ESI n°13 du groupe « étudiants »).

Le rôle des animateurs socioculturel dans la connaissance du public et de ses besoins a été particulièrement mis en évidence dans les projets : *« les ASSC ont une connaissance étendue de la population auprès de laquelle ils travaillent. Ils connaissent les besoins et les attentes des personnes ainsi que le milieu social et culturel de ces dernières »* (ESI n° 23 du groupe « précarité »).

De plus, la notion de travail en réseau apparait dans le discours des ESI : *« Ce projet nous a également apporté des connaissances sur le champ de compétences du métier d'animateur socioculturel et d'agrandir notre réseau [...] professionnel »* (ESI n°12 du groupe « adolescents »). Solliciter des professionnels ayant des compétences complémentaires permet de tendre vers une prise en soins optimale des patients :

> *« En tant que future infirmière novice, je trouverai intéressant de travailler avec ces professionnels, dans l'intérêt et [pour] le bien-être du patient »* (ESI n°8 du groupe « étudiants ») ; *« dans notre métier, il est important de connaître le rôle de chaque intervenant afin d'optimiser la prise en charge du patient et que celle-ci soit de qualité »* (ESI n°2 du groupe « précarité »).

Enfin, certains ESI expliquent en quoi le travail mené avec les étudiants ASSC leur a permis de faire évoluer les représentations qu'ils avaient du rôle de l'animateur socioculturel. Ces constatations rejoignent les résultats apportés par l'analyse des *Q-sorts* réalisés l'année précédente auprès des étudiants ayant travaillé sur la construction des projets :

> *« Mes représentations concernant le métier des ASSC ont changé. En effet, je pensais qu'ils avaient uniquement un rôle d'animateur avec une population donnée. J'ai compris qu'ils avaient un rôle organisationnel, de management et de coordination »* (ESI n°11 du groupe « adolescents ») ; *« Le fait de travailler avec les étudiants ASSC m'a également permis de découvrir leur métier et leurs activités, ce qui m'a permis de faire évoluer mes représentations. Je pensais initialement qu'ils faisaient uniquement de l'animation alors qu'au contraire, ils ont une grande partie de démarche diagnostique et d'analyse de problématiques*

sociales, à partir desquelles ils vont pouvoir élaborer des projets et assurer leur réalisation » (ESI n°15 du groupe « handicap mixte »).

Le fait de travailler avec de futurs animateurs socioculturels, que ce soit pour la conception ou la réalisation d'un projet commun, apporte une vision du métier plus conforme aux compétences développées durant la formation : on passe d'un rôle uniquement d'animation à une fonction plus complexe, qui allie compétences analytiques, managériales et pédagogiques.

La remise en question des schèmes d'action

Les ESI évoquent la remise en question de leurs schèmes d'action grâce aux actions menées auprès de différents publics. Selon Piaget (1973, p.23-24) :

> « Les actions, en effet, ne se succèdent pas au hasard, mais se répètent et s'appliquent de façon semblable aux situations comparables. Plus précisément, elles se reproduisent telles quelles si, aux mêmes intérêts, correspondent des situations analogues, mais se différencient ou se combinent de façon nouvelle si les besoins ou les situations changent. Nous appellerons schèmes d'action ce qui, dans une action, est ainsi transposable, généralisable ou différenciable d'une situation à la suivante, autrement dit ce qu'il y a de commun aux diverses répétitions ou applications de la même action. »

Ainsi, un schème peut se modifier par tâtonnements et assimilation d'éléments nouveaux. Il est également susceptible de s'accommoder à une nouvelle situation. Lorsque le sujet analyse son action, il prend conscience de sa façon d'agir. Il devient un « praticien réflexif » (Schön, 1994), et met en jeu un processus double : la réflexion dans l'action lui permet de penser consciemment au fur et à mesure que se déroulent les événements (et de réagir en cas de situation imprévue), et la réflexion sur l'action au cours de laquelle il analyse ce qui s'est passé et évalue les effets de son action. Ainsi, le référentiel de formation de 2009 favorise la réflexivité chez les ESI autant que chez les formateurs.

Pour Guy LE BOTERF (2008), cet apprentissage passe par quatre phases : l'expérience vécue, l'explicitation, la conceptualisation et modélisation, le transfert et la transposition. Le moment de l'expérience vécue est celui où l'apprenant est confronté à une situation donnée, à la mise en application de ses savoirs (théoriques, procéduraux, affectifs). L'explication correspond à la description dans un second temps de l'action réalisée, ce qui permet à l'apprenant d'expérimenter une mise à distance. Cette phase réflexive lui permet de prendre conscience des faits. La conceptualisation et la modélisation permettent d'élaborer un savoir pragmatique fondé sur la construction ou la modification de schèmes opératoires répondant à différentes situations. Enfin, le moment du transfert ou de la transposition correspondent à la mise à l'épreuve des schèmes opératoires. Le transfert consiste en l'accommodation des schèmes à la nouvelle situation ce qui implique parfois une remise en cause des représentations initiales afin de reconstruire une adéquation. C'est au prix de ce travail que les ESI ont pu modéliser leur pratique. Le passage à l'écrit, même s'il est pour certains difficile, leur a permis de combiner des connaissances et des approches théoriques pour faciliter leur lecture des situations vécues (en l'occurrence la réalisation d'actions de prévention) et analyser leurs pratiques.

Durant l'action, les ESI ont ainsi été capables de gérer les imprévus :

> *« Il était important de savoir se remettre en question [...] par rapport aux nombres de places proposées le soir de la conférence du travail. Au commencement, une cinquantaine de places avaient été attribuées au public. Puis, en rapport avec la capacité d'accueil de la salle, mais aussi face aux délais qui nous avaient été fixés pour la réalisation du projet, nous avons dû revoir ce chiffre à la baisse, à savoir une trentaine de places. »* (ESI n°20 du groupe « handicap physique »).

Ils ont pris également conscience que la gestion des imprévus fera partie intégrante du travail quotidien des IDE :

> *« Certains éléments de notre projet sont transférables en prise de poste, tels que les imprévus que nous avons rencontrés lors de la mise en place de notre projet le jour J. Une capacité d'adaptation me sera nécessaire lors de ma future prise de poste en tant qu'infirmière novice, car un incident, un imprévu peut arriver à tout moment et changer le déroulement de la journée. »* (ESI n°5 du groupe « étudiants »).

Les ESI ont également dû adapter leur communication au public rencontré, et plus particulièrement apprendre pour certains à s'adresser à un groupe de personnes en même temps et non pas à un seul individu (comme c'est souvent le cas en milieu hospitalier) :

> *« Je sais que dans ma future profession je serai parfois mise en difficulté et que je devrai trouver une solution adaptée afin de mener à bien un soin ou un entretien. Etre face à un groupe peut être déstabilisant quand on a l'habitude d'être face à une seule personne et il faut tous les prendre en compte dans leur intégralité »* (ESI n°4 du groupe « adolescents »).

Ils ont également pris conscience de la difficulté de communiquer avec d'autres professionnels qui ne partagent pas avec eux la même identité professionnelle. Il est alors primordial de se rappeler des objectifs communs, et de respecter le point de vue de chacun :

> *« Ce projet m'a fait prendre conscience qu'il est important de savoir établir un contact, de savoir s'adapter au professionnel rencontré pour évoluer ensemble dans la même direction pour favoriser la continuité des soins. N'ayant jamais participé à un projet aussi important, on peut constater que l'écoute de chacun est importante pour faire évoluer son point de vue »* (ESI n°3 du groupe « adolescents »).

Que ce soit face aux autres professionnels ou au public, les ESI ont beaucoup employé le terme de « capacités d'adaptation » pour décrire les contraintes auxquelles ils ont dû faire face. Ils mesurent la transférabilité de cet apport dans leur future prise de poste. Ils devront prendre en compte leur environnement de travail : *« l'adaptation fait également partie des éléments transférables. Il est donc nécessaire de prendre en compte l'environnement et les contraintes auxquelles nous pouvons être confrontés (manque d'espace, temps...) »* (ESI n°23 du groupe « adolescents »). Ils devront s'adapter aux différents publics qu'ils devront prendre en soins : *« En effet, demain je serai jeune diplômée, j'aurai des patients de tous âges, de toutes cultures, il est donc important de se questionner sur sa pratique professionnelle afin d'adapter son comportement, son langage, son approche des soins, en fonction du public que l'on prend en soins »* (ESI n°3 du groupe « étudiants »). Enfin, ils devront tenir compte des autres professionnels qui interviendront avec eux dans la prise en soins des patients : *« Ce travail m'a permis de comprendre qu'il n'était pas toujours évident de mener un projet avec différents acteurs. Il faut avoir une capacité d'adaptation dans n'importe quelle situation pour ne pas être frustré dans la façon dont se déroulent les actions. Elles ne sont pas forcément comme nous les avons perçues »* (ESI n°18 du groupe « précarité »).

Le terme de « remise en question » est également souvent employé pour nommer la prise de recul que le passage à l'écrit les a obligés à effectuer. Les ESI ont compris que c'est à ce prix qu'ils pourront adapter leurs schèmes opératoires aux situations nouvelles qu'ils rencontreront : *« Il est important de savoir se remettre en question quotidiennement, de réfléchir à comment faire pour que notre intervention, notre projet d'éducation soit perçu de la manière la plus propice, la plus bénéfique pour le patient. Nous ne sommes pas là pour donner des ordres, mais pour proposer des améliorations au quotidien des personnes que nous rencontrons, que nous soignons »* (ESI n°19 du groupe « adolescents »). Les interactions avec les autres et le partage d'opinions parfois divergentes invitent également à se remettre en question, et à savoir se positionner avec professionnalisme face à un groupe de travail : *« il a fallu se remettre en question, accepter que je n'avais pas raison à certains moments et qu'à d'autres moments, en argumentant, je pouvais faire évoluer les réflexions »* (ESI n°11 du groupe « handicap mixte »)

Le transfert dont parle Guy Le Boterf peut consister à utiliser dans les futures situations rencontrées les éléments de connaissances acquis pour dispenser l'action de prévention. Cela peut consister à savoir gérer son propre stress :

> *« Ayant moi-même animé l'atelier "trouver ses points anti-stress", je me suis rendu compte qu'il était important de savoir gérer et contrôler le stress, car si l'on ne fait rien, le stress peut avoir un impact sur notre santé mais également sur les soins que je prodiguerai. La qualité de ma prise en charge des patients sera donc impactée par le stress qui me submergera car je n'aurai pas pu le*

contrôler. J'ai appris des techniques pouvant m'aider à anticiper, mais également à maîtriser le stress avant, pendant la période de stress, ainsi qu'après la situation stressante. J'ai commencé à pratiquer ces techniques, et je me suis rendu compte que ces différentes méthodes d'automassage m'apaisaient, surtout en période d'examens et lors des périodes de stage » (ESI n°20 du groupe « étudiants »).

Les méthodes d'animation utilisées sont également parfois transposables, par exemple pour une ESI qui se destine à devenir puéricultrice :

> *« Personnellement, dans cette action, j'ai joué le rôle d'actrice. Je pense qu'en travaillant plus tard aux côtés des enfants, je vais devoir être amenée à jouer avec eux, à devoir les distraire pendant les soins, et notamment leur faire passer des messages pour leur apprendre quelque chose, par exemple en faisant des jeux de rôle comme ce qui a été fait. Cela m'a donc entraîné et c'est un moyen dont je me servirai sûrement pour ma future pratique professionnelle »* (ESI n°22 du groupe « enfants »).

Le passage à l'écriture a également permis à certains ESI de faire évoluer les stéréotypes auxquels ils se raccrochaient concernant les publics avec lesquels ils ont travaillé. Cela est surtout visible pour les ESI qui ont participé à l'action de prévention sur les bienfaits du sport pour les personnes souffrant de handicap moteur. Les stéréotypes sont des « théories implicites de personnalité que partagent l'ensemble des membres d'un groupe à propos de l'ensemble des membres d'un autre groupe ou du sien propre » (Leyens, 1983, p.6). Ainsi, les individus agissent avec les autres en fonction des images qu'ils ont d'eux. Ces croyances sont partagées par les membres de leur groupe social. Un processus de stéréotypisation amène les groupes sociaux à élaborer des stéréotypes. Pour Pascal Morchain et Georges Schadron (2001), ce processus est automatique et non conscient. Plus un groupe est stéréotypé, plus il est perçu comme homogène, comme composé de personnes se ressemblant. Les travaux d'Odile Rohmer et Eva Louvet (2011) ont montré que les stéréotypes sur les personnes atteintes d'un handicap diffèrent selon la nature de leur déficience. Ainsi, les personnes souffrant de handicap sont jugées moins compétentes, mais plus courageuses et agréables que les personnes non porteuses d'un handicap. De plus, les personnes souffrant d'un handicap mental sont perçues comme moins compétentes et moins courageuses que les personnes porteuses d'un handicap physique. Les ESI ont ainsi compris que les personnes souffrant de handicap moteur pouvaient tout à fait pratiquer un sport avec des personnes valides : *« Personnellement, cette conférence m'a permis de m'ouvrir davantage aux autres, d'avoir une vision plus large du handicap en corrélation avec le sport et que celui-ci est un bienfait, une activité précieuse pour les personnes atteintes d'un handicap »* (ESI n°3 du groupe « handicap physique »). Le sport est un moyen de socialisation pour les personnes en situation de handicap, mais est également bénéfique d'un point de vue physique et psychologique, tout comme pour les personnes valides : *« Cette conférence a permis de faire évoluer certaines idées préconçues et de promouvoir le sport, en mettant en avant les bienfaits pour les personnes avec un handicap moteur »* (ESI n°10 du groupe « handicap physique »). Enfin, les échanges avec des personnes en situation de handicap ont permis à certains ESI de prendre du recul par rapport aux stéréotypes véhiculés parmi les soignants. Pour émettre un jugement clinique pertinent, les infirmiers se doivent de rechercher des informations fiables auprès du patient et de ses proches, sans se fier uniquement à leurs représentations, surtout si elles sont fortement stéréotypées *:*

> *« Peu importe où l'on va travailler, on peut avoir à faire à des personnes souffrant d'un handicap moteur partout, cette réflexion a donc permis une évolution des mentalités face au handicap, [...] réfléchir sur le jugement, qui dans notre exercice professionnel est mis en avant. En effet, une personne handicapée peut être très vite jugée, comme une personne qui peut arriver en service. Cette réflexion a donc mis en avant qu'il ne faut pas juger les personnes au premier abord »* (ESI n°13 du groupe « handicap physique »).

Enfin, le travail réflexif mené de manière individuelle a permis à certains ESI qui manquent encore de confiance en eux de mettre en évidence des compétences qu'ils ne pensaient pas encore maîtriser : *« Je me suis sentie valorisée dans ce travail. J'ai apprécié passer dans les groupes pour recueillir leurs ressentis, à savoir s'ils avaient besoin des besoins particuliers. J'étais un lien entre chaque sous-groupe. Je sentais qu'ils comptaient sur moi, et il y avait d'ailleurs une bonne écoute mutuelle au sein du groupe »* (ESI n°14 du groupe « enfants »). Ils ont dû prendre des responsabilités dans le projet, ce qui les a aidés à prendre confiance en eux : *« Ayant animé le projet auprès des adolescents, je me suis sentie actrice et responsable dans la compréhension des participants. [...] Je garderai le souvenir de cette animation et de la satisfaction ressentie lorsque nous arrivons à sensibiliser un groupe de personnes à un problème de santé publique »* (ESI n°14 du groupe « handicap mixte »). Ces témoignages renvoient à ce qu'Albert Bandura nomme le *self-efficacy*, que l'on traduit en français par « sentiment d'efficacité personnel » ou « auto-efficacité ». Il concerne « les croyances des gens dans leurs capacités à agir de façon à maîtriser les événements qui affectent leurs existences » (Carré, 2005, p.137). Le sujet porte un jugement personnel sur ses capacités à agir en situation. Ce jugement se construit d'après Bandura (1997) à partir de quatre sources : l'expérience vécue, l'expérience vicariante (opportunité de voir un pair exécuter une activité donnée), la persuasion verbale et l'état émotionnel. L'expérience vécue serait la source principale du sentiment d'efficacité personnelle. Ainsi, les ESI, grâce à cette expérience, se sentiront sûrement mieux armés pour se positionner avec pertinence au sein de leur équipe lors de leur première prise de poste dans quelques semaines. Ils ont gagné de la confiance en eux, et seront mieux armés pour affronter des situations nouvelles lors de leur prise de poste en tant que jeune professionnel. En effet, « les personnes dont le sentiment d'efficacité personnel professionnel est élevé tendront à se fixer des objectifs plus élevés, toutes choses égales par ailleurs. Les perceptions d'efficacité interviennent également de façon puissante dans la régulation et la persistance des efforts en cours d'action » (Carré, 2005, p.138).

La dynamique de groupe et l'interdisciplinarité

L'aspect interdisciplinaire du projet est très massivement mis en évidence par les ESI. Il faut toutefois souligner que « l'identification de l'interdisciplinarité » était un des critères de l'évaluation des écrits des ESI, ce qui a clairement favorisé le fait que ce thème soit largement abordé. Les ESI établissent de liens avec la compétence 9 du référentiel infirmier, « organiser et coordonner les interventions soignantes ». En effet, cette compétence a pour objectif d'identifier et de prendre en compte le champ d'intervention des différents acteurs (en particulier les autres professionnels de santé avec lesquels les IDE sont amenés à travailler). Cependant, dans les écrits des ESI, j'ai constaté qu'il était surtout question de répartition des tâches au sein des groupes et de dynamique de groupe, qui ne sont pas explicitement l'objet des acquisitions attendues dans la compétence 9 du référentiel infirmier. J'ai donc fait le choix de ne pas inclure cette partie du travail dans les thèmes des « compétences infirmières acquises », mais dans celui de « l'acquisition de compétences nouvelles ».

Tout d'abord, les ESI ont identifié que la qualité du travail mené avec les étudiants ASSC était dépendante de la manière dont ils se positionnaient au sein de leur groupe de travail, ainsi que de la manière dont ils se sont organisés tout au long du travail. En effet, selon Roger Mucchielli (2016), la capacité à travailler en équipe n'est pas innée chez les individus. Elle repose sur des règles précises qui vont contribuer à créer une dynamique de groupe plus ou moins favorable, qui permettra ou non à l'équipe d'accomplir les tâches qui lui incombent. Les ESI ont mesuré l'importance d'une cohésion solide entre les membres du groupe : *« L'élaboration d'un projet en groupe, puis l'analyse critique de ce projet a permis de comprendre qu'une cohésion de groupe était nécessaire pour que notre action aboutisse. C'est un travail d'équipe, avec une répartition des tâches, des personnes coordinatrices, et qui demande une certaine organisation »* (ESI n°5 du groupe « précarité »). Appartenir à une équipe de travail nécessite de partager des règles de fonctionnement et des valeurs qui vont rapprocher les membres de l'équipe et créer des conditions de travail favorables. « Dans la mesure où comme le disait Durkheim, "les valeurs morales sont des valeurs sociales", il n'est pas étonnant de constater que l'appartenance à une équipe devient rapidement une éthique. » (Mucchielli, 2016, p.55). Ainsi, lorsque l'individu parvient à s'identifier au groupe de travail, cela représentera pour lui une source de satisfaction et il se sentira valorisé.

Au-delà des aspects concernant la dynamique de groupe, la qualité des projets proposés a été, selon les ESI, améliorée grâce au travail interdisciplinaire mené avec les étudiants ASSC. Ils rejoignent ainsi les travaux de Gérard Fourez, Alain Maingain et Barbara Dufour pour qui « certaines situations ne peuvent être maîtrisées dans un paradigme disciplinaire particulier et nécessitent l'articulation de différents apports disciplinaires. Ce regard intégrateur, reliant les disciplines, constitue bien une grille de lecture spécifique, déterminant une façon d'investiguer le réel et de construire des savoirs » (2002, p. 43). Les ESI ont identifié l'éducation à la santé comme un problème complexe, en particulier lorsqu'elle s'adresse à un public en situation de vulnérabilité, comme cela est le cas dans les publics ciblés.

> *« L'analyse m'a permis de me rendre compte que l'éducation était un acte récurrent, mais qu'il était parfois nécessaire d'avoir des interventions d'autres professionnels pour son bon déroulement, grâce aux apports des différentes compétences. En effet, l'équipe interdisciplinaire est primordiale pour la prise en charge d'un public cible (comme dans le cas du projet) ou encore des patients (lors de la prise de poste infirmière) »* (ESI n°16 du groupe « adolescents »).

Le fait que le travail en interdisciplinarité conduit à la construction de nouveaux savoirs est également mentionné lors des rencontres avec les professionnels du terrain : *« La rencontre avec les professionnels est enrichissante car ils nous transmettent leurs savoirs et expériences pour une meilleure prise en soins »* (ESI n°9 du groupe « handicap mixte »).

Enfin, les ESI se sont largement projetés dans leur future prise de poste. Ils ont mesuré que le travail en interdisciplinarité permettrait une réelle optimisation de la prise en soins des patients. Cette prise de conscience semble toutefois plus aisée pour les ESI qui se projettent déjà dans un domaine spécifique. Cela a été le cas pour un étudiant qui se destine à travailler dans un service de rééducation fonctionnelle :

> *« Je peux être amené à participer à des projets interdisciplinaires d'intervention individualisée (P3I) où, lors de ces réunions, il y a beaucoup de professionnels de santé avec des champs d'action différents. Ainsi, nous pouvons compléter et réajuster les soins, les objectifs de prise en soins du patient. Lors de ces réunions, il faut être capable de s'écouter, et de proposer des pistes de réflexion pour faire évoluer les projets »* (ESI n°19 du groupe « précarité »).

Il en est de même pour un ESI qui se destine à travailler en service de chirurgie : *« Je souhaite travailler dans un service de chirurgie après l'obtention de mon diplôme, il me sera donc nécessaire de m'adapter au travail en collaboration avec des professionnels différents, allant du brancardier au chirurgien en passant par l'agent de service hospitalier »* (ESI n°19 du groupe « enfants »).

Cela semble encore plus prégnant chez les ESI qui souhaitent se spécialiser après l'obtention de leur diplôme, pour devenir par exemple

Infirmier Anesthésiste Diplômé d'Etat (IADE) et travailler au Service d'Urgence Mobile et de Réanimation (SMUR) ou puéricultrice :

> *«Ayant pour projet de travailler au SMUR, il sera nécessaire pour moi de savoir travailler en équipe en respectant le champ de compétence de chacun, afin d'être efficace et sécure, lors des différentes interventions que je réaliserai »* (ESI n°14 du groupe « handicap physique ») ; *« A l'heure actuelle, mon projet serait de pouvoir me spécialiser en puériculture, et plus précisément dans la protection maternelle et infantile (PMI). [...] Le travail avec des professionnels qui n'ont pas nécessairement le même métier y est indispensable. En effet, il faut travailler de concert avec les assistantes sociales, le médecin, la sage-femme et les établissements d'accueil pour les enfants »* (ESI n°12 du groupe « étudiants »).

Enfin, certains ESI se sont rendu compte de la nécessité d'observer la dynamique de groupe existante dans l'équipe de soins qu'ils rejoindront lors de leur première prise de poste, pour s'intégrer plus facilement :

> *« Lors de ma future prise de poste, j'essaierai de repérer comment fonctionne le groupe de soignants que je serai en train d'intégrer : les positions de chacun, les motivations communes, les normes, en essayant de trouver l'équilibre entre respecter les habitudes de ce groupe et me questionner sur ses pratiques pour ne pas suivre passivement. Il faudra s'intégrer, et trouver une dynamique de groupe positive afin de travailler dans un climat le plus agréable possible, ce qui est un facteur préservant l'épuisement professionnel »* (ESI n°16 du groupe « précarité »).

7.3. Des actions menées avec réussite

Nous venons de voir les éléments de compétences infirmières renforcés chez les ESI grâce au travail mené avec les étudiants ASSC, ainsi que les éléments de compétences nouveaux acquis grâce à l'interdisciplinarité. Les écrits mentionnent également largement les indicateurs qui ont permis aux ESI d'affirmer que leurs projets respectifs ont été menés avec réussite. J'ai ainsi analysé les ressources externes qui ont permis l'aboutissement du projet, les éléments relatifs à l'atteinte des objectifs fixés initialement, à la pertinence de l'action en termes de valeurs universelles mobilisées et de liens avec le territoire.

Les ressources externes mobilisées

Pour être compétent, l'individu doit combiner un ensemble de ressources internes et externes. Nous avons vu les ressources internes mobilisées par les ESI, nous allons à présent nous intéresser aux ressources externes mises en œuvre pour parvenir à la réalisation des actions. Domenico Masciotra (2008) en a identifié deux types : les ressources humaines et les ressources matérielles. Les premières regroupent les personnes qui peuvent aider l'individu en situation, les secondes sont les moyens matériels (livres, outils, etc.) que l'individu doit utiliser à bon escient, de manière à pouvoir améliorer la situation. Guy Le Boterf (2008), quant à lui, emploie le terme de « ressources environnementales » pour désigner les éléments organisationnels (outils, techniques) et les réseaux d'acteurs sollicités par l'individu.

Dans les copies analysées, les ESI identifient surtout deux types de ressources humaines : les enseignantes (formatrices et enseignante-chercheuse de l'IUT) et les personnes issues du terrain (personnes responsables du projet ou personnes présentes le jour de l'action). Le rôle des étudiants ASSC, largement évoqué par les ESI, n'est pas analysé dans cette partie. En effet, j'ai considéré qu'étant autant impliqués que les ESI dans la réalisation des actions, ils ne faisaient pas partie des ressources externes. Les éléments positifs de leurs interactions avec les ESI sont regroupés dans la partie « l'acquisition de compétences nouvelles », tandis que les éléments négatifs sont bien sûr exposés dans la partie « les difficultés rencontrées avec les étudiants ASSC ».

Les personnes ressources sont souvent citées car elles ont permis de mettre à disposition des ressources matérielles : *« la responsable du foyer a pu nous fournir une salle et du matériel pour le jour de la présentation. Elle a également permis la distribution des flyers et la disposition d'affiches dans sa structure »* (ESI n°5 du groupe « précarité ») ; *« la salle ainsi que du matériel de vidéo projection ont été mis à disposition par la directrice de l'IFSI »* (ESI n°2 du groupe « handicap physique »). Elles ont également parfois apporté une aide financière : *« le CFA a financé l'achat des lots distribués aux élèves en fin d'animation »* (ESI n°3 du groupe « adolescents ») ; *« l'association de l'IFSI et la coordinatrice petite enfance et famille ont financé le goûter pour notre action »* (ESI n°2 du groupe « enfants »).

Le rôle des enseignantes est mesuré à différents niveaux. Les ESI citent essentiellement le rôle qu'elles ont joué lors des temps de travaux dirigés. Ainsi, leur rôle de guidance méthodologique est explicité :

> *« Les formatrices référentes de cette UE nous ont présenté les objectifs de ce travail ainsi que les modalités de réalisation et d'évaluation en lien [...]. Par ailleurs, ces dernières nous ont également [fourni] des informations à prendre en compte tout au long du travail (respect des chartes graphiques pour les affiches, points à améliorer...) »* (ESI n°1 du groupe « étudiants »).

Mais certains ESI ont également mesuré, sans être informés du journal de bord tenu par l'équipe des enseignantes, qu'elles étaient attentives à la dynamique de groupe : *« lors des rencontres entre les 28 étudiants, elles passaient dans les différents groupes observer ce que nous faisions, où nous étions et apporter des réponses à nos questions s'il y en avait »* (ESI n°23 du groupe « enfants »). Leur rôle de soutien psychologique est parfois également mentionné : *« de par leurs compétences pédagogiques, relationnelles et organisationnelles, elles étaient présentes pour nous guider et nous aider à réajuster le travail à réaliser, elles ont répondu à nos diverses questions et elles ont été présentes le jour de l'événement pour nous soutenir »* (ESI n°13 du groupe « enfants »). Enfin, leur aide pour régler les difficultés survenues à certains moments est reconnue :

> *« Lors de l'annulation de l'intervention [du musicothérapeute], elles nous ont fourni un autre contact [...] qui est formé en sophrologie »* (ESI n°1 du groupe « étudiants ») ; *« le fait que notre formatrice référente ait pu souligner un manque de communication entre les différents pôles, des imprécisions concernant les modalités de réalisation des affiches et de l'organisation du travail de sous-groupe nous a été facilitant »* (ESI n°9 du groupe « étudiants »).

Le rôle des personnes de terrain est davantage mis en évidence par les ESI, à toutes les étapes du projet. Elles ont été des personnes incontournables pour recueillir des informations préalables :

> *« Pour savoir quels moyens allaient être le plus adaptés au public rencontré, nous avons pris contact avec le directeur de la structure qui nous a expliqué que les adolescents étaient en fauteuil roulant, et que certains avaient du mal à réaliser des gestes précis. Ces informations ont été pour nous capitales puisqu'elles nous ont permis de réajuster certains éléments »* (ESI n°1 du groupe « handicap mixte »).

Leur investissement méthodologique et organisationnel a été particulièrement souligné : *« il a eu le rôle de nous accompagner, d'éclairer les points sombres entre nos objectifs et les attendus qu'il pouvait avoir du projet. Il a également eu le rôle de contacter les intervenants à l'aide de son réseau »* (ESI n°6 du groupe « handicap physique ». Les compétences professionnelles des intervenants sont appréciées :

> *« L'intervenante a été pour nous une véritable ressource professionnelle. Il s'agit d'une infirmière retraitée formée en sophrologie et en réflexologie plantaire, elle a pu nous guider lors de la mise en place et de la préparation de nos activités : elle a validé le projet des étudiantes travaillant sur l'activité de sophrologie, elle a guidé la trame de la séance d'automassage, enfin elle a participé à l'intervention en proposant une activité sur la réflexologie plantaire »* (ESI n°12 du groupe « étudiants »). *« Lors de cette conférence, l'ensemble des intervenants ont su parfaitement s'investir pour nous faire découvrir, partager leurs activités [sportives], leur vie personnelle* » (ESI n°3 du groupe « handicap physique »).

Les personnes ressources ont ainsi largement contribué à la réussite de l'action : *« le jour de l'animation, trois aides médico-psychologiques étaient présents [...]. Ils nous ont aidé dans la prise en charge des adolescents et nous ont indiqué les capacités et le niveau de compréhension de chacun »* (ESI n° 10 du groupe « handicap mixte »).

Le rôle ressource des étudiants qui ont élaboré le projet l'année précédente est parfois identifié :

> *« Ce projet a permis la mise en pratique du travail réalisé par les étudiants de [l'année dernière], ainsi nous avons pu nous rendre compte de la faisabilité de leur projet, qui pour eux était resté fictif. [...] Nous avions leurs recherches*

comme base de données, mais pas d'action précise mise en place face aux besoins découverts. Notre rôle était donc de prendre la suite de ces recherches, les concrétiser par la mise en œuvre d'actions et de répondre au besoin de cette structure. Le travail réalisé en amont par les étudiants nous a permis de gagner du temps » (ESI n°4 du groupe « handicap mixte »).

Enfin, le rôle ressource des réseaux sociaux est mentionné, car ils permettent de communiquer plus facilement à distance, et ont ainsi contribué à faciliter l'organisation entre tous les étudiants : *« un groupe de réseau social en ligne a été créé entre le ESI et les étudiants en Licence professionnelle ASSC pour permettre d'interagir, de mettre en commun les idées, de faciliter les échanges, de faire le point et d'avancer dans le travail »* (ESI n°13 du groupe « enfants »).

En conclusion, il est particulièrement intéressant de souligner que les ESI ont parfaitement mesuré le rôle des ressources externes (ou environnementales) dans la réussite de leur projet. Cela démontre qu'elles contribuent activement, au même titre que les ressources internes, à l'élaboration de leurs compétences professionnelles, rejoignant ainsi la définition donnée par Jacques Tardif de la compétence. En effet, selon lui, il s'agit d'« un savoir-agir complexe prenant appui sur la mobilisation et la combinaison efficaces d'une variété de ressources internes et externes à l'intérieur d'une famille de situations » (2006, p.22).

L'atteinte des objectifs fixés

La compétence se construit en activité et vise à atteindre des objectifs, des buts susceptibles d'être validés et reconnus aux plans personnels et collectifs (Wittorski 1998, Aubret et Gilbert 2003). Dans le travail écrit groupal réalisé, chaque groupe a énoncé clairement des objectifs opérationnels pour l'action de prévention menée :

Tableau 9 : Objectifs opérationnels de chaque projet de prévention

GROUPE	OBJECTIFS OPERATIONNELS DE L'ACTION
Enfants	- Ouvrir le dialogue sur les habitudes de consommation de programmes de télévision constatées chez les enfants - Permettre aux parents et aux enfants de comprendre l'impact et les répercussions des images violentes - Permettre aux enfants de verbaliser leurs expériences et leurs ressentis
Adolescents	- Expliquer l'impact des écrans, de l'environnement, de l'alimentation et des activités physiques sur le sommeil - Expliquer les conséquences d'un sommeil de mauvaise qualité sur leur santé et leur formation - Conseiller les adolescents sur les éléments à mettre en place afin de favoriser un sommeil de qualité
Etudiants	- Aider les étudiants à identifier les éléments qui engendrent du stress dans leur vie quotidienne - Expliquer les conséquences physiques, psychologiques et sociales du stress chez les étudiants - Aider les étudiants à développer des stratégies de gestion du stress en leur proposant des ateliers
Précarité	- Informer sur les facteurs de risque de cancers du sein, de la prostate, des poumons et du côlon - Expliquer les différents symptômes et signes d'alerte pour chaque cancer - Informer sur les lieux de dépistage et les modalités de réalisation
Handicap physique	- Permettre à des personnes en situation de handicap moteur de témoigner des bienfaits de la pratique d'un sport dans leur vie quotidienne - Permettre à des professionnels de la santé et de l'action sociale d'assimiler les bienfaits physiques, psychologiques et sociaux pour les personnes en situation de handicap - Permettre à des responsables d'association sportives d'échanger sur l'accueil de personnes en situation de handicap avec des personnes valides
Handicap mixte	- Expliquer aux adolescents en situation de handicap le rôle des mains dans la transmission de germes pathogènes - Permettre aux adolescents en situation de handicap de reconnaître les moments où il est impératif de sa laver les mains - Permettre aux adolescents en situation de handicap d'acquérir les bons gestes concernant le lavage des mains

Si peu d'ESI reprennent textuellement ces objectifs dans leur travail écrit individuel, beaucoup d'entre eux exposent différents éléments qui permettent de mesurer leur atteinte. En effet, selon Xavier Rogiers (1997), il est primordial de vérifier l'atteinte des objectifs attendus sur le terrain quand on mène une action de formation ou d'éducation. Celle-ci se réalise à trois niveaux :

– l'évaluation des acquis, ou encore l'efficacité pédagogique (les objectifs sont-ils atteints?)

- le transfert (les acquis de la formation seront-ils appliqués sur le terrain ?)
- l'impact de la formation (la formation permet-elle de faire évoluer les représentations, l'organisation, etc.) ?

Il existe différentes méthodes pour mesurer l'atteinte des objectifs. L'auto- évaluation est, selon François-Maire Gerard et Sylvie Van Lint-Muguerza (2000), un moyen efficace pour permettre aux bénéficiaires d'une action de formation ou d'éducation de mesurer l'intégration des données, afin d'être à même d'affronter avec pertinence les situations auxquelles ils seront confrontés.

Beaucoup d'étudiants se réfèrent aux questionnaires de satisfaction qui ont été distribués à la fin des interventions. Ils permettent au public une auto-évaluation dans l'immédiat des éléments acquis, qui correspond au premier niveau de l'atteinte des objectifs identifié par Rogiers : *« les personnes présentes ont rempli un questionnaire de satisfaction à la fin de l'animation et semblaient satisfaites. Elles ont toutes compris comment se rendre aux différents points de dépistage proches de leurs logements, et l'intérêt pour elles de se faire dépister »* (ESI n°2 du groupe « précarité »). Le questionnaire permet également de mesurer l'impact de la formation, notamment sur les représentations du public, qui correspond au troisième niveau de l'atteinte des objectifs : *« le questionnaire de fin de conférence a démontré le changement de regard du public sur la vision du handicap et la pratique d'un sport »* (ESI n°19 du groupe « handicap physique »).

D'autres étudiants mesurent la satisfaction du public dans le discours, notamment à travers les échanges lors des moments conviviaux qui ont suivi l'ensemble des actions. Il s'agit d'un moyen plus spontané et informel de mesurer l'auto évaluation du public. Les niveaux de l'atteinte des objectifs y sont également mesurables. On mesure la compréhension du message passé :

> *« Le point fort de cette action semble être le fait que les enfants interrogés ont beaucoup apprécié notre animation et certains ont appris la signification des pictogrammes et leur importance. Du côté des parents, ceux-ci ont globalement trouvé l'intervention intéressante et ont exprimé le fait qu'ils feront dorénavant plus attention aux pictogrammes déconseillés aux moins de 10, 12, 16 et 18 ans »* (ESI n°7 du groupe « enfants »).

Le transfert, l'application sur le terrain, est également identifiée : le personnel va *« pouvoir adapter le lavage des mains pour que cette pratique devienne un automatisme chez les adolescents et par la suite faire des rappels sur cette hygiène des mains, qui est très importante au moment de passer au réfectoire. Nos affiches vont être mises dans les locaux de [la] nouvelle structure qu'ils vont intégrer prochainement »* (ESI n°3 du groupe « handicap mixte »).

Les valeurs universelles et professionnelles portées par les projets

En dehors de l'atteinte des objectifs, les étudiants parlent également des aspects positifs que le projet leur a apportés en termes de posture et de valeurs universelles et professionnelles.

Shalom H. Schwartz (1992, 2006) a identifié, grâce à un inventaire réalisé sur un panel de 64 271 personnes originaires de 68 pays, dix valeurs universelles : autonomie, stimulation, hédonisme, réussite, pouvoir, sécurité, conformité, tradition, bienveillance, universalisme. Selon lui, ces valeurs sont universelles car elles répondent à au moins une des trois nécessités de l'être humain : satisfaire ses besoins biologiques, permettre les interactions sociales, assurer le fonctionnement et la survie du groupe.

> « La fonction sociale de base des valeurs est d'inspirer et de maintenir sous contrôle les comportements des membres du groupe. Deux mécanismes sont cruciaux. Tout d'abord, les valeurs constituent des modèles que les individus ont intériorisés ; ils évitent ainsi au groupe de devoir exercer sur eux un contrôle social en permanence. Ensuite, les individus invoquent telle ou telle valeur pour prouver que tel ou tel comportement est approprié, pour justifier leurs exigences vis-à-vis des autres, et pour susciter les comportements désirables » (Schwartz, 2006, p.945).

Les étudiants ont donc mentionné certaines valeurs pour démontrer que leur projet était pertinent. Beaucoup des valeurs citées sont en lien avec la *bienveillance*, dont l'objectif principal est le souci du bien-être des autres. Les ESI y parlent de respect de l'autre : *« les postures de l'ensemble des intervenants et des étudiants envers le public étaient également adaptées et respectueuses (pas de jugements des uns envers les autres), il y a eu une ouverture d'esprit de chacun »* (ESI n°15 du groupe « handicap physique »). Ils parlent d'avoir une attitude avenante : *« une bonne connaissance de la problématique de santé [...] a permis une adhésion aux différents ateliers qui a aussi été induite par une attitude avenante et agréable lors des échanges »* (ESI n°9 du groupe « étudiants »). Ils mentionnent également d'authenticité dans les échanges : *« les témoignages singuliers des différents intervenants ont apporté une véritable richesse à la conférence de par leur authenticité et ont permis la sensibilisation des futurs professionnels »* (ESI n°5 du groupe « handicap physique »).

Des valeurs associées à *l'autonomie* ont également été mentionnées. L'objectif global exprimé par cette valeur est l'indépendance de la pensée et de l'action, pour maîtriser les situations rencontrées. La prise d'initiatives a été possible : *« l'aide précieuse apportée par Mr G. dans la réalisation de ce projet a été indispensable à son bon déroulement et ceci m'a permis d'adopter une posture d'autonomie et [de prise] d'initiatives tout en me sachant épaulée par un professionnel expert »* (ESI n°6 du groupe « handicap physique »). La créativité a également contribué à la réussite des actions menées car elles avaient un aspect ludique et convivial :

« Les points forts de ce projet étaient [...] le côté ludique et interactif de l'animation puisque les adolescents ont été plus réceptifs à ce type de procédé pour pouvoir acquérir les bons gestes de lavage de mains sans s'ennuyer » (ESI n°6 du groupe « handicap mixte ») ; *« nous avons décidé face à un public jeune de faire une activité la plus ludique possible pour leur permettre dans un premier temps d'apprendre des choses sur le sommeil mais avant tout de retenir celles-ci en s'amusant [...]. De plus, l'animation était suivie d'un petit goûter et ceci leur a plu »* (ESI n°4 du groupe « adolescent »).

Enfin, des valeurs associées à *l'universalisme* sont nommées. L'objectif de cette valeur est la compréhension, l'estime, la tolérance et la protection du bien-être de tous les individus. Les ESI parlent beaucoup de solidarité entre les membres du groupe lors de l'action : *« bien que les groupes étaient définis au préalables, notre cohésion a fait que, lorsque le groupe "animation" s'est retrouvé en difficulté face au nombre de participants, deux personnes du groupe "enquête" ont pris l'initiative d'accueillir les adolescents au fur et à mesure afin de leur expliquer le principe de l'animation »* (ESI n°10 du groupe « handicap mixte »). Ils évoquent également la solidarité avec le public grâce à des dons à des associations en lien avec les thèmes traités :

« Nous avions choisi de donner chacun deux euros afin qu'un buffet puisse être dressé lors de notre intervention. Ainsi, chaque étudiant a participé. Nous avions prévu de reverser l'argent supplémentaire à la lutte contre le cancer, ce qui a été fait » (ESI n°9 du groupe « précarité ») ; *« grâce à la participation des différents étudiants, nous avons pu vendre des carnets de tombola Handidons »* (ESI n°16 du groupe « handicap physique »).

Ce n'est pas un hasard si les valeurs universelles de bienveillance, d'autonomie et d'universalité sont citées par les ESI. La vie professionnelle nous amène à adhérer à des valeurs propres à la profession exercée, qui viennent renforcer ou parfois entrer en conflit avec les valeurs personnelles des individus. Les valeurs propres à la profession infirmière se sont construites au fur et à mesure de son histoire, et sont identifiables en France depuis 2016 dans le Code de déontologie des infirmiers. Au niveau international, le Code international de déontologie pour les infirmières a été adopté par le Conseil international des infirmières dès 1953. Il a été révisé et réaffirmé à différentes reprises, en accord avec l'évolution de la profession. Les valeurs prévalentes dans ce texte identifiées par l'avocat Gilles Devers (2005) sont la liberté, la dignité, l'intimité, le consentement et le secret.

La liberté et le consentement renvoient à la valeur universelle *d'autonomie* : le patient est libre de décider s'il souhaite ou non bénéficier des soins proposés, et pour cela l'infirmier doit s'assurer qu'il a reçu suffisamment d'informations pour donner ou non son consentement en pleine connaissance de cause. La dignité et l'intimité renvoient à la valeur universelle de *bienveillance*. En effet, le patient doit être traité comme un sujet et non un objet de soins, sa pudeur et son intimité doivent être préservées au maximum durant les soins. Enfin, le secret renvoie à la valeur *d'universalisme.* « Le secret à la relation de soins est une donnée universelle : une infirmière ne doit pas trahir les confidences recueillies à l'occasion de la relation de soin » (Devers, 2005, p.56).

Le travail mené en partenariat avec les étudiants ASSC montre que, dans le processus de socialisation secondaire que représentent leurs trois années d'étude, les ESI intègrent peu à peu les valeurs professionnelles infirmières.

L'intérêt du projet au niveau territorial

Peu d'ESI établissent des liens entre leur projet et la singularité du territoire sur lequel se sont déroulées les actions. En effet, seules 11 personnes le mentionnent. Ils étaient membres des groupes « enfants », « adolescents », « handicap physique » et « handicap mixte ».

Le projet a parfois été pour eux l'occasion de découvrir des ressources locales qui ont pu les aider dans l'élaboration de leur travail : *« les personnes du groupe de travail "communication" ont contacté l'IREPS de Franche-Comté (Instance Régionale d'Education et de Promotion de la Santé). En effet, cette instance a pour but d'éduquer à la santé et d'accompagner les professionnels dans leur projet »* (ESI n°15 du groupe « enfants »). Nous pouvons espérer qu'ils feront encore appel à ces ressources lorsqu'ils seront professionnels, ce qui leur permettra de proposer aux usagers de soins des ressources particulièrement adaptées aux problématiques locales.

Les ESI ont également été sensibilisés aux politiques territoriales locales en lien avec le sujet de leur action : *« le projet était tout à fait [pertinent] car au niveau de la ville de Belfort, beaucoup de projets sportifs sont organisés en collaboration avec des personnes souffrant de handicap »* (ESI n°13 du groupe « handicap physique ») ; *« cette conférence a permis de faire connaître les instances départementales en lien avec le sport et le handicap : MDPH[34], CDH[35] »* (ESI n°22 du groupe « handicap physique »). Le groupe « handicap moteur » a particulièrement été sensibilisé car le handisport est une préoccupation majeure au niveau local. En effet, depuis 2008, un pôle « sport » a été créé avec l'aide du Comité Départemental Handisport du Territoire de Belfort au niveau de la MDPH. Un poste de « référent sport » a été créé, dont les missions sont les suivantes[36] :

- informer les personnes en situation de handicap ou leurs parents ;
- relayer cette information auprès du grand public et des opérateurs ;
- accompagner les personnes dans leur réflexion, leurs choix ;
- contribuer à l'évaluation des besoins spécifiques de la personne, en lien éventuel avec l'équipe pluridisciplinaire de la MDPH ;

---

[34] Maison Départementale des Personnes Handicapées

[35] Comité Départemental Handisport

[36] Consultables à l'adresse suivante : https://www.territoiredebelfort.fr/prestations/prestations-tout-public (consulté le 30 avril 2018)

- réaliser l'interface avec les opérateurs pour mettre en place les conditions d'une intégration réussie et organiser les relais nécessaires dans la durée ;
- accompagner si besoin, dans un temps limité, la personne elle-même, ou les opérateurs, pour la réalisation de certaines activités ;
- former les intervenants des opérateurs à la prise en compte des personnes handicapées ;
- contribuer à l'organisation (ou organiser) des activités et/ou des séjours adaptés en lien avec les partenaires potentiels ;
- de façon générale, promouvoir dès que possible l'accès aux activités physiques et sportives en loisirs ou en compétition pour l'intégration et la participation des personnes handicapées.

Enfin, certains ESI ont surtout mesuré que leur action s'inscrivait dans un projet plus large mené par la structure : *« [la professeure du CFA] fut intéressée par notre intervention, les prochains cours de ses apprentis faisant l'objet de ce thème à propos du sommeil et [de son] influence sur leur formation en alternance »* (ESI n°14 du groupe « adolescents »). Les éléments théoriques et les outils qu'ils ont apportés seront repris par les professionnels sur le terrain : *« nos affiches vont être mises dans les locaux de leur nouvelle structure »* (ESI n°3 du groupe « handicap mixte »). Ils ont ainsi compris que « l'éducation pour la santé représente un processus qui s'inscrit dans la durée. Elle n'est pas une action ponctuelle. » (Veret, 2007, p.65). Elle peut être soit composée de plusieurs temps d'intervention auprès de la même population, réalisés sur une période définie (par exemple, de plusieurs jours), soit il s'agit d'une action pérenne réalisée à intervalles réguliers (chaque année par exemple).

7.4. Les difficultés liées au projet

Nous allons à présent nous pencher sur les éléments qui, aux dires des ESI, ont dysfonctionné dans la mise en œuvre des projets de prévention menés en interdisciplinarité. J'ai fait le choix de consacrer une partie entière aux éléments dysfonctionnant entre les deux groupes d'étudiants (ESI et ASSC), que je détaillerai ultérieurement, car ils sont nombreux.

Les difficultés liées au rôle des ESI

Les difficultés liées à la dynamique de groupe entre les ESI ne sont pas évoquées par l'ensemble des ESI. Les groupes « précarité » et « handicap physique » en parlent très peu, alors que le groupe « enfants » y consacre beaucoup de temps. Nous avons vu précédemment que la qualité de la dynamique de groupe mise en place est un facteur indéniable de la réussite du projet. Il n'est donc pas illogique que cette difficulté ne soit pas retrouvée de manière homogène dans l'ensemble des écrits de la promotion d'ESI.

Le nombre élevé d'ESI dans les 6 groupes de travail (24 étudiants par groupe au moment de la mise en œuvre des actions sur le terrain) est le premier facteur cité, en termes de difficultés rencontrées.

> *« Le nombre d'ESI a été un réel frein. Nous étions beaucoup trop et ainsi il a été compliqué de s'organiser sans l'aide des formateurs et de trouver un accord pour le projet mais aussi pour les mises en commun. [...] Les étudiants faisant partie du groupe "rédacteurs" auraient dû se répartir dans chaque sous-groupe lors de la réalisation du projet, afin que cela soit plus facile pour la rédaction »* (ESI n°23 du groupe « adolescents »).

En effet, selon les travaux de Richard Bréard et Pierre Pastor (1999), la taille des équipes influence de manière significative les besoins en management. Plus le groupe est petit, moins le leader du groupe aura besoin d'exercer son autorité sur les autres membres. Lorsque le groupe est plus grand, il aura besoin d'un manager dont l'autorité s'exercera de manière plus nette. Quand le groupe se compose de plus de dix personnes, le leader doit le fragmenter en plusieurs sous-groupes, et s'appuyer sur un noyau intermédiaire pour maintenir une dynamique et une cohésion facile à encadrer. Certains groupes ont éprouvé des difficultés à déterminer un leader naturel. De plus, les formatrices ont dû parfois intervenir pour proposer une organisation plus favorable à l'expression de chacun, notamment en fractionnant le groupe en sous-groupes de travail. Le groupe « adolescents », par exemple, s'est rendu compte après avoir réalisé l'action que le sous-groupe « rédacteurs » aurait pu jouer le rôle de « noyau intermédiaire ». Cela aurait favorisé le partage d'informations entre les sous-groupes, et évité l'oubli d'éléments dans le travail écrit à rendre à l'issue de la journée d'action.

Lorsque la répartition des tâches en sous-groupes a été effective, d'autres problèmes ont été soulevés. Le premier est la répartition inégale de la charge de travail, qui a entraîné un sentiment d'injustice de la part des étudiants concernés : *« il subsiste tout de même des inégalités dans le travail de groupe, notamment concernant la charge de travail. Celle du groupe "traçabilité" me semble plus élevée que celle des autres groupes »* (ESI n°7 du groupe « enfants »). Je précise ici que l'ensemble des ESI du groupe, soit 24 personnes, ont obtenu la même note, indépendamment de leur investissement dans le projet. Pour certains ESI qui ont eu l'impression d'avoir travaillé davantage que certains de leurs camarades, cela représente une source de frustration. De plus, la répartition des tâches n'a pas permis à tous les ESI d'assister au déroulement de l'action, ce qui a été une seconde source de frustration : *« il n'y a que 8 ESI sur les 24 qui étaient auprès des adolescents. C'est un peu frustrant pour les autres, même s'ils ont participé à la mise en place du projet »* (ESI n° 18 du groupe « handicap mixte »). En effet, ne pas voir l'aboutissement du projet pour lequel on a œuvré laisse un sentiment d'inachevé.

Enfin, la répartition des tâches ne s'est pas toujours accompagnée d'un mode de communication efficace. Comme le signalent Richard Bréard et Pierre Pastor (1999), une équipe trop nombreuse se heurte à des difficultés de communication qui risquent de prendre le pas sur l'unité d'action qui est recherchée, entraînant une nette baisse du produit fini. Une des ESI du groupe « enfant » le relate avec ses propres termes :

> *« Alors que le groupe "recherche" s'engageait à trouver des données, le groupe "acteurs" débutait la rédaction des saynètes [chacun de son côté]. A notre seconde rencontre, les recherches étaient terminées ainsi que les saynètes. Celles-ci ne s'appuyaient donc sur aucune de nos recherches, ainsi je m'interroge sur la pertinence du résultat. La demande argumentée du groupe "recherche" à prendre connaissance [des saynètes] fut rejetée au motif [que le groupe "acteurs"] n'avait plus de temps de faire des modifications. Nous avons donc découvert les saynètes une à deux heures avant l'ouverture du rideau. Par conséquent, les personnes dont moi-même qui sommes intervenues sur scène [pour la partie débat] ne purent que faiblement faire écho à leur jeu d'acteur »* (ESI n°18 du groupe « enfants »).

Le manque de pertinence des actions

Nous avons vu plus haut que l'ensemble des ESI a largement évoqué le fait que les actions s'étaient déroulées dans l'ensemble avec pertinence. Cependant, un certain nombre d'ESI explique que, parfois, il y a eu des imprécisions ou un manque de professionnalisme dans les actions dispensées auprès des publics-cible.

Les éléments qui, selon les ESI, permettaient d'affirmer que les actions étaient pertinentes étaient le lien avec les ressources externes mobilisées, l'atteinte des objectifs fixés, les valeurs portées par le projet et enfin l'intérêt territorial du projet. Seuls les deux premiers éléments ont été remis en question par certains ESI. Ainsi, les ressources humaines n'ont, selon certains ESI, pas toujours été optimisées. Cela est particulièrement le cas pour le groupe « enfants » qui n'a pas compris le principe du théâtre-forum et qui aurait pu se renseigner davantage auprès des étudiants ASSC ou d'autres spécialistes de l'animation socio culturelle :

> *« Je pense que nous aurions pu réaliser plus de recherches sur le déroulement du théâtre-forum en lui-même, ce qui nous aurait permis de réaliser une action plus adaptée et plus interactive. En effet, cela aurait pu nous permettre de faire intervenir les enfants sur scène pour qu'ils nous montrent ce qu'ils auraient fait dans les situations jouées. Nous aurions également dû privilégier les échanges entre le public et nous, plutôt que d'énoncer le résultat de nos recherches. Cela aurait pu nous permettre de faire passer notre message plus efficacement et qu'il soit plus compréhensif »* (ESI n°6 du groupe « enfants »).

Il en est de même pour le groupe « handicap mixte » qui ne s'est pas suffisamment renseigné sur les capacités des adolescents en situation de handicap auprès des AMP qui les encadrent dans leur vie quotidienne :

« Il serait bénéfique de rencontrer quelques membres de l'équipe soignante avant de réaliser l'intervention auprès du public. Cela dans le but d'obtenir davantage d'informations concernant les appareillages du public, ainsi que les capacités et incapacités de chacun d'entre eux [...] Cela nous permettrait d'organiser au mieux l'environnement [...] et d'adapter les supports utilisés » (ESI n°12 du groupe « handicap mixte »).

De plus, l'atteinte des objectifs n'a pas non plus été, selon certains ESI, optimale. C'est surtout l'objectivité des questionnaires de satisfaction remis aux participants qui est remise en cause. Cela est particulièrement prégnant pour les groupes « précarité » et « handicap mixte » car toutes les personnes ayant participé à l'action n'ont pas été en mesure de remplir le questionnaire de manière autonome. En effet, la barrière de la langue a été un frein pour les personnes en situation de précarité :

« Notre évaluation était faite sous forme d'un questionnaire imagé qui devait être rempli par chaque personne. Cependant, les personnes du public ne la remplissaient pas forcément sans aide du fait de la barrière de la langue. Par ailleurs, la traductrice ne parlait pas anglais alors qu'une partie du public présent ne s'exprimait qu'en anglais » (ESI n°4 du groupe « précarité »).

En ce qui concerne les adolescents de l'institut d'éducation motrice, c'est leur degré de handicap qui les a parfois empêchés de remplir seuls le questionnaire :

« Des questionnaires de satisfaction ont été distribués à la fin [de l'intervention], 8 adolescents sur 25 ont répondu seuls. L'enquête a été limitée par le handicap de certains adolescents qui nécessitaient la présence d'une AMP pour compléter le questionnaire. Cela a pu altérer l'objectivité des réponses » (ESI n°5 du groupe « handicap mixte »).

Le fait qu'une tierce personne soit présente lors de la passation du questionnaire de satisfaction peut avoir un impact sur les réponses des personnes interrogées. Ainsi, Arnaud Régnier-Loilier (2007) a mesuré les conditions de passation et biais occasionnés par la présence d'un tiers sur les réponses obtenues à une enquête portant sur l'étude des relations familiales et intergénérationnelles. Selon lui, la présence d'un tiers peut créer des situations gênantes, tant pour la personne interrogée que pour l'enquêteur. Cela est le cas quand, par exemple, on pose des questions ayant trait à la sexualité. Dans notre situation, le fait de ne pas être capable de comprendre les questions ou de ne pas pouvoir écrire ses réponses de manière autonome peut être gênant pour la personne interrogée, et mettre également l'ESI dans une situation malaisée car il n'a pas su anticiper cette problématique. Arnaud Régnier-Loilier a également déterminé que « la présence d'un tiers peut amener le répondant à dissimuler certaines informations ou à mettre en scène son récit : il peut notamment chercher à offrir une certaine représentation de lui-même du fait de la présence d'une ou de plusieurs personnes » (2007, p.29). Ainsi, les personnes en situation de précarité ont peut-être souhaité montrer à la traductrice et aux ESI qu'elles avaient compris le message distillé pour ne pas les peiner face aux efforts qu'ils ont déployés. De même, les adolescents peuvent essayer de faire bonne figure devant les AMP qui les côtoient au quotidien.

Un autre élément est également relaté par les ESI pour nuancer la pertinence du projet : un discours trop complexe pour le public-cible. Cela est particulièrement le cas pour le groupe « précarité » qui a utilisé un vocabulaire trop complexe. *« Lors de la présentation orale, nous nous sommes rendu compte que nous avions utilisé un vocabulaire trop professionnel, trop complexe et non adapté à ce type de public »* (ESI n°1 du groupe « précarité »). Toutefois, comme cela a été dit plus haut, les ESI se sont rendu compte de cette erreur et ont réajusté leurs explications lors du moment convivial. De plus, ils avaient prévu des affiches imagées qui contenaient très peu de texte et se voulaient accessibles aux personnes ne maîtrisant pas le français.

Les difficultés logistiques

Les difficultés logistiques sont de deux ordres : ce qui concerne le matériel et les locaux et le manque et le budget.

Les principales difficultés pointées par les ESI étaient la mise à disposition de locaux pas toujours adaptés aux méthodes pédagogiques choisies. Le fait que les salles mises à dispositions soient trop exigües revient régulièrement, dans la plupart des groupes (sauf le groupe « enfants » qui a bénéficié d'une vraie scène avec une estrade pour réaliser le théâtre-forum). Le groupe « précarité » a éprouvé des difficultés pour agencer au mieux la salle mise à leur disposition au foyer d'hébergement et obturer les fenêtres de manière à ce que les personnes présentes visionnent correctement le vidéoprojecteur : *« nous avons eu des difficultés concernant l'agencement de la salle et la projection du PowerPoint »* (ESI n°17 du groupe « précarité »).

Pour le groupe « adolescents », cela a également détérioré l'ambiance sonore car les ESI voulaient utiliser un fond musical pour plus de convivialité. Mais une salle relativement petite et la réalisation d'un jeu avec des apprentis (et donc beaucoup de mouvements et d'échanges entre eux en plus des échanges avec les ESI) engendraient déjà beaucoup de bruit. Rajouter de la musique a été, au contraire, délétère à l'ambiance de l'action : *« la superficie de la salle était trop juste pour le type d'animation prévue. Nous avions prévu de la musique pour rendre l'atelier plus attractif, or cela n'était pas favorable aux échanges »* (ESI n°13 du groupe « adolescents »).

Pour les groupes « handicap physique » et « handicap mixte », en plus d'avoir à disposition des locaux non adaptés au type d'intervention proposée, les personnes en fauteuil roulant ont été confrontées à un problème d'accessibilité : *« la salle prêtée par l'IFSI, de par son agencement et son manque d'espace n'était pas adaptée pour une conférence. De plus, l'accès [...] n'était pas aux normes pour accueillir les personnes à mobilité réduite [présence d'une marche à l'entrée]* » (ESI n°19 du groupe « handicap physique »). Enfin, la qualité du matériel disponible dans des sanitaires de l'institut d'éducation motrice a malheureusement renforcé les difficultés de mise en pratique du lavage des mains pour certains adolescents :

> *« Pour le déroulement de nos deux ateliers (gel hydro alcoolique avec révélation à la lumière ultra-violette et lavage des mains avec du savon et de l'eau au lavabo,) nous n'avions à disposition que le lavabo présent dans le réfectoire, qui n'était accessible que pour une personne à la fois, et qui n'était pas adapté aux fauteuils roulants car il était trop bas [...] Le couloir [d'accès] était légèrement étroit et l'absence d'eau chaude aux robinets [...] rendait réticents quelques personnes à passer les mains sous l'eau »* (ESI n°17 du groupe « handicap mixte »).

Il faut toutefois rappeler que ces deux lieux (IFSI et l'institut d'éducation motrice) étaient, au moment où les actions ont été réalisées, en passe de déménager pour des locaux neufs qui répondent aux normes d'accessibilité pour les personnes à mobilité réduites. Les salles mises à disposition étaient les plus faciles d'accès (l'amphithéâtre de l'IFSI, par exemple, comporte une volée de marches rédhibitoire pour les personnes en fauteuil roulant), même si les ESI ont dû faire preuve de créativité pour aider les personnes à mobilité réduite à s'installer.

Enfin, le groupe « étudiants » souligne le manque de confort et d'intimité dans les salles mises à disposition par l'IUT, ce qui était en contradiction avec le message de bien-être que les ateliers voulaient dispenser :

> *« D'autres salles auraient pu être mises à notre disposition puisque pour les activités "automassage" et "trouver ses points antistress" se déroulaient dans la même salle [...] Je pense également aux chaises peu confortables, en particulier pour l'atelier "trouver ses points antistress". Il aurait ainsi pu être judicieux de prévoir des tapis ou gros coussins, de manière à susciter une détente totale »* (ESI n°8 du groupe « étudiants »).

L'absence d'un budget dédié aux actions a également été mentionnée par certains ESI. Certains d'entre eux déplorent la nécessité d'avoir dû participer financièrement au projet, même de manière modeste (1 ou 2 euros par personne selon les groupes) : *« au niveau financier, nous avons dû faire une collecte auprès des étudiants participant à l'élaboration du projet, afin d'acheter le matériel nécessaire à l'animation »* (ESI n°17 du groupe « adolescents »). Cependant, nous avons vu plus haut que cela a également eu des effets positifs : créativité pour trouver des fonds (demande à l'amicale des étudiants par exemple), solidarité entre les étudiants et avec le public. Mais certains ESI ne sont pas d'accord avec cette analyse et déplorent le fait d'avoir dû s'occuper de cet aspect du projet : *« aucuns fonds n'étaient prévus, il a fallu solliciter l'aide de l'association [des étudiants en soins infirmiers] pour trouver des ressources financières afin d'organiser l'apéritif en fin de conférence »* (ESI n°12 du groupe « handicap physique »). Ils ne semblent pas avoir intégré que trouver des financements fait partie intégrante de la méthodologie de projet.

Le manque de temps

Le manque de temps pour mettre en œuvre l'action de prévention arrive en quatrième position des éléments négatifs cités. Ce paramètre est cité de manière relativement homogène dans tous les groupes. Lorsque j'ai mis le projet en place la recherche-action avec l'aide des formatrices de l'IFSI et d'une enseignante de l'IUT, j'ai été rapidement confrontée à des contraintes de plannings imposées par les deux institutions : le temps alloué à ce travail était limité par les projets pédagogiques respectifs, l'alternance cours-stage pour les ESI et les étudiants ASSC ne laissaient que peu de possibilités pour programmer les journées de rencontres entre eux. De plus, les calendriers des institutions qui ont accepté d'être nos partenaires ont encore compliqué l'ingénierie du projet. Cela a été pointé aux étudiants lors de la présentation du dispositif, et, nous l'avons vu, ils ont globalement remarquablement su optimiser les temps imparti pour planifier avec pertinence les différentes étapes de la méthodologie de projet. Cependant, les ESI pointent tout de même le peu d'échanges qu'ils ont pu avoir avec les étudiants ASSC : « *il aurait été avantageux pour améliorer la construction de notre projet d'avoir plus de temps de rencontre et d'échanges prévus avec les étudiants ASSC, afin qu'ils puissent davantage nous aiguiller sur la mise en place de notre projet* » (ESI n°13 du groupe « étudiants »). Cela est également vrai pour les temps de rencontres avec les partenaires sur le terrain qui, lorsqu'elles ont été possibles, ont été trop brèves pour recueillir l'ensemble des informations nécessaires à l'élaboration des projets :

> « *Je pense que le temps alloué à la préparation de ce projet a été insuffisant. En effet, nous avons réussi à rencontrer le directeur et à visiter la structure en amont. Cependant, plusieurs visites de la structure permettant notamment de rencontrer les différents professionnels présents le jour de l'action nous auraient permis de nous y préparer au mieux, et d'avoir de meilleures informations relatives au nombre d'adolescents présents* » (ESI n°7 du groupe « handicap mixte »).

Le groupe « handicap physique » n'a pu rencontrer qu'un seul interlocuteur, et déplore d'avoir fait la connaissance des autres intervenants quelques heures avant la conférence seulement : « *il serait nécessaire d'avoir plus de temps pour préparer le projet, car nous n'avons pas eu l'opportunité et le temps de rencontrer les différents intervenants avant la conférence. Cela aurait permis de voir avec eux ce qu'ils comptaient faire partager, afin d'appréhender la durée approximative de la conférence* » (ESI n°6 du groupe « handicap physique »).

Enfin, les contraintes spécifiques au planning de l'IFSI obligeaient les ESI à rendre leur travail écrit groupal le vendredi de la semaine où ils ont effectué leurs actions, sachant que trois groupes réalisaient leurs animations la veille et trois groupes l'avant-veille. Seules deux heures étaient allouées sur leur emploi du temps le vendredi matin, pour finaliser les écrits. Cette difficulté est pointée par tous les groupes d'ESI, comme par exemple par l'ESI n°5 du groupe « enfants » : *« un temps supplémentaire pour la rédaction de la traçabilité du projet aurait pu éviter aux étudiants responsables de cette tâche de la réaliser sur leur temps personnel ».*

Les difficultés avec la structure

Les problèmes de communication avec les structures et les partenaires sur le terrain sont mentionnés en cinquième position des difficultés rencontrées. Les six groupes d'ESI n'en parlent pas de manière homogène : aucun ESI du groupe « handicap physique » n'y fait mention, alors que les groupes « précarité » et « handicap mixte » y consacrent de nombreuses phrases.

En effet, tous les groupes n'ont pas eu la même qualité d'échange avec les personnes ressources sur le terrain. Pour les étudiants du groupe « précarité », il s'est avéré très difficile de contacter la personne responsable du foyer : *« [elle] restait, la plupart du temps, injoignable. Malgré nos efforts et les multiples relances de la part de nos collaboratrices de l'IUT, elle n'a pas fait la promotion de notre action à ses résidents. »* (ESI n°1 du groupe « précarité »). De ce fait, les étudiants ont eu peu de renseignements sur les personnes susceptibles d'être intéressées par le sujet de l'intervention. De plus, il y a eu un malentendu avec elle lors des rares fois où les étudiants ont pu la joindre : elle n'a pas distribué les *flyers* qui ont été déposés au foyer à son attention, et elle n'a demandé qu'à des personnes parlant le français si elles souhaitaient participer, alors que les étudiants ASSC lui avaient parlé de la présence de la traductrice parlant l'arabe.

Pour le groupe « étudiants », c'est le désistement du musicothérapeute, qui s'était engagé à participer aux ateliers de bien-être, qui a déstabilisé le groupe et son organisation. *« La conception de notre projet s'est retrouvée perturbée par la suppression de l'atelier de musicothérapie. Cette annulation a interféré [dans] notre organisation de départ et nous avons dû modifier et réimprimer les prospectus annonçant l'événement. Cela a également retardé leur affichage »* (ESI n°13 du groupe « étudiants »). Cela a entraîné un retard dans la mise en place du projet et l'aide des formatrices a été la bienvenue pour trouver une autre personne ressource (la spécialiste en réflexologie plantaire) pour les aider à finaliser leur projet. De plus, la communication avec la structure d'accueil du projet (l'IUT) a été également difficile. En effet, *« sur la même journée, une autre exposition était aussi présente dans le hall de l'IUT, ce qui a engendré une perte de visibilité car les étudiants présents devaient se diviser pour pouvoir regarder les deux expositions »* (ESI n°10 du groupe « étudiants »). De ce fait, certaines personnes intéressées n'ont pas pu se rendre à l'exposition sur le bien-être, car elles s'étaient déjà engagées à participer à une autre exposition.

Pour le groupe « handicap mixte », il y a également eu un dysfonctionnement dans la communication avec le partenaire du projet *in situ* : *« Initialement, le cadre nous avait indiqué qu'une dizaine d'adolescents seraient présents sur la base du volontariat. Cependant, il y a eu une vingtaine d'adolescents à qui l'animation a été imposée »* (ESI n°10 du groupe « handicap mixte »). Les modalités de choix des adolescents qui participeraient à l'action ont été modifiées, ce qui a conduit à un nombre plus important de participants que prévu initialement, et à un manque d'enthousiasme pour certains d'entre eux (comme expliqué p.193).

Enfin, certains ESI du groupe « adolescents » regrettent de ne pas avoir prolongé la communication avec la personne ressource du projet au CFA après la réalisation de l'action : *« nous n'avons pas pu avoir de retour concernant l'efficacité de l'action. En effet, nous n'avons pas pu aller quelques semaines ou mois plus tard évaluer les avancées bénéfiques ou non qu'avait eu notre intervention sur les apprentis du CFA. »* (ESI n°8 du groupe « adolescents »). Il n'était en effet pas prévu un retour sur cette expérience *a posteriori* auprès des adolescents, mais cela aurait pu être organisé si les étudiants en avaient fait la demande auprès des formatrices. Il est dommage qu'ils n'aient pas pris cette initiative, car visiblement certains trouvaient cette démarche intéressante.

Les réflexions des étudiants pointent la nécessité de mettre en œuvre un partenariat véritable avec les structures où se déroulent les actions de santé publique, pour une atteinte de tous les objectifs fixés. Pour Corinne Merini et Christine de Peretti « le partenariat apparaîtrait, aujourd'hui, comme une forme supérieure de coopération qui permet de s'entendre pour agir en commun dans une logique d'ensemble hétérogène et conflictuelle. Il s'agit donc d'agir de concert et en complémentarité à partir des différences de chacun, pour résoudre un problème reconnu comme commun, dans un ensemble de synergies et d'intérêts organisés. » (2002, p.149). Leurs recherches en milieu scolaire leur ont permis de définir trois degré d'engagement dans les partenariats préventifs :

- les réseaux d'ouverture et de collaboration de niveau 1, dont la visée est purement informative et l'action ponctuelle ;
- les réseaux d'ouverture et de collaboration de niveau 2, qui visent à amener le public à avoir une réflexion d'ensemble sur lui et ses rapports aux autres et à son milieu ;
- les réseaux d'ouverture et de collaboration de niveau 3, qui visent à transformer les mentalités et les pratiques, en agissant sur les interactions entre le public et son environnement. Ce niveau ne peut être atteint que dans la durée et avec une recherche de cohérence d'action entre tous les partenaires qui soit mise au bénéfice du public.

Il semblerait que pour certains partenaires des structures, le rôle des étudiants se limitaient au niveau 1 : leur mission était de venir faire une information ponctuelle au public. Ils ne sont donc pas beaucoup impliqués dans la construction des projets. Il semble que ce soit le cas pour les responsables de l'IUT et du foyer d'hébergement. Le cadre de l'institut d'éducation motrice a délégué aux AMP le rôle de partenaire des étudiants dans le projet. Mais comme les étudiants ne les ont pas rencontrées au préalable, le partenariat n'a pas pu être optimisé. Pour les autres structures, il semblerait que le niveau de partenariat recherché soit plutôt du niveau 2, avec une volonté d'implication de chacun des partenaires et une volonté de faire réfléchir le public aux problématiques soulevées. Certains ESI, de par leurs réflexions sur les effets à long terme de l'action sur le public, ont été déçus de ne pas atteindre le niveau 3 de partenariat. Il semble donc primordial de définir à l'avance le degré d'engagement de chacun des partenaires dans les projets, y compris les personnes du terrain, pour éviter les malentendus et les frustrations.

Les difficultés vis-à-vis du public

Les problèmes rencontrés avec le public le jour de l'animation sont mentionnés en sixième. Ils font partie des éléments rédigés par 64 ESI issus des six groupes, mais c'est surtout le groupe « précarité » qui y fait allusion.

La principale plainte des ESI concernant le public est relative au nombre de personnes ayant accepté de venir aux actions proposées. Les difficultés de communication avec les personnes responsables du foyer d'hébergement et de l'IUT ont entraîné un taux de participation faible de la part des personnes en situation de précarité (4 personnes présentes lors de la présentation PowerPoint) et des étudiants de l'IUT carrières sociales (qui ont eu à choisir entre plusieurs événements proposés simultanément). Ainsi, *« le temps alloué à l'exposition n'était pas en adéquation avec la disponibilité du public-cible qu'étaient les étudiants de l'IUT. En effet, ils étaient soit en cours pour une minorité [d'entre eux], soit ils n'avaient pas cours »* (ESI n°10 du groupe « étudiants »). Pour le groupe « précarité », cette difficulté s'est surajoutée à celle de mobiliser un public particulièrement méfiant vis-à-vis des institutions et préoccupé par d'autres problématiques (logement, emploi, finances), donc pour lequel le rapport au milieu soignant est difficile (Parizot, 1998). Bien que conscients de cette problématique, les étudiants n'ont pas trouvé de moyen efficace de mobiliser ce public :

> *« Nous aurions aimé pouvoir sensibiliser plus de personnes à cette thématique importante [la prévention des cancers]. Nous avions conscience, dès le début de la mise en place du projet, que la difficulté principale serait de mobiliser le public résidant dans la structure qui nous accueillait [...] En vue d'une autre action de ce type, il serait intéressant de réfléchir à ce qui pourrait favoriser la présence d'un grand nombre de personnes »* (ESI n°20 du groupe « précarité »).

Les ESI du groupe « enfants », quant à eux, déplorent de ne pas avoir réussi à sensibiliser beaucoup de parents : *« le manque de parents ne nous a pas permis d'échanger autant que nous le souhaitions avec eux »* (ESI n°5 du groupe « enfants »). En effet, l'action était proposée un mercredi à 16h, horaire auquel un grand nombre de parents ne peuvent se rendre disponibles car ils travaillent. Cependant, lorsqu'ils sont venus chercher leurs enfants à la maison de quartier, entre 17h et 18h, certains parents ont pris le temps d'échanger avec les étudiants présents sur la problématique des images violentes, même s'ils n'ont pas assisté au théâtre-forum. De plus, « *les conseils donnés aux parents étaient un peu trop directifs et maladroits. Il aurait été préférable de leur donner la parole, pour partir de leur expérience à eux, d'être plus souple dans la façon d'énoncer les conseils, pour que cela ne [ressemble] pas à des ordres ou jugements [sur] leur comportement avec leur enfant* » (ESI n°24 du groupe « enfants »). La non-maîtrise de la technique d'animation du théâtre-forum par les ESI n'a pas favorisé l'échange avec le public, en particulier avec les parents présents, durant l'action. Heureusement, le moment de convivialité a été l'occasion de revenir sur les conseils donnés, tout en demandant aux parents comment ils géraient le rapport de leurs enfants aux écrans et quelles étaient les questions ou remarques qu'ils souhaitaient partager avec les étudiants.

Le ESI du groupe « handicap physique » ont éprouvé des difficultés pour inciter les autres étudiants à se rendre à la conférence, pourtant organisée en soirée pour leur permettre de se libérer plus aisément de leur emploi du temps (cours ou stage dans la journée) : « *j'ai pu remarquer que peu de personnes étaient motivées [...] pour assister à notre conférence, malgré les multiples sollicitations par mails, les affiches au sein de l'IFSI, et la sollicitation envers les référents des autres promotions (étudiants infirmiers, kinésithérapeutes et aides-soignants)* » (ESI n°1 du groupe « handicap physique »). Les étudiants de l'IUT se sont mobilisés plus largement, malgré la présence là-encore d'une autre conférence, obligatoire pour certaines filières, au même moment. De plus, certains ESI du groupe « handicap physique » déplorent, *a posteriori*, le fait que la conférence ne ciblait que des étudiants paramédicaux et futurs intervenants sociaux. « *Seuls les étudiants du domaine médical et social ont été invités. La conférence n'a pas été ouverte à des personnes extérieures, ce qui est dommage car certaines idées préconçues auraient peut-être pu être modifiées* » (ESI n°13 du groupe « handicap physique »). En effet, après avoir assisté à la conférence, certains ESI ont estimé que les débats auraient également pu intéresser des professionnels diplômés (infirmiers, kinésithérapeutes, travailleurs sociaux), mais également d'autres métiers comme les professeurs d'éducation physique et sportive ou les psychomotriciens.

La seconde difficulté rencontrée vis-à-vis du public est le manque d'intérêt et d'attention dont certains adolescents ont fait preuve durant les actions des groupes « adolescents » et « handicap mixte ».

> « *Pendant l'animation, il était difficile de canaliser l'attention de tous les adolescents. Malgré le fait que le projet a été [jugé] satisfaisant par la plupart des apprentis, certains adolescents n'étaient pas intéressés* » (ESI n°16 du

groupe « adolescent ») ; « *plusieurs adolescents du groupe au sein de la structure n'étaient pas d'accord pour participer à l'activité. Par conséquent, certains ont pu montrer un manque d'investissement et ne pas être attentifs lors des activités, ce qui a nécessité une adaptation de la part du groupe* » (ESI n°15 du groupe « handicap mixte »).

Le fait que l'action ait été rendue obligatoire pour les apprentis (ce qui était prévu dès le début avec la personne référente du projet au sein du CFA) et les adolescents de l'institut d'éducation motrice (ce qui n'était pas convenu au départ avec la personne référente du projet) a peut-être été un frein à la motivation de certains d'entre eux. Ce public est difficile à appréhender, car l'adolescence est une phase de construction de son identité par opposition aux adultes, expérimentation de ses limites, intégration aux groupes de pairs. Les adolescents n'ont pas toujours conscience de leurs besoins en matière de prévention et d'éducation à la santé et le fait de leur imposer de participer à certaines actions peut provoquer chez eux un sentiment de rejet. Les professionnels qui interviennent auprès d'eux se doivent de rechercher et de comprendre les résistances que ce public pourra mettre en jeu, pour créer un climat de confiance réciproque propice aux échanges. « L'aider à découvrir et choisir ce qui va dans le sens du bien et du juste pour lui-même, dans le sens du respect de sa propre dignité, l'aider à réfléchir de manière responsable. Toute la difficulté pour le professionnel étant de découvrir la frontière ténue, entre imposer et aider » (Caflisch et Chappuis-Bretton, 2003, p.376).

La continuité du projet sur deux années scolaires

Enfin, le fait que le projet soit déployé sur deux années scolaires a posé problème aux ESI dans une moindre mesure que les précédents éléments cités dans cette partie. Seuls 38 ESI en font part dans leur travail écrit individuel, issus de tous les groupes. Mais ce sont surtout les ESI du groupe « handicap physique » qui le mentionnent.

Lorsque j'ai réfléchi au dispositif de la recherche-action avec les enseignantes de l'IUT et de l'IFSI impliquées dans le projet, il me paraissait extrêmement difficile de préparer et de mettre en œuvre des actions de prévention aussi conséquentes sur le peu de temps qui nous était imparti, comme je l'ai dit plus haut. J'ai fait le choix de consacrer la première année à la préparation des actions, et la seconde à leur réalisation. J'avais conscience que ce ne seraient pas les mêmes étudiants qui monteraient le dispositif et qui le mettraient en œuvre, et que cela risquait de créer des frustrations pour les deux groupes, mais peut-être aussi pour les personnes sur le terrain qui ne pourraient pas être disponibles sur deux années consécutives. Il s'est avéré que la plupart des ESI ont apprécié de disposer d'une trame leur permettant d'avancer rapidement dans la mise en œuvre des actions, et certains l'ont clairement indiqué comme une ressource externe dans leur analyse écrite individuelle (comme cité précédemment).

Cependant, certains ESI ont éprouvé des difficultés pour s'approprier un travail réalisé par d'autres personnes : « *Certes le gain de temps n'est pas négligeable, mais en découle une mise en route plutôt difficile* » (ESI n°2 du groupe « étudiants »).

Lorsque le projet était bien préparé par les étudiants lors de l'année scolaire 2016/2017, les ESI n'ont pas effectué eux-mêmes les premières étapes de la démarche de projet, ce qui a été particulièrement déstabilisant pour certains d'entre eux. « *J'ai été déstabilisé par le fait de reprendre un travail d'anciens étudiants [...] et de le concrétiser. J'aurais aimé le construire du début à la fin, j'ai eu le sentiment que notre partie s'étendait presque uniquement à une part logistique et organisationnelle concernant la conférence. Il était difficile de s'intégrer à ce projet qui n'était pas le nôtre* » (ESI n°14 du groupe « handicap physique »). En effet, durant leurs stages, les ESI sont sollicités pour réaliser des projets de soins, d'éducation, de vie pour des patients ou des groupes de patients à leur échelle, afin qu'ils puissent acquérir la méthodologie et la posture qui leur seront nécessaires en tant qu'IDE. Ils ont ainsi été habitués à gérer entièrement des projets du début à la fin. Ce qui leur a été demandé ici est un projet de plus grande envergure, qui s'inscrit la plupart du temps dans une démarche territoriale complexe. L'action réalisée ne sera pas la seule sur le thème pour le public concerné. Par exemple, au CFA l'intervention sur le bruit s'inscrit dans le programme scolaire des apprentis dans une catégorie d'interventions en « prévention, santé, environnement ». Pour certains ESI, il est difficilement concevable de ne participer qu'à une partie du projet, car ils n'en maîtrisent pas tous les aspects et cela devient une source de frustration :

> « *Le travail était déjà commencé par des étudiants de l'année dernière (ESI et ASSC). Il est difficile de reprendre un travail commencé, car nous ne connaissons pas réellement les attentes des autres étudiants ayant débuté le projet. De plus, nous n'avons pas pu apporter les connaissances sur le sommeil et sur les adolescents, car cette partie du travail avait déjà été faite par les ESI de l'année dernière. Il me semble également dommage que les étudiants de l'année dernière n'aient pas pu participer à la mise en œuvre de leur projet* » (ESI n°12 du groupe « adolescents »).

Cependant, le monde de la santé s'intègre de plus en plus dans des projets interdisciplinaires de grande envergure qui se déroulent sur plusieurs années, et pour lesquels les partenaires sont amenés à changer au cours de réalisation. Il est donc important de préparer les futurs IDE à vivre ce type d'expérience dès leur formation initiale quand cela est possible.

7.5. Les difficultés rencontrées avec les étudiants ASSC

Pour clore l'analyse des écrits individuels des ESI, je vais analyser les éléments qui ont dysfonctionné entre les deux groupes d'étudiants (ESI et ASSC). Les éléments relevés par les ESI sont de quatre ordres et relèvent de la communication, du nombre d'étudiants des 2 formations dans chaque groupe, d'une incompréhension mutuelle et d'une organisation difficile. Ces quatre éléments renvoient à des difficultés inhérentes à la dynamique de groupe qui, comme nous l'avons vu plus haut, est un élément fondamental dans la réussite d'un projet mené en interdisciplinarité.

Une communication difficile

La difficulté pour communiquer de manière optimale entre les étudiants issus des deux formations est la principale difficulté relevée par les ESI. Cet aspect dysfonctionnant des projets de santé publique est cité dans tous les groupes, mais pas de manière homogène : les groupes « enfants » et « précarité » le mentionnent énormément alors que les groupes « handicap physique » et « handicap mixte » le mentionnent beaucoup moins. Les ESI ont identifié plusieurs causes possibles aux difficultés de communication rencontrées avec les étudiants ASSC.

La première est relative aux informations données par les enseignantes lors de la présentation du projet aux étudiants issus des deux formations : « *Lors du premier rendez-vous avec les étudiants ASSC, nous n'avions pas reçu [...] les bonnes informations, et nous avons dû recommencer les groupes de travail. Cela nous a fait perdre du temps précieux car il a fallu répartir à nouveau les tâches, afin que chacun puisse intégrer un groupe de travail qui lui convenait* » (ESI n°22 du groupe « adolescents »). Les étudiants ASSC et les ESI ont parfois eu le sentiment d'avoir eu des consignes de travail différentes, ce qui les a mis en difficulté. D'ailleurs, certains proposent comme élément de réajustement qu'« *il aurait été souhaitable que ce projet soit présenté en même temps et conjointement aux étudiants des deux écoles. Nous aurions eu les mêmes informations, donc cela aurait été aidant* » (ESI n°8 du groupe « enfants »).

De plus, il s'avère que les étudiants ASSC et les ESI n'étaient pas préoccupés par les mêmes éléments lors de la réalisation des projets. En effet, pour tout le monde, le travail a fait l'objet d'une évaluation normative qui comptait dans la moyenne du semestre. Cependant, les ESI et les étudiants ASSC étaient évalués sur des travaux différents, ce qui a encore complexifié les relations entre eux :

> « *Nous ne travaillions pas pour le même objectif avec les étudiants ASSC. C'était pour eux le mémoire et pour nous une UE optionnelle. Il a donc été difficile pour nous de trouver notre place au départ* » (ESI n°2 du groupe « adolescents »). De ce fait, « *nos attentes respectives par rapport au projet n'étaient pas claires. Nous n'avons donc pas pu nous entendre sur la préparation et le déroulement de l'action* » (ESI n°6 du groupe « enfants »).

Les objectifs de l'action pour chaque public-cible ont pourtant été fixés conjointement par les groupes lors de l'année précédente, et tous les étudiants en avaient pris connaissance avant leur première rencontre.

Cependant, le fait d'être évalué a, semble-t-il, parfois pris le pas sur l'intérêt du projet pour le public. Ainsi, *« même si l'objectif final était commun à tous, la communication a été difficile entre les deux temps de rencontre, ce qui a engendré quelques tensions et des difficultés à trouver une unité dans le travail »* (ESI n°20 du groupe « précarité »). Par exemple, les travaux d'Alfie Kohn (1993) ont démontré que le fait d'être noté a tendance à réduire l'intérêt des étudiants pour l'apprentissage. Ainsi, plus ils sont récompensés pour une activité réalisée, plus ils perdent leur intérêt pour cette activité. Il n'est donc pas impossible que les étudiants ASSC et les ESI aient, pour certains d'entre eux, perdu de vue l'objectif principal qui était de fournir une prestation de qualité au public-cible en mettant en commun leurs savoirs et expériences, pour se centrer uniquement sur l'aspect normatif de leur travail : *« chaque groupe se préoccupait de son travail sans se questionner vraiment sur le sens de notre partenariat »* (ESI n°8 du groupe « handicap physique »).

Les plannings scolaires différents pour les futurs travailleurs sociaux et les ESI ont également contribué à rendre la communication entre eux difficile en-dehors des temps de rencontre programmés : « *Il a été difficile de travailler avec les étudiantes ASSC, car nous n'avions pas le même planning de disponibilité, et nous sommes souvent restés sans réponse, ou [avons eu une] réponse tardive aux différents mails envoyés, nous étions donc dans l'attente pour pouvoir avancer dans nos démarches »* (ESI n°14 du groupe « précarité »). En effet, comme je l'ai déjà évoqué, il a été compliqué pour les enseignantes de faire coïncider les plannings des deux formations, en plus de ceux des personnes ressources sur le terrain. Les uns étaient en stage quand les autres étaient en période de cours, sauf durant les deux semaines où ont eu lieu les rencontres entre les étudiants et la semaine où les actions ont été réalisées sur le terrain. Ainsi, les ESI et les étudiants ASSC ont eu des temps de travail supplémentaires pour préparer les actions, mais pas toujours sur la même période, ce qui a compliqué la communication entre eux. Ils ont bien tenté de remédier à cela en ayant recours aux nouvelles technologies de l'information et de la communication, mais cela n'a pas toujours été efficace : « *Malgré l'échange de mails et la création d'un groupe sur un réseau social, le nombre d'informations partagées fut très limité. »* (ESI n°19 du groupe « enfant »).

Les conséquences de ce défaut de communication ont engendré un manque de partage d'informations de la part des étudiants ASSC, qui a parfois eu un impact sur la qualité de la prestation fournie, comme pour le groupe « enfants » qui n'a pas su animer un théâtre-forum : « *Lors de nos rencontres, la communication était quasiment inexistante. Je regrette que nous n'ayons pas su tirer profit de nos connaissances et compétences respectives. De plus, elles ne nous ont pas suffisamment expliqué en quoi consistait un théâtre-forum. Nous n'avions pas bien cerné le fonctionnement, ce qui nous a empêché d'optimiser notre action »* (ESI n°5 du groupe « enfants »). De plus, la communication avec les personnes ressources a pu, elle aussi, se retrouver impactée : « *L'intervenante de sophrologie a été appelée deux fois : une fois par une étudiante de l'IUT et une seconde fois par une ESI, lié au manque de communication et de partage d'informations utiles à la mise en place du projet* » (ESI n°9 du groupe « étudiants »). Cela a induit une perte de temps et des désagréments pour la personne ressource, mais les conséquences auraient pu être plus importantes si des informations contradictoires lui avaient été transmises, compromettant ainsi la réalisation du projet.

La disproportion entre le nombre d'ESI et d'étudiants ASSC

La différence importante entre le nombre d'étudiants ASSC et d'ESI dans les groupes est mentionnée en deuxième position des difficultés rencontrées. En effet, les ESI représentaient 24 personnes dans chaque groupe, alors que les étudiants ASSC n'étaient que 3 ou 4. Cette difficulté est mentionnée de manière homogène par les ESI des 6 groupes.

Nous avons vu que le nombre important d'ESI au sein des 6 groupes avait représenté un frein dans la mise en œuvre des projets. Le fait que seulement 3 ou 4 étudiants ASSC soient présents dans chaque groupe pour y apporter un aspect interdisciplinaire a représenté une difficulté supplémentaire : « *Ces rencontres se sont avérées parfois compliquées car quatre étudiantes ASSC devaient coordonner les actions de vingt-quatre étudiants infirmiers. Cela a constitué une difficulté dans ce projet, notamment en raison de la taille importante du groupe* » (ESI n°20 du groupe « précarité »). De par leur formation et les compétences qu'ils ont pu acquérir, le rôle de coordonnateur leur était effectivement normalement dévolu. Toutefois, il leur a été parfois difficile de prendre cette place face à un nombre conséquent d'ESI à manager. Ils n'avaient jamais été mis en situation de gérer une équipe aussi importante, et cela a parfois pu les intimider :

> « *Lors de notre première rencontre commune, j'ai rapidement constaté la difficulté d'être un groupe de 28 participants sans guide hiérarchique [...] Ainsi, trouver sa place, ses objectifs de travail prirent un temps considérable. [...] Même si la communication [des étudiantes ASSC] à notre égard était peut-être maladroite, la nôtre mérite le même adjectif. Et je reconnais leur témérité dans leur tentative primaire d'invitation au dialogue face à une vingtaine de paires d'yeux fuyants, interrogateurs ou non intéressés* » (ESI n°18 du groupe « enfants »).

Ainsi, le rapport de force entre trois ou quatre personnes d'un côté, et vingt-quatre personnes de l'autre s'en trouve déséquilibré et ne favorise pas la cohésion du groupe : « *nous étions 24 étudiants infirmiers pour 3 étudiantes ASSC, ce qui limite les échanges et déséquilibre la participation et l'investissement de chacun* » (ESI n°13 du groupe « étudiants »). Il était en effet aisé pour certains ESI de se mettre en retrait en toute discrétion dans la conduite du projet, du fait du nombre important de personnes issues de leur filière : « *J'ai eu énormément de mal à m'investir à 100% dans ce projet.*

Travailler à 24 ESI et 4 étudiants ASSC, de plus ne faisant pas partie de notre promotion, sur un même projet m'a semblé compliqué au départ, d'où ma difficulté à [y] adhérer complètement » (ESI n°9 du groupe « handicap physique »). Cela n'a bien sûr pas été possible pour les étudiants ASSC, et leurs difficultés à manager le groupe ont été repérées par les ESI : *« Dans l'organisation du travail, les groupes devaient être répartis afin de permettre aux étudiants ASSC de suivre un ou deux groupes d'ESI : par exemple, si chaque étudiant ASSC avait fait le point en début et fin de séance avec un ou deux groupes d'ESI, ils auraient pu être au courant de l'avancement du projet de manière plus précise »* (ESI n°9 du groupe « adolescents »).

Une incompréhension de la place des étudiants ASSC

La difficulté pour réussir à mettre en place une dynamique de groupe favorable avec les étudiants ASSC a été une grande source de frustration et de rancœur pour certains ESI. Cela a été amplifié par une incompréhension de leur rôle au sein des projets. Sur les 43 ESI qui s'expriment sur le sujet, 19 appartiennent au groupe « enfants », alors qu'aucun ESI du groupe « handicap physique », un seul ESI du groupe « handicap mixte » et 2 ESI du groupe « étudiants » l'évoquent.

Tout d'abord, le rôle des étudiants ASSC au sein de chaque groupe n'a pas toujours été clarifié, ce qui a été une source de malentendus. En effet, *« leur rôle et leur champ de compétence n'était pas clairement identifiés. Mes recherches m'ont permis de comprendre qu'ils intervenaient dans le cadre de la conception de projets sociaux et culturels. Un manque de clarification des rôles de chaque professionnel intervenant dans le projet peut être un frein dans la réalisation optimale de celui-ci »* (ESI n°11 du groupe « handicap mixte »). Pourtant, les ESI avaient bénéficié au préalable de la présentation du métier d'animateur socioculturel par un professionnel de terrain durant un cours magistral à l'IFSI. Mais visiblement, certains ESI n'ont pas établi de liens entre son intervention et le rôle des étudiants ASSC au sein des projets réalisés en collaboration.

Ensuite, il semble que pour le groupe « enfants », le rôle des étudiantes ASSC lors de la mise en œuvre de l'action, fixé au préalable, n'ait pas été respecté ou ait mal été compris par les ESI : *« Il était prévu que l'une [des étudiantes ASSC] co animerait le débat avec un ESI, ce qui n'a pas abouti puisque cela a été annulé au dernier moment. [...] J'ai malheureusement ressenti un manque de cohésion entre ces deux corps de métier, ce qui est dommage »* (ESI n°21 du groupe « enfants »).

Les termes « manque d'implication » ou « manque d'investissement » reviennent souvent dans les écrits des ESI, témoins que la dynamique de groupe entre les représentants des deux filières n'a pas toujours été optimale : *« Nous avons constaté un manque d'implication de la part du groupe ASSC au moment des temps de travail et le jour de l'animation »*

(ESI n°1 du groupe « adolescents »). Cela est avant tout mentionné par les ESI le jour de l'action, et se ressent également pour la mise en place de la logistique : « *Le manque d'investissement le jour de l'intervention s'est fait ressentir : elles n'ont pas participé à la mise en place du goûter ou l'installation du matériel* » (ESI n°3 du groupe « enfants »). L'intérêt de leur présence le jour de l'action est un sujet de débat pour certains ESI : « *J'ai eu l'impression que les 4 membres de l'IUT étaient spectatrices de notre travail* » (ESI n°10 du groupe « enfants »).

Enfin, quand le rôle des étudiants ASSC au sein du groupe a été défini, ce sont parfois leurs compétences managériales qui ont été remises en question : « *Il fallait écouter les propositions de chacun, sans pour autant partir dans une mauvaise direction. La communication avec les étudiantes ASSC n'a pas toujours été simple, nous nous sentions parfois non entendus ou pas pris au sérieux* » (ESI n°2 du groupe « précarité »). Tous les étudiants ASSC n'étaient peut-être pas prêts à exercer la fonction de leader au sein du groupe, et se sont ainsi retrouvés en difficulté. Les travaux de Renaud Sainsaulieu et Françoise Piotet (1994) ont mis en évidence que le leader doit être reconnu par le groupe pour son charisme et sa compétence. Il a un rôle de médiateur entre l'individu et le groupe. Il doit pouvoir animer le groupe et lui insuffler une véritable dynamique tournée vers la réussite du projet. Pour cela, il doit posséder des compétences managériales spécifiques. S'il est trop directif, les conflits entre les différents participants restent latents, et les membres du groupe ne pourront pas exprimer leurs idées. Cela a pu créer de la frustration chez certains ESI.

Une difficulté pour s'organiser avec efficience

La dernière difficulté mentionnée par les ESI dans leur travail avec les ASSC est d'ordre organisationnel. Il est à noter que les groupes « handicap mixte » et « étudiants » n'y font aucunement allusion, alors que les groupes « précarité » et « adolescents » le mentionnent à plusieurs reprises.

Nous avons vu que la dynamique de groupe est influencée par le mode de management choisi par les personnes qui exercent le rôle de chef de projet. Pour certains ESI, la place que les étudiants ASSC ont pris au sein des différents groupes de travail n'a pas permis une organisation optimale.

Tout d'abord, comme cela a été dit plus haut, le nombre important d'étudiants dans chaque groupe nécessitait de constituer des sous-groupes de travail. Mais le rôle et les missions de chacun d'entre eux n'ont pas toujours été clairement définis : « *Chaque groupe avait un rôle à part entière, avec chacun une mission spécifique [...]. Mais la [clarification] entre les étudiants ASSC et les ESI concernant les objectifs de chacun aurait permis de davantage comprendre le travail et la place de chacun au sein de la mise en œuvre du projet* » (ESI n°21 du groupe « précarité »). Même lorsque les sous-groupes ont réussi a travaillé avec une dynamique performante, il manquait parfois une personne pour exercer un rôle de coordination entre eux, de manière à avoir une vue d'ensemble de l'avancée du projet et pouvoir détecter, le cas échéant, des lacunes dans la mise en œuvre des actions sur le terrain : « *La coordination des groupes n'a pas été suffisante, ce qui a généré un manque d'informations le jour de l'intervention. [...] Il manquait peut-être un rapporteur qui aurait eu pour objectif de coordonner les différents groupes, afin d'avoir un regard général sur l'avancée de l'ensemble des différentes tâches à accomplir* » (ESI n°14 du groupe « adolescents »).

De plus, il n'a pas semblé pertinent à certains ESI que le rôle de leader soit dévolu uniquement à des étudiants ASSC : « *Il aurait été intéressant, dans le cas de ce projet, qu'un étudiant infirmier et qu'un étudiant ASSC soient référents du groupe entier, afin de rencontrer le professionnel qui nous a accueilli pour réaliser notre projet. Cela aurait amélioré les échanges et aurait permis de transmettre les bonnes informations à chaque étudiant.* » (ESI n°15 du groupe « précarité »). Cela est d'autant plus vrai pour les ESI qui estiment, comme nous l'avons vu, que les étudiants ASSC n'ont parfois pas réussi à assumer le leadership du projet : « *Il aurait fallu, je pense, que les étudiantes en Licence professionnelle soient plus actrices du projet d'éducation, au lieu d'avoir seulement un rôle de coordination qui, selon moi, n'a pas toujours été de bonne qualité, ce qui a pu mettre un frein à l'organisation et au bon déroulement de l'action* » (ESI n°18 du groupe « précarité »).

Enfin, le fait que les étudiantes aient parfois fait le choix de ne pas s'impliquer dans l'action, alors qu'ils se destinent à l'animation socioculturelle, n'a pas toujours été compris : « *Je pense qu'une étudiante ASSC aurait pu animer [le théâtre forum] sur scène avec un ESI, afin de nous aider et d'apporter leur expérience* » (ESI n°6 du groupe « enfants »).

VIII. Les enjeux pour les etudiants ASSC

Pour avoir accès au vécu des étudiants ASSC concernant la recherche-action, j'ai réalisé des entretiens collectifs. Ceux-ci ont tous eu lieu la même journée, à l'issue de la présentation orale du travail de recherche de chaque groupe. Les entretiens ont été enregistrés avec l'accord des étudiants, et retranscrits intégralement. Une carte heuristique m'a servi de guide d'entretien pour aborder quatre thèmes : l'interdisciplinarité, la dynamique de groupe, le bilan de l'action et l'apport de compétences que le projet a permis.

8.1. L'apport du logiciel de lexicométrie

La retranscription des *verbatims* m'a permis d'utiliser un logiciel de lexicométrie pour procéder à l'analyse de contenu. En effet, cela n'a pas été possible avec les écrits des ESI car j'ai récupéré des photocopies de leurs travaux écrits, dont je n'avais pas pu extraire le texte de manière informatique. Mon approche par méthode de théorisation ancrée étant inductive, le logiciel Iramuteq m'a semblé le plus approprié pour me seconder dans l'analyse de contenu. En effet, il s'agit d'un logiciel d'analyse de textes qui s'inscrit dans la catégorie des logiciels « automatiques » : il « permet surtout de faire de l'analyse lexicométrique avec des statistiques textuelles » (Roy et Garon, 2013, p.155). L'analyse produite par ce logiciel n'est pas la résultante d'une catégorisation préalable du chercheur en fonction de ses objectifs de recherche, comme cela est le cas avec des logiciels d'analyse « manuels ». Le logiciel fragmente le corpus en textes, puis en segments dans lequel sont repérées des cooccurrences, qui sont des associations statistiquement significatives de deux mots dans une même unité de contexte élémentaire (UCE). La récurrence de mots corrélés permet d'obtenir un aperçu des thématiques prévalentes dans le discours. « C'est l'analyse et l'interprétation de ces classes qui permettent aux chercheurs de déterminer les grands thèmes récurrents d'un corpus et d'en mieux comprendre le contenu » (Roy et Garon, 2013, p.158).

Le logiciel permet de classer de manière descendante les thématiques qui apparaissent de manière récurrente dans le discours des étudiants. Le chercheur Max Reinert les apparente à des « mondes lexicaux ». Selon lui, « un énoncé traduit donc davantage un point de vue particulier [...]. Notre hypothèse principale consiste justement à considérer le vocabulaire d'un énoncé particulier comme une trace pertinente de ce point de vue. [...] Nous appelons mondes lexicaux, les traces les plus prégnantes de ces activités dans le lexique » (1993, p.11). J'ai choisi de m'intéresser à la fonction du logiciel permettant de repérer la fréquence d'apparition des mots récurrents. Ces mots ont été lemmatisés[37]. Iramuteq considère le texte comme un assemblage de mots : la classification réalisée est indépendante de l'ordre des mots dans le corpus. J'ai fait apparaître cette liste des termes et leur fréquence d'apparition sans aucune intervention préalable sur le corpus des réponses des étudiants ASSC. En revanche, j'ai ensuite procédé, après plusieurs lectures de la retranscription des entretiens, à un regroupage de certains termes qui avaient le même sens. Par exemple, le verbe « prendre » est tantôt associé au mot « temps », tantôt au mot « parole » dans le discours des étudiants. De même, j'ai regroupé les termes différents qui renvoient à la même idée, comme « mettre en place » et « mettre en œuvre ». Enfin, j'ai supprimé les termes qui, selon moi, n'étaient pas utiles à l'analyse, comme par exemple le terme « coup » (employé la plupart du temps dans l'expression « du coup »). J'ai retenu les occurrences qui apparaissent initialement au moins dix fois dans le corpus. Certaines ont été scindées en

[37] Les verbes conjugués sont ramenés à leur infinitif, les substantifs au singulier, les adjectifs au masculin singulier et les formes élidées à la forme sans élision.

plusieurs catégories, comme expliqué ci-dessus, ce qui explique que, parfois, le chiffre associé au mot soit inférieur à 10.

Mon objectif n'est donc pas de remplacer l'analyse manuelle des données recueillies, mais de remodeler la relation entre l'analyse et le résultat à l'aide du logiciel : le codage me permet de compléter les éléments observés, d'explorer des pistes nouvelles, de porter un regard différent sur le texte. En croisant les données statistiques fournies par le logiciel et les éléments identifiés dans le discours des étudiants ASSC, je suis parvenue à identifier les quatre thèmes qui étaient déjà présents dans les écrits des ESI :

- *Les compétences professionnelles renforcées* : ici, il s'agit de la maîtrise de la méthodologie de projet et de la méthodologie de recherche ;
- *Les compétences transversales développées* : les étudiants ASSC parlent d'éducation à la santé, mais également de la découverte des rôles éducatif et préventif de l'IDE, ainsi qu'une prise de recul sur leur posture professionnelle ;
- *Les indicateurs de satisfaction* : le travail en interdisciplinarité avec des futurs intervenants du milieu sanitaire a été pour les étudiants ASSC enrichissant, ils ont atteint les objectifs fixés et ils pointent le rôle facilitateur de l'enseignante qui les a accompagnés ;
- *Les difficultés rencontrées* : les étudiants ASSC pointent le manque de temps, le manque de pertinence de certaines actions, les difficultés rencontrées avec les structures, la communication parfois difficile avec les ESI et leur manque d'investissement, la difficulté à trouver leur place au sein des projets interdisciplinaires.

La forme de l'outil de recueil des informations, les *focus groups*, permet en outre de mesurer l'écart entre ce que les étudiants ASSC relatent de la dynamique entre eux et ce qui est observé lors des entretiens.

8.2. Des compétences professionnelles renforcées

Comme les ESI, les étudiants ASSC soulignent les éléments de compétence propres à leur futur métier qui ont été développés grâce au travail mené en interdisciplinarité avec les futurs IDE. La méthodologie de projet, qui a servi à monter les actions auprès des publics, est largement abordée. Mais les étudiants ASSC se sont également confiés sur la méthodologie de recherche, qui n'était pas spécifiquement ciblée dans mes questions. Il faut toutefois rappeler que les entretiens ont eu lieu immédiatement après la présentation orale de leur rapport de recherche, ce qui a certainement grandement contribué au fait qu'une part de leur discours soit consacrée à ce thème.

La méthodologie de projet

L'analyse lexicale du corpus montre que c'est le thème le plus abordé par les étudiants ASSC. Sur les 55 principales formes actives identifiées par le logiciel, 20 sont représentatives de la thématique de la méthodologie de projet.

Le terme « méthodologie » apparaît dix fois en association avec la notion de projet dans le discours des étudiants ASSC. On le retrouve majoritairement dans les réponses à la question préliminaire concernant la maîtrise de la méthodologie de projet par les étudiants. Le terme a donc été induit par l'enquêtrice. Cependant, deux d'entre eux expliquent en quoi le travail en interdisciplinarité a permis aux ESI de maîtriser eux aussi la méthodologie de projet : *« Sur la méthodologie, on n'a pas travaillé en soi sur le projet, ce sont plutôt les élèves infirmiers qui ont mené l'action, qui ont travaillé sur cette méthodologie »* (Margaux[38], groupe « handicap mixte »). Un des rôles des étudiants ASSC était d'ailleurs d'aider les ESI à se l'approprier : *« Sûrement qu'ils ont aussi de la méthodologie de projet, mais comme à l'IUT c'est monnaie courante d'organiser des événements, de réaliser ce genre d'actions, on s'est dit qu'il serait intéressant d'avoir au moins l'un d'entre nous dans chacun des groupes opérationnels »* (Eric, groupe « handicap physique »).

Le terme « vraiment », apparaît avec une occurrence importante dans le discours des étudiants ASSC. Selon le Centre National de Ressources Textuelles et Lexicales (CNRTL)[39], cet adverbe peut renvoyer à 2 notions principales :

- l'accent est mis sur la conformité à la réalité, à la vérité objective. Le terme est dans ce cas synonyme de « d'une manière conforme à la vérité » ou de « dans la réalité, et non dans l'imagination, la légende ou le rêve » ;
- l'accent est mis sur l'énonciation : pour insister sur la vérité de ses propos, exprimer son étonnement, renforcer une affirmation, une négation ou une interrogation.

Nous retrouvons les deux notions dans le discours des étudiants ASSC. Ils relatent que le projet leur a permis de concrétiser des éléments vus en théorie, comme leur rôle de coordinateurs de projet : *« L'animation et la coordination, ce n'est pas pareil ! Aujourd'hui [...] on commence à vraiment bien cerner, mais au début, ce n'était pas évident, et c'est vrai qu'on avait des fois plus des postures d'amateurs auprès de la structure, que de professionnels »* (Lola, groupe « enfants »). Mais la plupart du temps, les étudiants ASSC utilisent le terme « vraiment » pour accentuer l'importance de ce qu'ils ont vécu dans le projet. Les faits peuvent être positifs : *« C'était très enrichissant, et ça s'est vraiment bien déroulé, mieux que ce qu'on*

---

38 Tous les prénoms ont été modifiés pour garantir l'anonymat des étudiants

39 https://www.cnrtl.fr/definition/vraiment (consulté le 11 mai 2018)

pouvait penser au début » (Océane, groupe « étudiants »). Mais, parfois, ils peuvent également renvoyer aux difficultés rencontrées : *« On aurait vraiment dû plus expliquer notre rôle, ce que nous... Ils ont eu l'impression que nous n'avions pratiquement rien fait, en fait ! »* (Léa, groupe « précarité »).

Les termes « public », « question », « demander » et « quelque chose » renvoient à la compétence 1 du programme d'études des étudiants ASSC *« Analyser stratégiquement une situation professionnelle d'intervention sociale ».* En effet, cette compétence vise à prendre en compte les demandes et questions des structures et des publics auprès desquels l'animateur socioculturel mettra en place un projet d'animation. La forme active « quelque chose » est particulièrement intéressante à souligner. C'est un terme indéfini, que l'on utilise souvent lorsque l'on est au début d'une réflexion, lorsque l'analyse de la situation n'est pas achevée. Dans la phase préliminaire à la mise en œuvre d'un projet, il est fréquent de changer la direction première que l'on souhaitait donner à nos actions, après avoir concerté ses partenaires : *« on a dû réajuster notre hypothèse, et du coup mettre l'accent sur quelque chose de ludique, même si cela était moins pédagogique »* (Lara, groupe « adolescents »). Cependant, lorsque ce terme est employé à la fin d'un projet, cela peut également signifier que certaines notions n'ont pas bien été intégrées. Par exemple, une étudiante ASSC définit l'interdisciplinarité par ces termes : *« avancer ensemble, construire quelque chose ensemble, avec chacun ses connaissances, chacun ses limites, vers un projet commun, en fait »* (Lola, groupe « enfants »). Elle n'est peut-être pas parvenue à identifier clairement ce que les étudiants ASSC ont construit en commun avec les ESI dans le projet.

Les termes « groupe », « action », « travail », « parler/prendre la parole », « animation », « objectif », « partie », « mettre en place/mettre en œuvre » et « prendre le temps » renvoient à la deuxième compétence du programme d'études des étudiants ASSC *« Concevoir et mettre en œuvre un projet d'animation ».* Comme nous l'avons vu dans les écrits des ESI, après avoir analysé la situation, les différentes parties de la méthodologie du projet d'animation consistent à définir des objectifs, concevoir et mettre en œuvre des actions, puis les évaluer. Le travail ne peut s'effectuer qu'en groupe, ce qui explique la forte occurrence des deux termes, qui sont souvent employés ensemble. Il n'est pas aisé de travailler à plusieurs, surtout dans le cadre de réseaux où les partenaires sont multiples. C'est pourquoi les étudiants ASSC tiennent à souligner lorsque la dynamique de groupe a été positive : *« Sinon, dans l'ensemble, le travail de groupe avec mes collègues : très bien. Le travail de groupe avec les infirmiers : très bien. La communication avec les profs : très bien. La communication avec le CFA : nickel ! »* (Mounia, groupe « adolescents »). La prise de parole est également indispensable lors de la conception et de la mise en œuvre d'un projet de groupe, si l'on veut que chacun puisse exposer ses idées. Comme l'ont également souligné les ESI, cela n'est pas toujours aisé dans un groupe de grande dimension, mais lorsque la dynamique est positive, chacun peut y arriver : *« A la fin, [les ESI] étaient beaucoup plus à prendre la parole, à être à l'aise. Et puis après, il y avait une cohésion de groupe, du coup c'est sûr c'était plus facile »* (Maëva, groupe « étudiants »).

Les termes « projet », « rôle », « coordination/coordinateur » renvoient à la compétence 3 du programme d'études des étudiants ASSC *« Coordonner la mise en œuvre d'un projet d'action »*. Dans le travail mené en interdisciplinarité avec les ESI, les étudiants ASSC, du fait de leur cursus, se sont approprié le rôle de coordinateurs des projets. Pour certains étudiants, cela leur a permis de développer des compétences nouvelles par rapport à leur cursus antérieur : *« j'ai bien aimé justement le rôle de coordinateur, parce qu'en DUT carrières sociales, on a surtout un rôle d'animateur »* (Léa, groupe « précarité »). Pour d'autres étudiants ASSC qui avaient déjà expérimenté ce rôle, cela a été l'occasion de renforcer leurs compétences : *« Ça nous a aidé à améliorer notre compétence dans la coordination de projets, avec un grand groupe, parce que la coordination de projet avec un petit groupe, on l'avait déjà faite. Mais pour ma part, c'était la première fois que je travaillais à la coordination d'un projet de grande ampleur : 30 personnes, c'est énorme à gérer ! »* (Eric, groupe « handicap physique »). Toutefois, certains d'entre eux n'ont pas souhaité endosser seuls ce rôle, et certains ESI les ont secondés dans la coordination : *« il y avait Clément [un ESI] qui gérait bien les échanges en fait. Il gérait les échanges avec les groupes de l'IFSI, et puis après il nous transmettait. On avait un bon contact avec lui »* (Margaux, groupe « handicap mixte »). Enfin, les étudiants ASSC du groupe « handicap physique » ont souhaité participer, en plus de leur mission de coordinateur, à la mise en œuvre du projet : *« on ne voulait pas se placer uniquement en coordinateurs [...]. On voulait également [...] participer. On s'est incorporé à des sous-groupes, pour faire un suivi, et aussi pour donner, en toute modestie, les deux-trois connaissances qu'on avait »* (Eric, groupe « handicap physique »).

Enfin, les termes « information/communication » et « affiche » renvoient à la quatrième compétence du programme d'études des étudiants ASSC *« Conduire des démarches pédagogiques dans une perspective socio-éducative »*. Seul l'aspect « communication » du rôle pédagogique de l'animateur socioculturel a été mentionné par les étudiants ASSC. Les informations et la communication concernent les échanges entre les ESI et les étudiants ASSC : *« je récoltais toutes les informations sur les cancers et l'évaluation. De ce fait, une fois que tout était préparé, je dialoguais avec les personnes qui étaient responsables de ça. On a tout mis en commun »* (Léa, groupe « précarité »). Elles concernent également les échanges avec la structure partenaire, même s'ils n'ont pas toujours été constructifs : *« Quand on a eu un entretien avec la responsable, on lui a dit que ce serait bien qu'elle nous trouve un comédien professionnel qui serait en mesure de mener à bien cette action. Cela n'a pas été le cas »* (Ilona, groupe « enfants »). Enfin, ils concernent également les échanges avec le public :

« j'avais cette attente de pouvoir apporter quelque chose de bien, qu'ils [les apprentis] améliorent leur comportement, que cela leur soit bénéfique, mais ils ont intégré cette information un peu en décalé, le temps que cela se mette en route » (Zeynep, groupe « adolescents »). Quant aux affiches et autres supports moins souvent mentionnés par les étudiants (flyers, PowerPoint, posters…), ils font référence aux supports ayant servis lors des actions. Ceux-ci ont, la plupart du temps été élaborés par les ESI, avec les conseils avisés des étudiants ASSC : *« Pour la création d'affiches, ils ne pensaient pas qu'on pouvait faire ce genre de choses juste avec « Word », c'était assez marrant ! »* (Maëva, groupe « étudiants »).

La méthodologie de recherche

L'analyse lexicale seule ne permet pas de mettre clairement en évidence que le travail réalisé avec les ESI a permis aux étudiants ASSC d'acquérir la méthodologie de recherche. En effet, seules deux formes actives en lien avec celle-ci sont identifiées par le logiciel de manière prévalentes : « recherche » et « objectif ».

Le terme « objectif » se rapporte également, nous l'avons vu, à la méthodologie de projet car les objectifs des actions de prévention rejoignent ceux du travail de recherche. D'autres termes inhérents à la méthodologie de la recherche se trouvent cités avec de faibles occurrences, comme « hypothèse » (cité deux fois), « questionnaire » (cité quatre fois), « enquête » (citée deux fois) ou encore « résultat » (cité quatre fois) et n'apparaissent donc pas dans le tableau ci-dessus.

Il faut rappeler que méthodologie de recherche n'était pas directement ciblée par les questions posées aux étudiants ASSC lors des entretiens, ce qui peut expliquer une si faible représentativité de mots relevant du champ lexical de la recherche dans leurs propos. Cependant, les entretiens ayant lieu juste après la présentation des rapports de recherche, il n'est pas illogique que ce thème soit tout de même mentionné par les étudiants. De plus, le travail en interdisciplinarité mené avec les ESI avait pour but de permettre aux étudiants ASSC de réaliser leurs travaux de recherche : tous les groupes ont donc établi des liens entre les projets et la recherche.

Lors de leur formation, les étudiants ASSC étudient la méthodologie de la recherche en sciences sociales, telle qu'enseignée par Raymond Quivy et Luc Van Campenhoudt (1995).

Chaque groupe d'étudiants ASSC a élaboré une question de départ, en lien avec le thème de chaque projet de prévention. Grâce aux recherches menées par les ESI, ils ont ensuite pu effectuer des entretiens exploratoires avec les responsables des structures pour élaborer une problématique, une ou plusieurs *hypothèses* de recherche et des *objectifs* d'enquête. Ils ont ensuite réalisé des *enquêtes* sous forme de *questionnaires* qu'ils ont soumis au public, afin de vérifier la validité de leurs hypothèses, et de répondre à leur problématique. Les *résultats* de leur enquête ont fait l'objet du compte-rendu oral.

Tableau 10 : Thème du travail de recherche, la problématique et hypothèse(s) de recherche pour chaque groupe d'étudiants ASSC

Groupe « enfants » : Les effets des images violentes à la télévision sur la santé des enfants **Problématique** : En quoi des actions de prévention sur les conséquences des images violentes peuvent-elles modifier le comportement des enfants et des parents ? **Hypothèses** : - Les images violentes favorisent un comportement violent chez l'enfant - Les images violentes instaurent des troubles du sommeil chez l'enfant - Les parents ignorent le danger des images violentes diffusées à la télévision et l'impact sur le comportement et le développement de leur enfant	***Groupe « précarité » :*** La sensibilisation des personnes en situation de précarité au dépistage des différents cancers **Problématique** : Pourquoi est-il important de parler de dépistage des cancers prévalant aux personnes en situation de précarité ? **Hypothèses** : - Mettre en place ce type d'actions sur le dépistage des cancers permet de sensibiliser le public. - L'interdisciplinarité est nécessaire pour monter des actions de sensibilisation auprès d'un public en difficulté. - Les étudiants en soins infirmiers ont du mal à comprendre quel rôle ils ont à jouer face à ce type de public
Groupe « adolescents » : Le sommeil des adolescents apprentis **Problématique** : Comment permettre aux adolescents apprentis « métiers de bouche » de mieux concilier les différents rythmes de vie de l'alternance afin d'améliorer la qualité de leur sommeil ? **Hypothèse** : Une action sous forme ludique permet de sensibiliser les adolescents apprentis « métiers de bouche » aux différents facteurs impactant la qualité du sommeil	***Groupe « handicap physique » :*** Les bienfaits du handisport pour les étudiants de carrière sociale et de l'IFSI **Problématique** : Quelle est la perception des étudiants du secteur médico-social à propos du handicap moteur ? Est-elle péjorative ? **Hypothèses** : - Les étudiants de carrières sociales et de l'IFSI ont une image négative (à leur sens) du handicap moteur - Les étudiants de carrières sociales ont malgré tout une image plus positive du handicap moteur que les étudiants de l'IFSI - Les étudiants de carrières sociales et de l'IFSI vont avoir une image plus positive du handicap moteur à la suite de la conférence donnée le 15/11/2017
Groupe « étudiants » : La réflexologie plantaire contre le stress des étudiants **Problématique** : En quoi la réflexologie plantaire, chez les étudiants, peut être un moyen de gérer leur stress ? **Hypothèses** : - La réflexologie plantaire est une méthode efficace contre le stress et peut être réutilisée individuellement. - Depuis cette séance, les étudiants ont modifié leurs comportements	***Groupe « handicap mixte » :*** Hygiène des mains et personnes en situation de handicap mental et physique **Problématique** : Dans une structure en milieu ouvert, comment adapter une sensibilisation à l'hygiène des mains pour des adolescents en situation de handicap, afin d'éviter la transmission de germes manu portés ? **Hypothèse** : Pour favoriser l'hygiène des mains chez les adolescents, il faut mettre en place une action de sensibilisation qui impulse une prise de conscience des jeunes

Lors des *focus groups*, les étudiants ASSC mentionnent le fait que le travail mené en interdisciplinarité leur a permis d'une manière générale d'acquérir ou de consolider la méthodologie du travail de recherche : *« Au niveau de la méthodologie de recherche, j'en avais fait en DUT, mais elle était amenée différemment, et j'ai trouvé cela intéressant d'avoir un peu une autre approche »* (Corentin, groupe « handicap mixte »). Ils mentionnent également avoir expérimenté la posture de chercheur : *« Les enquêtes réalisées auprès des parents et des enfants, cela a été très formateur pour nous parce que cela nous a réellement mis dans la posture de diagnostic à réaliser, et de recherche aussi »* (Ilona, groupe « enfants »).

Le groupe « adolescents » critique tout de même les résultats de son enquête. Leur hypothèse de recherche était « une action sous forme ludique permet de sensibiliser les adolescents apprentis "métiers de bouche" aux différents facteurs impactant la qualité du sommeil ». Les étudiants ASSC ont effectué une étude comparative en administrant aux apprentis le même questionnaire 15 jours avant l'action et 1 mois après l'action. Ce dernier portait sur leurs habitudes de sommeil et leurs habitudes de vie qui peuvent impacter la qualité du sommeil (activité physique, consommation alimentaire, d'alcool, usage des écrans). L'analyse des données leur permet d'affirmer que l'action de prévention a impacté de façon bénéfique le comportement de certains adolescents du fait d'un allongement du temps de sommeil avec un gain d'une heure. Cependant, la moyenne d'heures de sommeil des apprentis, lorsqu'ils sont en cours au CFA est de 8 heures par nuit alors que le temps de sommeil préconisé pour un adolescent entre 14 et 17 ans est de 10 heures par nuit. Ainsi, ce chiffre n'a pas évolué entre l'évaluation du début et la fin de l'action et leur temps de sommeil n'a pas été modifié. Par ailleurs, les pratiques alimentaires et sportives n'ont pas été modifiées selon les dires des adolescents. Les étudiants ont été déçus par ces résultats et l'expriment lors de l'entretien : *« On a mené à bien notre action mais nous n'avons pas les résultats qu'on attendait au départ [...] j'étais un petit peu déçue à ce niveau-là »* (Mounia, groupe « adolescents »). Cela suscite en moi deux réflexions.

Premièrement, le groupe n'a pas pris en compte le fait qu'une seule action, menée de manière isolée, ne peut suffire à faire changer les comportements du public. Comme nous l'avons vu, l'éducation pour la santé, en tant que processus, n'est efficace que si elle s'inscrit dans une démarche globale composée de différents temps d'intervention (Veret, 2007). L'enseignante du CFA a d'ailleurs confirmé, lors de son entretien, que l'action menée par les étudiants s'inscrivait dans un ensemble de cours liés à la prévention, la santé et l'environnement ayant pour ambition de leur faire adopter une hygiène de vie favorable à leur santé.

Deuxièmement, le groupe n'a pas mesuré que la qualité de leur travail de recherche n'est pas corrélée uniquement à la confirmation de leur hypothèse. Ce n'est pas parce que celle-ci n'est pas vérifiée que le travail n'a pas été mené avec rigueur. L'honnêteté dont ils font preuve dans la présentation de leurs résultats doit s'accompagner d'une envie de comprendre pourquoi ils parviennent à ce résultat. « Cela suppose que, loin de se laisser guider par ses idées préconçues et de chercher à les démontrer à tout prix, l'apprenti chercheur accepte de se laisser surprendre par ses propres investigations et de voir ses schémas de pensée déstabilisés au fil de son travail » (Quivy et Van Campenhoudt, 1995, p.26).

8.3. De nouvelles compétences développées

Le travail mené en interdisciplinarité avec les ESI a également permis aux étudiants ASSC de développer de nouveaux éléments de compétences. Ils ont ainsi renforcé leurs connaissances dans le domaine de la santé, mais également découvert les champs préventif et éducatif de l'IDE. Le travail a également été l'occasion pour certains d'entre eux de remettre en question certaines certitudes quant à leur future posture d'intervenant social.

L'analyse lexicale a recensé 6 formes actives qui se réfèrent aux étudiants en soins infirmiers.

Elles renvoient à la fois à leur domaine de compétence (les soins, la santé, le domaine sanitaire), mais également à leur rôle et posture dans le projet (apport de connaissances, de compétences, compréhension de leur rôle dans l'éducation à la santé). Grâce au travail en interdisciplinarité, les étudiants ASSC ont pu à la fois s'approprier des connaissances médicales sur les thèmes étudiés, mais également découvrir le rôle préventif et éducatif des IDE.

Les étudiants ASSC mentionnent certaines connaissances acquises grâce au contact avec les ESI, mais le logiciel ne permet pas de les mettre en évidence, car elles sont diverses (chaque groupe ayant traité un autre thème de santé publique), et ne sont donc pas mentionnées avec une forte occurrence. Seule l'analyse manuelle des entretiens permet de les identifier.

Les ESI ont apporté aux étudiants ASSC des connaissances médicales en lien avec les thèmes abordés : *« Nous, on a appris pas mal de choses au niveau de l'hygiène des mains »* (Corentin, groupe « handicap mixte »). *« Toutes les modifications physiques liées à l'adolescence, tout ce qui est relatif au sommeil, on a pu l'approfondir auprès des étudiants [infirmiers] »* (Lara, groupe « adolescents »).

Les échanges ont également parfois permis de découvrir des manières différentes d'aborder les problématiques des publics-cibles : *« Ils nous ont apporté toutes les notions sur le stress, leurs méthodes de travail »* (Maëva, groupe « étudiants »). Ainsi, les étudiants ASSC ont pris connaissance la démarche éducative travaillée dans les IFSI, qui comporte des similitudes avec la méthodologie de projet enseignées à l'IUT, même si les axes de réflexion ne sont pas toujours identiques : *« Nous, on aborde aussi la vie d'une personne, alors qu'eux abordent les pathologies et les défaillances de santé »* (Eric, groupe « handicap physique »).

Les étudiants ASSC mettent également en exergue le fait qu'avoir côtoyé les ESI a permis de modifier certaines représentations qu'ils avaient du métier d'IDE. *« J'ai pu changer mes représentations : les étudiants infirmiers ne font pas que des piqûres, que des prises de sang... Ils ont d'autres compétences, et certains avaient même de l'expérience dans l'intervention collective »* (Lara, groupe « adolescents »). Les différentes dimensions de la profession infirmière sont mises en évidence : *« Moi, personnellement, je ne savais pas que ce métier pouvait prendre autant de choses en compte. Ils [les infirmiers] peuvent faire des sensibilisations, des soins, aller voir la personne et l'accompagner dans certaines démarches. [...] D'un premier abord, l'image que j'avais de l'infirmier, ce n'était que les soins »* (Sonia, groupe « précarité »). Cela rejoint les résultats de l'analyse des Q-sorts : le fait de travailler avec des ESI sur un projet commun permet aux futurs professionnels du social d'avoir une représentation plus proche de la réalité du métier d'IDE.

L'analyse lexicale met davantage en évidence les éléments de langage qui démontrent que les étudiants ASSC ont pu, grâce au travail mené avec les ESI, prendre du recul sur leur posture de futur intervenant social. Le logiciel a recensé 9 formes actives en lien avec la notion de remise en question.

L'usage des mots « professionnel » et « social », souvent couplés avec « carrière » (utilisé 8 fois) ou « intervention » (utilisé 6 fois) confirment que la prise de recul des étudiants ASSC concerne souvent leur posture professionnelle de futurs intervenants sociaux. L'usage d'expression comme « se rendre/prendre en compte » ou « remise en question » dénotent leur souhait d'analyser leur approche, leur jugement, leur posture.

> *« Nous aussi, on s'est remis en question. Après, on s'est dit qu'on n'était peut-être pas assez là, c'était aussi notre job d'être coordinateur jusqu'au bout. On s'est aussi remis en question... beaucoup, même ! Un moment donné, on s'est dit que c'était clairement de notre faute, puis après... C'est cela qui est intéressant, qui est riche, c'est de se remettre en question et de se dire que, plus tard sur un autre projet comme celui-là, peut-être qu'on fera plus attention, qu'on amènera plus de compétences, et voilà quoi ! Il faut en tirer le bon, analyser le mauvais pour ne pas refaire... que ce soit constructif ! Plus tard, dans notre métier, cela nous arrivera aussi, des projets qu'on a mal construits, qui n'aboutissent pas, un mauvais partenariat... »* (Lola, groupe « enfants »).

Les termes « pour ma part » et « personnellement » dénotent l'implication personnelle des étudiants qui s'expriment dans l'analyse de l'action. *« Moi, personnellement, j'ai trouvé cela intéressant de travailler avec des élèves infirmiers. [...] Pour ma part, travailler avec des infirmiers, [...] c'est la première fois que fais cela, l'axe "promotion de la santé" était intéressant »* (Corentin, groupe « handicap mixte »). De même, les verbes « penser » et « trouver » sont la plupart du temps employés dans le sens « je pense/trouve que… ». Ils renvoient ainsi à l'analyse que l'étudiant fait du travail en interdisciplinarité. Cependant, beaucoup d'étudiants ASSC utilisent une forme collective (« on pensait » ou « on trouvait ») pour exprimer certains arguments, souvent négatifs.

> *« On a aussi relevé la difficulté du partenariat avec les étudiants de l'IFSI, qui se sont, on a trouvé toutes les quatre, complètement désolidarisés à la fin du projet »* (Ilona, groupe « enfants »). *« Disons que des fois, on pensait être clair, et on se rend compte que la personne en face n'a pas du tout compris, et on ne comprend pas pourquoi, et on se remet en question »* (Maëva, groupe « étudiants »).

Cela montre peut-être qu'ils ne sont pas prêts, au moment où ils s'expriment, à assumer la responsabilité personnelle de certains de leurs propos.

Enfin, l'utilisation récurrente de l'expression « par exemple », quant à elle, souligne la volonté des étudiants ASSC d'illustrer et d'étayer leurs arguments par des éléments concrets : *« On a donné aux gens des tâches en rapport avec leurs points forts. Par exemple, pour la partie "animation de l'événement", on sait qu'Alexandre, il est particulièrement doué dans la mission d'animation, prise de parole. [...] Il fallait qu'il présente l'animation, il l'a fait ! »* (Eric, groupe « handicap physique »).

Tous comme les ESI, les étudiants ASSC sont inscrits dans un processus de professionnalisation. En coordonnant un projet d'une grande ampleur, avec des partenaires issus du milieu sanitaire, ils ont été confrontés à la réalité du terrain. Les *focus groups* ont été pour eux l'occasion de débuter une analyse sur leur posture professionnelle. Ils ont ainsi mesuré l'écart entre les compétences nécessaires aux animateurs socioculturels dans leur travail quotidien, les éléments qu'ils avaient acquis et ceux qui leur restaient à maîtriser. Ce temps d'analyse a eu lieu à la fin du semestre 5. Il leur restait donc un semestre entier pour parfaire leurs apprentissages. Certains d'entre eux ont d'ailleurs pu verbaliser des axes d'amélioration dans leur posture professionnelle. Par exemple, une étudiante d'exprime sur sa difficulté à prendre la parole lors des travaux de groupe : *« C'est sûr qu'au début, c'était compliqué, je ne suis pas quelqu'un qui, de base, va s'imposer [...]. Je sais que c'est quelque chose que je dois travailler, j'essaie un peu plus tous les jours de le faire »* (Océane, groupe « étudiants »).

8.4. Des indicateurs de satisfaction

Tout comme dans les écrits des ESI, les entretiens de groupe ont permis largement de mettre en évidence des indicateurs de satisfaction. L'analyse lexicale a identifié 11 formes actives en lien avec les éléments positifs que les étudiants ASSC relèvent du travail mené avec les ESI.

L'usage d'expressions comme « j'ai aimé », « intéressant » et « bien passé » renvoie d'une manière générale aux aspects positifs qui ressortent du travail interdisciplinaire. Celui-ci présente aux yeux des étudiants ASSC de nombreux avantages, qui s'expriment différemment par rapport aux écrits des ESI. D'ailleurs les termes « ensemble » et « interdisciplinarité » sont souvent usités pour y associer les éléments positifs. Les étudiants ASSC ont été sensibles à l'accueil que leur ont parfois fait les ESI : *« Ils étaient réceptifs, je veux dire qu'ils étaient presque amicaux, c'était vraiment très sympa, en plus on voyait d'autres filières, ça changeait d'être juste entre nous »* (Emma, groupe « étudiants »). Ils ont particulièrement apprécié les « échanges constructifs » qu'ils ont eus avec eux, qui leur ont « permis » de « travailler » de manière efficace et de proposer au public une action de qualité : *« J'ai aimé mettre en place cette action, j'ai aimé le public qu'on avait en face de nous, j'ai aimé cette notion de "prévention", de pouvoir apporter quelque chose à l'autre et ressentir de la satisfaction derrière. [...] Bon, tout s'est bien déroulé, l'interdisciplinarité également, cela nous a permis d'échanger, de créer un réseau aussi »* (Mounia, groupe « adolescents »). L'implication des ESI a été une des clés de la réussite du projet que les étudiants ASSC étaient chargés de coordonner : *« Elles se sont vraiment impliquées, cela a été très bien fait, c'était beau »* (Mounia, groupe « adolescents »).

L'usage du verbe « donner » est utilisé dans les deux sens : les étudiants ASSC donnent des éléments aux ESI, et ces derniers échangent à leur tour d'autres éléments avec les futurs travailleurs sociaux. Cela a permis de créer un climat de travail favorable, et de monter des projets pertinents :

> *« Cela a été vraiment "donnant-donnant". Au début, on s'est dit "on est coordinateurs, on doit donner nos connaissances". Et puis, finalement, on s'est rendu compte qu'on a été dans l'obligation de réajuster notre action, et s'est venu d'eux-mêmes. Ils [les ESI] ont des compétences [...] Tous ensemble, on est intervenu d'une manière collective auprès d'un public, ce qui a été bénéfique pour les deux parties. »* (Lara, groupe « adolescents »).

Cela renvoie à la théorie du don/contre don établie par Marcel Mauss en 1923. En réalisant une étude comparative sur l'organisation de société en Mélanésie, il a mis en évidence que le don/contre don entre les individus était une forme de contrat social, basé sur la réciprocité, qui permettait de développer un sentiment d'appartenance à la société. De nos jours, cette théorie reste d'actualité, en particulier dans le monde du travail. Dans le cadre de la coopération entre pairs, qui nous concerne ici car nous avons affaire à deux groupes étudiants, « il s'agit concrètement d'une structure d'échange permettant à la fois la création d'un capital collectif de connaissances rares et la définition des modalités d'obligation mutuelle entre les membres. Ce système d'échange permet donc la coopération et surtout le contrôle de cette coopération. » (Alter, 2002, p.269).

Si, dans le travail mené, un « accord » collectif a été recherché au final, il a pu être précédé de divergences d'opinions : *« je trouvais surtout cela bénéfique pour le travail en équipe, parce qu'on n'était pas toujours forcément d'accord, on avait des affinités ou non, une place dans le groupe »* (Margaux, groupe « handicap mixte »). Toute la complexité du travail en groupe interdisciplinaire, déjà pointée par les ESI, est également exprimée par les étudiants ASSC : *« nous sommes d'accord pour dire que cette expérience fut enrichissante, mais quand même complexe à gérer [...] On a réussi quand-même à gérer : on s'est bien entendu dans le groupe, on a réussi à se répartir le travail, on a chacune trouvé notre place au sein du groupe »* (Sonia, groupe « précarité »). L'« expérience » a été concluante pour la majorité des étudiants interrogés : *« Cela a été un véritable plaisir et une bonne expérience, je n'avais jamais expérimenté quelque chose de semblable »* (Zeynep, groupe « adolescents »).

Certains indicateurs de satisfaction mis en exergue par les ESI le sont également par certains groupes d'étudiants ASSC, mais là encore l'analyse lexicale seule ne permet pas de les mettre en évidence. Ainsi, l'atteinte des objectifs fixés sont pointées dans le discours des étudiants. *« L'objectif a été atteint, et l'exposition a été présente [...] on a quand même fait une action de recherche, et on a travaillé en interdisciplinarité, donc pour moi les objectifs sont atteints »* (Océane, groupe « étudiants »). De plus, le rôle ressource des enseignantes lors de dysfonctionnements dans le groupe sont également mis en évidence. Cela a été le cas pour une étudiante du groupe « adolescents », très affectée par une remarque (pourtant constructive) de la formatrice de l'IFSI qui suivait le groupe. Elle a eu besoin du soutien de l'enseignante de l'IUT pour se remettre en question de manière efficace :

> *« On a eu un moment de stress parce que notre commande a été modifiée par une formatrice de l'IFSI, et cela a été quelque chose d'assez frustrant, mais c'est la réalité du terrain. Et [notre enseignante] a su remettre, surtout de mon côté à moi ...D'une manière générale, cela a été bénéfique pour nous puisque cette immersion nous a permis de saisir ces réalités de terrain »* (Lara, groupe « adolescents »).

8.5. Des difficultés rencontrées

Enfin, les étudiants ASSC reviennent sur les difficultés qu'ils ont rencontrées. L'analyse lexicale met en évidence 8 formes actives en lien avec cette notion.

L'usage des termes « début », et « premier » (la première fois, le premier jour) renvoie aux difficultés inhérentes à toute mise en place de projet. Deux éléments ont surtout déstabilisé les étudiants ASSC au début. Tout comme les ESI, ils pointent le fait de ne pas avoir les mêmes objectifs d'apprentissage : *« Au début, on n'avait pas les mêmes objectifs [...]. On a pris un temps aussi pour redire nos priorités à nous. On devait animer et c'était à eux de s'investir »* (Emma, groupe « étudiants »). De plus, ils ont été surpris au début par le déséquilibre entre le nombre d'ESI et d'étudiants ASSC dans chaque groupe de travail : *« Au départ, on a été un peu perturbés par l'effectif, parce que nous étions 4, et les étudiants infirmiers 24, donc on s'est sentis un peu déstabilisés par rapport à ce déséquilibre. »* (Mounia, groupe « adolescents »).

Les expressions « j'aurais aimé/j'aimerais » et l'usage du verbe « manquer » font référence aux éléments qui ne se sont pas passés tels qu'imaginés, ou qui n'étaient pas présents lors de la construction et la mise en œuvre de l'action. Les étudiants ASSC, tout comme les ESI, soulignent le manque de communication entre eux : *« Sur l'histoire du théâtre-forum, si on avait su qu'ils étaient en besoin d'informations, on se serait peut-être mobilisé pour leur fournir davantage de connaissances, mais on ne savait même pas qu'ils s'interrogeaient là-dessus ! »* (Lola, groupe « enfants »). Cela a d'ailleurs entraîné, tout comme chez certains ESI, un sentiment de frustration et de rancœur : *« Il y avait un manque de franchise de leur part, on a trouvé ça dommage et pas très professionnel »* (Ilona, groupe « enfant »). Le fait de venir de deux formations professionnelles différentes a créé quelques tensions, qui ont parfois eu un impact sur la qualité de l'action : *« On s'est vite rendu compte que nous n'étions pas sur la même longueur d'ondes par rapport aux informations. Par rapport à la présentation du diaporama, ils ne nous l'ont pas présenté, alors qu'on aurait aimé le voir avant... Face au public, cela était trop complexe, il y avait des termes difficiles »* (Léa, groupe « précarité »). Une étudiante regrette de ne pas avoir été informée sur le métier d'IDE : *« Ce que je regrette, c'est qu'on n'a pas eu de présentation de leur métier, de leur formation, de leurs débouchés [...]. On a dû remplir un questionnaire, de votre étude, et c'était un peu faussé vu qu'on n'a rien eu sur leur formation... Notre image d'eux n'a pas beaucoup changée »* (Maëva, groupe « étudiants »). Il faut toutefois rappeler que le but de la passation du Q-sort était justement de mesurer l'évolution de représentations des étudiants ASSC quant à la profession d'IDE grâce au travail mené avec les ESI. Le ressenti de l'étudiante va à l'encontre des résultats qui, au contraire, démontrent que l'image que les étudiants ASSC sur le métier d'IDE a favorablement évolué. Enfin, un groupe d'étudiantes ASSC estime ne pas avoir été suffisamment préparé à leur rôle de : *« coordination de projet. Parce qu'on a eu un DUT toutes les trois en animation sociale et socioculturelle, en posture d'animateur, et là il nous a réellement manqué des clés de coordination entre les différents acteurs, qu'on n'a pas forcément eu l'occasion de mettre en pratique lors de nos DUT »* (Ilona, groupe « enfants »).

La difficulté à « trouver leur place » dans le projet a été majorée, pour les étudiants ASSC, par le fait de ne pas avoir le même travail à réaliser que les ESI : *« C'était compliqué parce que, à la fois, on devait être dans l'action et pas dans l'action, à la fois un peu quand-même, à la fois dans les recherches ! »* (Lola, groupe « enfants »). De ce fait, certains étudiants ASSC estiment que l'interdisciplinarité n'a pas été optimale : *« Le fait qu'on ait un devoir de recherche à faire, on s'est beaucoup concentré là-dessus. Et eux, vu qu'ils étaient plus dans l'action, ils ont fait leur action et nous on a fait notre devoir de recherche. On travaillait ensemble, mais du coup... »* (Margaux, groupe « handicap mixte »).

Les mots « forcément » et « sentir » (employé dans le sens de « se sentir obligé/concerné ») font référence au caractère obligatoire du travail : les étudiants ont été contraints de s'investir dans le projet, de travailler avec d'autres personnes issues d'une filière différente. Les étudiants ASSC ont parfois été surpris par le manque d'intérêt visible de certains ESI pour le projet. Par exemple, lorsque les étudiantes ASSC ont proposé aux ESI de rencontrer ensemble la responsable de la structure : *« les étudiants infirmiers [...] n'avaient pas non plus souhaité se rendre à ce rendez-vous ! On leur avait proposé de venir avec nous, il n'y en a aucun sur 24 qui a pu se libérer pendant une heure pour venir ! »* (Lola, groupe « enfants »). Ce manque d'investissement s'est accompagné parfois d'un non-respect du rôle des étudiants ASSC : *« Personnellement, je l'ai ressenti comme cela : il y avait une sorte de manque de prise au sérieux de notre place. Ils nous disaient : "Oui, oui, on va faire cela, ne vous inquiétez pas". Et après, entre eux, ils s'arrangeaient comme ils le souhaitaient. Nous avons réussi, quand même, je trouve, surtout sur la fin, à vraiment s'imposer par rapport à notre rôle, mais cela a été compliqué au début »* (Sonia, groupe « précarité »).

Tout comme les ESI, deux groupes déplorent le manque d'investissement de certains représentants des structures :

> *« Quand on lui demandait des informations sur le public, elle répondait : "je ne suis pas directrice, je ne m'en occupe pas, je le vois passer simplement." [...] Et même pour la mobilisation du public, on s'est rendu compte que toutes les personnes qui étaient soi-disant inscrites, ce sont celles qui n'étaient pas là ! On s'est demandé si vraiment elle avait fait son travail de mobiliser le public »* (Sonia, groupe « précarité »).

Le groupe « enfant » a même eu le sentiment que le fait que la prestation ne soit pas rémunérée a entraîné un désinvestissement de la structure pour le projet : *« La question du partenariat avec la structure, c'est mon ressenti, j'ai l'impression que c'était quand-même une prestation gratuite, en fait pour la structure. Il n'y avait pas tellement d'intérêt pour elle de s'investir dans le projet »* (Ilona, groupe « enfants »). Ce même groupe déplore également le fait qu'une formatrice soit intervenue (à la demande de la structure) pour clarifier certains aspects logistiques de l'action :

> *« On avait posé l'heure [de l'intervention], on a vraiment discuté avec [la responsable de la structure]. L'heure, finalement, une semaine après, elle a été déplacée avec vous, sauf que nous, on avait déjà du coup prévu notre questionnaire qui est tombé à l'eau [...]. Finalement, est-ce qu'on était en réel partenariat ou est-ce qu'on était là en tant qu'étudiants, je ne sais pas, parce que vous, qui êtes du coup enseignante, vous êtes intervenue... »* (Lola, groupe « enfants »).

Enfin, comme pour les ESI, le « manque de temps » pour réaliser le projet a été pointé par l'ensemble des groupes d'étudiants ASSC : *« Le seul bémol, c'est le temps : on aurait aimé faire quelque chose de meilleure qualité [...]. C'est le temps qui a été notre plus grosse contrainte.* » (Zeynep, groupe « adolescents »). Le peu de rencontres a posé des soucis pour créer une relation de confiance entre les groupes d'étudiants : *« Il aurait fallu plus de rendez-vous. Déjà, pour qu'ils comprennent bien notre rôle, que nous comprenions bien leur rôle aussi. »* (Léa, groupe « précarité »). Le découpage temporel du projet sur deux années scolaires a interpellé un étudiant ASSC, tout comme certains de ses collègues ESI l'avaient mentionné : *« Mais ce qui serait intéressant, c'est de faire le projet depuis le début, jusqu'à la fin »* (Alexandre, groupe « handicap physique »).

8.6. Analyse de la dynamique de groupe

Un des thèmes abordés lors des entretiens était relatif à la dynamique de groupe. J'ai abordé les éléments positifs et négatifs rencontrés entre les étudiants ASSC, mais également avec les ESI. De plus, les *focus groups* permettent d'observer la réelle dynamique entre les personnes interrogées. Je peux ainsi tenter de mesurer s'il y a un écart entre la manière dont elles pensent fonctionner entre elles et le fonctionnement de la dynamique observé lors des entretiens.

Plusieurs manières d'exercer le leadership au sein des groupes...

Concernant la dynamique instaurée entre eux, trois groupes expliquent qu'il n'y a pas eu de concertation préalable ni de réflexion sur la manière dont ils allaient manager le projet qui leur était confié. *« Il n'y a pas eu de répartition officielle, mais tout le monde a eu la même implication, sauf qu'à un moment donné il a fallu se répartir [les tâches] : "Qui va écrire cette partie ? " »* (Corentin, groupe « handicap mixte »). Un des étudiants a donc exercé la fonction de leader pour coordonner la répartition des tâches. Les étudiants du groupe précisent que, même s'il y a eu une répartition des tâches, *« on a quand même beaucoup travaillé ensemble »* (Margaux, groupe « handicap mixte ») et qu'*« on était tous informés de l'avancée dans tous les cas »* (Théo, groupe « handicap mixte »). La notion de concertation permanente entre les membres du trio ou du quatuor est soulignée par un autre groupe : *« On a toujours travaillé ensemble... On s'est plutôt réparti les parties du rapport écrit. Pour l'organisation, la mise en œuvre, on a toujours travaillé à quatre. On s'est toujours rencontré pour échanger. [...] On a créé une conversation sur le Web pour faciliter les échanges, on avait un groupe sur Facebook, on était les quatre exclusivement »* (Lara, groupe « adolescents »). L'absence de leader « officiel » dans le groupe n'a pas forcément posé de problème aux étudiants ASSC, car le partage des tâches a été jugé équitable : *« Je pense que les rôles se sont trouvés assez naturellement, en fait. Au final, on n'a pas eu besoin d'en parler »* (Samuel, groupe « handicap physique »). Celui-ci a été réalisé en fonction de la maîtrise des différents éléments du projet par les membres du groupe : *« On a travaillé ensemble, chacun avec ses compétences »* (Eric, groupe « handicap physique »).

Deux autres groupes ont eu besoin de désigner un leader. Celui-ci n'a pas forcément été désigné de manière « officielle ». Dans un des cas, c'est la personnalité d'une étudiante, moins timide que ses deux collègues, qui l'a poussée inconsciemment à prendre cette place :

> *« On va dire que j'ai plus tendance à m'imposer que les deux autres et... Au début, on était un peu à se regarder dans le blanc des yeux, et [...] Je suis plus à l'aise à l'oral et, je ne sais pas, j'ai peut-être pris les devants. Enfin, je n'ai pas voulu les effacer pour autant, je voulais vraiment qu'elles prennent leur place, mais un moment donné, il fallait faire quelque chose, et puis voilà »* (Maëva, groupe « étudiants »).

Dans l'autre groupe, le leader a été désigné d'office par ses trois collègues car celles-ci, titulaires d'un BTS, s'estimaient moins compétentes qu'elle (titulaire d'un DUT carrières sociales) pour coordonner un projet. *« Moi, personnellement, je me suis beaucoup appuyée sur Léa. Dès que j'avais une question, j'allais beaucoup vers Léa, car je sais qu'elle avait les connaissances, qu'elle avait déjà effectué ce travail l'année passée, il me semble »* (Sonia, groupe « précarité »). Ses idées, son approche ont été jugées les plus pertinentes : *« On n'avait pas du tout la même vision, de construire un projet... ensemble, et on référait beaucoup à Léa, parce que... On donnait nos propres idées, quand même, mais on se rendait vite compte que... Elle nous guidait [...]. Au final, elle nous a beaucoup aidées à réfléchir sur l'action et sur le projet »* (Claire, groupe « précarité »).

Le dernier groupe n'aborde pas du tout la dynamique qui a été instaurée entre les étudiantes qui le compose. Il s'agit du groupe « enfants », dont les rapports avec les enseignantes, les ESI et la structure ont été difficiles durant le travail en interdisciplinarité. Aucune d'entre elles ne fait référence à la dynamique créée au sein de leur groupe. Les questions posées lors de l'entretien n'ont pas non plus été axées sur cet aspect du travail collectif. En effet, les étudiantes avaient un réel besoin d'exprimer leur ressenti quant aux difficultés rencontrées avec les autres protagonistes, et je n'ai pas su orienter leurs propos sur d'autres aspects du projet.

Concernant la dynamique instaurée avec les ESI, les étudiants ASSC s'expriment plus longuement. Comme nous l'avons vu plus haut, cette expérience de coordination d'un projet en interdisciplinarité a été une source de satisfaction pour eux, et un moyen d'analyser leur posture professionnelle. Les étudiants ASSC ont assumé le leadership dans les groupes, eu égard aux compétences développées dans la Licence professionnelle dans laquelle ils se sont inscrits. La manière de manager les d'ESI a été différente dans chaque groupe.

Selon Didier Anzieu et Jacques-Yves Martin (1973), les recherches de l'école lewinienne, de 1938 à 1952, ont mis en évidence l'existence de groupes à commandement « autocratique » ou au contraire « démocratique ». Trois phénomènes sont principalement observés (p. 152-154) :

- l'interaction sociale : les chefs autocratiques décident de la plupart des choix, il y a davantage de choix décidés entre les membres d'un groupe démocratique ;
- la structure et la cohésion du groupe : en « étoile » pour les groupes autocratiques (tout est centré sur le chef) et en « réseau » pour les groupes démocratiques (les affinités entre les membres du groupe sont importantes) ;
- les conversations et attitudes : dans les groupes autocratiques, on peut observer soit une attitude agressive des membres : hostilité envers le chef, compétition et de l'agressivité entre eux, ou au contraire une apathie apparente : minimum de sociabilité entre les membres, diminution de l'implication des membres en l'absence du chef, difficultés à le suppléer en son absence.

Deux groupes expliquent avoir fonctionné en collaboration avec un ESI « référent », qui faisait le lien entre les étudiants ASSC et les futurs IDE. Pour le groupe « adolescents », *« il y avait une référente, Jeanne »* (Jean, groupe adolescents »). *« En fait, c'était elle notre interlocutrice, et puis après, elle transférait aux autres étudiants »* (Lara, groupe « adolescents »). Un autre groupe a adopté le même schéma, mais l'ESI « référent » était en contact avec un seul des étudiants ASSC. Il y avait de ce fait deux leaders organisationnels, un pour chaque groupe d'étudiants. *« On avait réglé une bonne organisation, je pense. Dès qu'ils étaient venus pour la première fois ici, on avait déjà échangé avec Clément [un ESI], on l'avait rencontré avant. De notre côté, on passait par moi. Je transmettais à Margaux et Théo, et puis [Clément] transmettait à tout le groupe [d'ESI]. On a fonctionné comme cela »* (Corentin, groupe « handicap mixte »). Deux autres groupes ont fait le choix de diviser les ESI en sous-groupes, et de donner à chaque étudiant ASSC la responsabilité l'un d'entre eux. *« Chacune s'est répartie un groupe : un groupe "collation", un groupe "diaporama", etc. On se relayait les informations comme cela »* (Aurélie, groupe « précarité »). Le groupe « handicap physique » a choisi de participer pleinement à la construction de l'action, et chaque étudiant ASSC s'est inscrit activement, au même titre que les ESI, dans le sous-groupe qu'il a managé.

> *« Concrètement, on a pris une petite part dans l'accueil, dans l'animation (une grosse part pour Alexandre [qui a animé la conférence avec une ESI]). On a pensé que c'était quand même bien [...]. Vu qu'on se considérait comme un groupe... ensemble... on a décidé de mettre un tout petit peu la main à la pâte ! Même si on a fait moins d'actions concrètes qu'eux, au final ! »* (Samuel, groupe « handicap physique »).

Ces quatre groupes ont, à leur manière, exercé un commandement démocratique, en impliquant un nombre plus ou moins important d'ESI à l'exercice du leadership dans le projet.

Les deux derniers groupes expriment, quant à eux, leur difficulté initiale pour proposer une manière de fonctionner aux ESI. Pour un groupe, c'est le nombre important d'ESI qui a impressionné les étudiantes ASSC au début du projet. Elles ont bénéficié de l'aide de certains ESI pour prendre confiance en elles et prendre le rôle de coordination qui leur était dévolu. *« Au début, c'était peut-être un peu difficile, parce qu'en plus, on restait un peu en retrait, on était trois, c'était compliqué contre 25, et après en fait, même... Souvent, c'étaient les plus vieux de la promo qui venaient, qui nous aidaient à nous imposer, donc. »* (Maëva, groupe « étudiants »). Le dernier groupe explique manquer de connaissances, d'expérience et de recul pour pouvoir assumer la coordination d'un projet de si grande envergure. *« Le fait que ce soit trop tôt, c'était trop frais pour pouvoir développer des compétences propres au métier de coordinateur, étant donné que cela faisait... on venait juste de rentrer. Il faut assimiler, c'est des nouvelles compétences »* (Lola, groupe « enfants »). Ces deux groupes ont éprouvé des difficultés pour se positionner et exercer une forme de leadership dans les projets, au moins au début. D'ailleurs le groupe « enfants » s'exprime également, à la fin de l'entretien, sur la large autonomie qui a été laissée aux ESI dans le projet. Selon les étudiantes ASSC, la relation de confiance qu'elles croyaient avoir tissé avec eux aurait dû permettre de les laisser évoluer à leur guise.

> *« C'est vrai qu'on n'était pas non plus derrière eux tout le temps, à chronométrer les saynètes ! Il y a aussi de la confiance, quand on travaille en partenariat ! Et je pense qu'en troisième année, les infirmiers peuvent être autonomes, aussi [...]. Ils ont été autonomes, mais c'est comme si on nous reprochait de ne pas avoir été assez derrière eux pour vérifier que c'était bien un théâtre-forum ! Alors que, dans le monde professionnel, c'est ce qu'il faut qu'on fasse, mais encore une fois, les compétences, on les apprend au fur et à mesure, et pour nous aussi c'était nouveau, de coordonner une équipe de 28 personnes. »* (Lola, groupe « enfants »).

Ces propos renvoient aux travaux de Lippit et White en 1952 dont parlent également Didier Anzieu et Jacques-Yves Martin dans leur ouvrage. Ils ont identifié un autre modèle de commandement dit « laisser-faire », « représenté par le chef qui a pratiquement abdiqué au profit de son adjoint ou qui s'en rapporte aux conseils de son éminence grise, à moins qu'il ne laisse ses subordonnés totalement dépourvus de directives » (1973, p.162). Les étudiantes ASSC se sont rendu compte que laisser le groupe d'ESI complètement autonome les avait privés de repères et empêchés de proposer un véritable théâtre-forum aux enfants et à leurs proches. Elles analysent leur manque d'expérience en matière de leadership comme étant la cause principale de l'utilisation d'un mode de management inapproprié dans cette situation.

Au sein des groupes interdisciplinaires, les étudiants ASSC insistent sur l'importance de la première rencontre, qui a été cruciale pour instaurer un climat de travail favorable. Un des groupes, ayant remarqué que certains ESI ne semblaient pas motivés pour le projet, a décidé d'utiliser l'humour pour créer une ambiance de travail propice aux échanges constructifs :

> *« L'ambiance générale, au début, elle n'était pas forcément terrible... Certains avaient bien envie de faire ce projet, d'autres un peu moins. Et déjà, la première question qu'on leur a posée, pour mettre les choses à plat, c'est : "Toutes les personnes qui veulent faire quelque chose lèvent la main". Avec cette phrase-là, tout le monde s'est senti un peu obligé de participer »* (Samuel, groupe « handicap physique »).

Selon Céline Bogetta (2008, p.21):

> « L'humour est une forme de communication qui dénote la capacité d'un individu à jouer avec les représentations et peut conduire à modifier la représentation qu'un autre individu a de cette même réalité. En effet, la représentation que l'on a de la réalité génère la réalité par son caractère autoréalisateur. Aussi, rendre plus agréable une représentation de la réalité professionnelle peut générer une réalité professionnelle effectivement plus agréable. La réalité de cette situation ne sera pas différente, mais la manière de l'appréhender le sera, puisque l'humour met l'accent sur les aspects cocasses de cette situation. Il contribuera ainsi à créer une atmosphère plaisante et à améliorer le climat social, facilitant ainsi l'instauration d'un changement. »

L'humour peut donc être utilisé en management pour créer des conditions de travail agréables, en particulier dans un groupe où les individus ne se sentent pas à l'aise (parce qu'ils ne se connaissent pas, parce qu'ils n'ont pas bien cerné leur place au sein du projet, parce que le travail demandé ne leur convient pas au départ, etc.).

Le management participatif a permis aux étudiants ASSC de proposer un projet où tous étaient réellement impliqués dans la conception mais également dans l'animation : *« On voulait que ceux qui présentent la conférence soient quelqu'un de l'IFSI et quelqu'un de Licence pro, pour montrer qu'on a fait le travail ensemble »* (Alexandre, groupe « handicap physique »). La première rencontre entre les deux groupes d'étudiants a été l'occasion de mettre en place une dynamique organisationnelle où chacun a identifié ses missions : *« On a commencé à faire une liste de thèmes, et chaque sous-groupe s'est porté volontaire : création du buffet, mise en place de la salle, etc. Nous, c'était cela notre premier rôle, et je pense qu'on l'a plutôt bien fait, d'aider chacun à trouver sa place et faire sa partie du projet »* (Samuel, groupe « handicap physique »). Ce qui avait été fixé antérieurement a pu parfois être sujet à modifications à un moment ou à un autre. Ainsi, des points d'étape ont été organisés par les étudiants ASSC à intervalles réguliers : *« On a fait des sous-groupes et à chaque fois on faisait un point où chacun disait où il en était sur son avancée, et éventuellement les idées qu'il y avait en plus à apporter »* (Corentin, groupe « handicap mixte »). Les étudiantes du groupe « enfants », qui ont éprouvé des difficultés à trouver leur place au sein du groupe interdisciplinaire, ont choisi lors de leur première rencontre d'apporter aux ESI des précisions sur ce qui avait été décidé l'année passée : « *On leur a présenté toute l'action le premier jour. Parce qu'ils ne savaient pas en quoi consistait l'action. On leur a expliqué que c'était un théâtre-forum, avec des saynètes de courte durée, mais qu'il fallait que ce soit quand même riche intérieurement... Pour le débat aussi, ils nous ont demandé comment on voyait le débat* » (Andréa, groupe « enfants »). Il est vrai que certains ESI ont ouvertement exprimé le fait qu'ils ne comprenaient pas les objectifs du projet ainsi que leur rôle au sein du projet.

Les différents temps de rencontre formels (les travaux dirigés avec présence obligatoire des étudiants) et informels (rencontres physiques en-dehors des temps imposés ou par l'intermédiaire des réseaux sociaux) ont permis aux étudiants de tisser des liens de confiance mutuelle entre eux. Cela démontre l'importance de la structure en réseau qui caractérise les groupes démocratiques. « *Quand on a eu les rencontres avec ces personnes [les ESI], cela a mis un climat de confiance. On va dire qu'on était là pour travailler, on savait sur quoi on partait, et cela a fait qu'on a eu un bon climat de travail ensemble* » (Mounia, groupe « adolescents »). Les étudiants ASSC relèvent que, lorsque la dynamique instaurée avec les ESI était positive, cela a réellement, comme le souligne Mucchielli (2016), créer un sentiment d'appartenance commun : « *Finalement, à la fin, il y avait presque... on avait une cohésion de groupe, et c'était vraiment très agréable, en fait* » (Maëva, groupe « étudiants »). D'ailleurs, quand cela n'a pas été le cas, les étudiants ASSC éprouvent un sentiment d'insatisfaction, même si au final l'action réalisée était de qualité : « *Ce que je trouve dommage, c'est quand même que dans notre groupe, nous n'étions pas forcément beaucoup mélangés : c'est-à-dire que nous trois, on travaillait ensemble, et après, même si on a échangé avec eux, ça restait ... On aurait peut-être pu trouver un autre système où on était dans chaque groupe pour vraiment...* » (Corentin, groupe « handicap mixte »). La réalisation d'un débriefing après la réalisation de l'action, le jour même, aurait parfois pu atténuer le sentiment d'échec ressenti par les étudiants ASSC quant à leur mission managériale : « *On aurait aimé un échange, surtout à l'issue de l'action, pour que ce soit constructif. Certes, ce n'était pas parfait, mais cela aurait été bien d'en parler pour justement que l'on puisse se positionner* » (Lola, groupe « enfants »).

... Corroborées par éléments paraverbaux des focus groups

La réalisation d'entretiens collectifs me donne accès au discours des étudiants, mais me permet également de mesurer des éléments paraverbaux : intonation, silences, débit des paroles, durée de la prise de parole de chacun, etc. Les travaux de Jenny Kitzinger sur les *focus groups* s'intéressent à la nature du langage des participants, au contexte d'énonciation, à l'interaction entre eux. De même, « le chercheur peut regarder la façon dont le groupe négocie les questions de la recherche ou l'utilisation de termes tels que « nous » ou « eux » afin d'explorer comment le groupe négocie une identité collective ou une communauté de vue » (2004, p.300). Selon elle, le contexte du discours est aussi important que le contenu, la manière dont les individus s'expriment est aussi intéressante que ce qu'ils disent. Cette analyse des interactions à l'intérieur d'un *focus group* permet d'examiner la manière dont les idées sont négociées, les décisions sont prises, les connaissances sont mobilisées à l'intérieur du groupe. Cela renseigne donc sur la dynamique instaurée entre les participants, et peut également donner des indications sur la forme de leadership exercée au sein du groupe.

Dans un premier temps, j'ai comptabilisé, tout comme je l'ai fait dans les écrits des ESI, le nombre de mots prononcés par chaque étudiant ASSC lors des *focus groups*. Cela me permet de mesurer le temps de parole de chacun et, par extension, la place qu'ils ont prise dans les échanges. Dans chaque groupe, j'ai ainsi identifié le pourcentage de paroles prononcées par chacun de ses membres.

Tableau 11 : Place prise dans les échanges verbaux par chaque étudiant ASSC

Etudiants ASSC	Groupe	Nombre de mots	Pourcentage
Océane	Etudiants	318	22%
Emma		421	29%
Maëva		720	49%
Corentin	Handicap mixte	525	44%
Théo		257	21%
Margaux		416	35%
Samuel	Handicap physique	524	35%
Alexandre		351	24%
Lucie		118	8%
Eric		494	33%
Zeynep	Adolescents	244	16%
Jean		247	17%
Lara		560	37%
Mounia		442	30%
Sonia	Précarité	473	32%
Claire		274	19%
Léa		649	44%
Aurélie		79	5%
Ilona	Enfants	574	20%
Lola		2151	74.7%
Mélia		9	0.3%
Andréa		144	5%

Nous constatons tout d'abord qu'il est plus aisé pour les étudiants de s'exprimer dans les groupes qui ne comprennent que trois membres. En effet, dans les groupes qui comportent quatre étudiants il y en a souvent au moins un qui s'exprime nettement moins que les autres.

Nous remarquons également que dans chaque groupe, un étudiant s'exprime un peu plus que les autres. Dans les groupes qui ont nommé un leader, c'est effectivement lui qui s'exprime le plus : Maëva prend à elle seule près de la moitié du temps de parole du groupe « étudiants » (49%) et Léa donne 44% des mots utilisés par le groupe « précarité ». Dans les groupes qui n'avaient pas désigné de leader, le temps de parole est réparti un peu plus équitablement, sauf pour le groupe « handicap mixte » où Corentin emploie 44% des mots des étudiants ASSC. Il faut rappeler que c'est lui qui, avec l'aide d'un ESI, a assuré la coordination du projet interdisciplinaire. Même s'il n'a pas été désigné officiellement leader par ses collègues ASSC, il a exercé cette fonction au sein du projet. Dans le groupe « adolescents », deux personnes prennent chacune à peu près un tiers du temps de parole : Lara et Mounia, même si la première s'exprime un peu plus (37% contre 30% pour Mounia). Les deux autres étudiants qui composent le groupe (Zeynep et Jean) représentent à eux deux le tiers de temps de parole restant (33% répartis de manière équitable entre eux). Il en est de même dans le groupe « handicap physique » où Samuel et Éric prennent respectivement 35 et 33% du temps de parole. La différence étant que le tiers de parole restant (32% exactement) n'est pas réparti équitablement entre les deux autres étudiants qui composent le groupe : Alexandre (qui avait participé activement en animant la conférence conjointement avec une ESI) prend 24% du temps de parole contre seulement 8% pour Lucie. Enfin, les résultats du groupe « enfants » interpellent : Lola prend presque les trois quarts du temps de parole alors que Mélia ne prend pas du tout part aux échanges (elle n'a fait que renseigner son diplôme antérieur à la Licence). Cela permet de mesurer que Lola a réellement exercé la fonction de porte-parole de son groupe, de manière tacite ou en pleine conscience. En tout cas, les autres membres du groupe n'ont pas exprimé d'objections à ses nombreuses prises de parole lors de l'entretien collectif. Rappelons que ce groupe s'est exprimé essentiellement sur les difficultés rencontrées durant la réalisation du projet, que ce soit avec les ESI, la structure ou les enseignantes.

D'une manière générale, nous remarquons une certaine cohérence entre ce que les étudiants ASSC ont exprimé et ce qui est observé lors des entretiens en matière de leadership : les personnes désignées en tant que leader, ou celles qui en ont exercé le rôle d'une manière ou d'une autre, sont celles qui s'expriment le plus.

Il est ensuite judicieux de mesurer, comme le souligne Jenny Kitzinger dans ses travaux, le degré d'identification collective des étudiants ASSC dans le travail interdisciplinaire. Le logiciel Iramuteq nous permet de répertorier les pronoms personnels utilisés, ainsi que leur occurrence dans le discours des étudiants ASSC.

Tableau 12 : Pronoms personnels utilisés par les étudiants ASSC

Forme active	Occurrence
on	386
nous	141
je	140
ils	84
elles	49
moi	43
eux	33

Nous constatons que les pronoms se rapportant à un groupe dans lequel les personnes sont inclues (« on » et « nous ») sont les plus employés par les étudiants ASSC : ils représentent 527 occurrences dans l'ensemble du discours. Viennent ensuite les pronoms stipulant que chaque personne parle en son nom propre (« moi » et « je »), qui représentent 183 occurrences. Enfin, les pronoms relatifs à un groupe dans lequel les étudiants ne s'incluent pas (« ils », « elles » et « eux ») représentent 166 occurrences. D'une manière générale, les étudiants ASSC se sont donc exprimés davantage au nom d'un collectif, avant de s'exprimer en leur nom propre, et d'effectuer un distinguo avec les autres (ESI, public, structure, enseignantes). Nous avons vu plus haut que certains étudiants ASSC avaient tendance à utiliser des pronoms collectifs pour exprimer des éléments négatifs, comme s'ils n'étaient pas prêts à assumer leur part de responsabilité personnelle. Mais ils usent également des pronoms « on » et « nous » pour s'inclure dans le groupe de travail interdisciplinaire et reconnaitre des compétences et des objectifs communs entre les travailleurs paramédicaux et sociaux. Par exemple, ils précisent *« c'est pour l'humain qu'on fait ce métier »* (Alexandre, groupe « handicap physique ») en parlant des deux filières. De plus, ils ne hiérarchisent pas le rôle de chacun au sein des groupes : *« on était au même niveau, il n'y avait pas de différence, on était tous de futurs professionnels »* (Lara, groupe « adolescents »).

Le recueil de données dynamiques lors des *focus groups* a permis de retranscrire « différents types de parole et de réactions tels que la "plaisanterie" et le "rire" ou les incidents quand, par exemple, les participants interrompent ou complètent les phrases des autres » (Kitzinger, 2004, p.300). Ainsi, nous repérons des rires de la part des étudiants dans quatre *focus groups*. Certains d'entre eux sont dus au fait que les étudiants ont répondu à la question « qui parmi vous est titulaire d'un DUT carrières sociales ? » en levant la main, ce qui ne permet pas de les identifier lors de la transcription des entretiens (qui n'ont pas été filmés). Ces rires sont induits par le contexte du recueil d'informations, et montrent une inadaptation de la manière de répondre à la question, entraînant un comique de situation. D'autres rires sont liés à l'évocation de faits qui ont posé des soucis aux étudiants : apprentissage de la méthodologie de projet et première rencontre avec les

ESI (groupe « handicap physique »), évocation de la collaboration avec la responsable de la structure (groupe « précarité »). Ici, le rire est plutôt employé pour prendre du recul face à ces éléments qui ont été source d'angoisse à un moment pour le groupe, et permet de montrer que celui-ci a réussi à les dépasser. Enfin, certains rires sont dus à l'évocation d'éléments plaisants lors des projets. C'est le cas du détournement d'un jeu populaire chez les adolescents (qui consiste à ingurgiter de l'alcool) pour un faire un outil d'éducation à la santé (le « night pong » utilisé auprès des apprentis par le groupe « adolescents »). Il en est de même lorsque les étudiantes du groupe « précarité » évoquent les compétences managériales de Léa, qui les ont bien guidées pour mener à bien le projet, ou lorsqu'elles parlent de la manière dont leurs représentations de la profession infirmière a évolué. Là, le rire permet de se rappeler les moments de convivialité partagés entre les étudiants ASSC ou avec les ESI. Quoiqu'il en soi, et quel que soit l'élément déclencheur, les rires repérés dans les entretiens démontrent son caractère social. Ce mode de communication permet l'affirmation de soi et sa fonction sociale réside dans sa capacité à se montrer agressif ou refuge, facteur d'union ou d'exclusion entre les personnes (Bouquet et Riffault, 2010).

Les *focus groups* permettent également de mettre en évidence un phénomène d'aposiopèse : les étudiants s'interrompent au milieu d'une phrase, ce qui peut traduire leur émotion ou une hésitation à poursuivre le fil de leur pensée. Parfois, l'étudiant laisse son interlocuteur imaginer la fin de la phrase. C'est de cas de Lara (groupe « adolescents ») qui évoque la difficile confrontation avec la réalité du terrain qui a amené le groupe à revoir ses objectifs de départ : *« Et, du coup, pour moi, c'est la prise en compte de la situation dans une réalité de terrain, avec les difficultés qu'on peut rencontrer, et les espérances... C'est... ».* Cette étudiante reconnaît qu'il n'a pas été facile de se remettre d'une remarque faite par une formatrice. L'émotion est encore palpable dans ses propos. A d'autres moments, les membres du groupe viennent compléter les propos laissés en suspend par un de leur collègue. Par exemple, lorsqu'Océane (groupe « étudiants ») commence une phrase : *« Les étudiants, ils ont été tout de suite assez...* » Emma la complète « *... ils ont été très spontanés* ». Il en est de même lorsque Samuel commence sa phrase *« L'idée était quand même de... »* Lucie rétorque *« ...de pouvoir travailler avec eux ».* Cela démontre l'entraide qui existe dans le groupe lorsque l'un de ses membres ne trouve pas le mot adéquat pour terminer sa phrase, mais renforce également la dynamique qui existe entre eux en soulignant que celui qui termine la phrase de son collègue est en accord avec ses propos. Ce phénomène est différent du fait de couper la parole à autrui, qui dénote une volonté d'exposer ses idées prioritairement à la personne qui est en train de s'exprimer, ou une envie de se positionner en leader dans le groupe.

L'analyse des éléments paraverbaux des *focus groups* confirme ainsi les dires des étudiants ASSC quant à la manière dont ils se sont répartis les rôles dans le pilotage des groupes interdisciplinaires. Les personnes qui ont endossé le rôle de leader dans les projets sont celles qui s'expriment le plus dans les entretiens. L'usage de pronoms collectifs, les rires ou l'aposiopèse démontrent parfois la solidarité entre membres du groupe, ou au contraire les difficultés rencontrées.

PARTIE 3

Nouveaux espaces de formation et construction identitaire du territoire

Je souhaite à présent me pencher sur la compréhension de l'impact de la recherche-action à l'échelle territoriale. Dans un premier temps, j'ai interrogé les professionnels qui ont été les partenaires des projets, mais également la directrice de l'IFSI et la responsable de la Licence professionnelle Intervention Sociale. J'ai essayé de comprendre leur intérêt pour les projets, et d'analyser leur bilan de la recherche-action. J'ai ainsi identifié les impacts des projets sur les institutions, en particulier les liens entre les projets et les différentes dynamiques institutionnelles auxquels leur discours me donne accès. La recherche-action permet d'identifier dans le discours des professionnels leur compréhension de la politique que le Pôle Métropolitain Nord Franche-Comté souhaite mettre en place en matière de santé. Elle permet également de faire émerger des connaissances nouvelles qui proviennent du territoire qui traduisent un pouvoir d'action des professionnels vis-à-vis des décisions politiques.

J'ai également repris les paroles ou les écrits des étudiants, mais en les analysant cette fois de manière collective sous le prisme des projets, et non plus de manière individuelle. En m'aidant d'outils de modélisation, j'ai mis en exergue l'émergence de différentes manières de s'approprier la recherche-action, en fonction du mode de collaboration ou coopération mis en place par les groupes mixtes d'étudiants. L'analyse de l'ensemble de ces éléments me permet relier la recherche-action à la notion de territoire apprenant. J'ai recoupé le discours des étudiants avec les données observées par les enseignantes, qui ont été consignées dans le journal de bord du travail de recherche. Celui-ci constitue une trace de l'activité produite par l'enquête (Guigue, 2012) qui permet d'avoir accès à un regard extérieur par rapport à celui des étudiants, pendant la construction et la réalisation des projets. Les formatrices y relatent la dynamique existante entre les étudiants des deux formations, mais également la manière dont se sont déroulées les actions auprès du public. Cette approche par projet permet de mettre en évidence un élément que les étudiants n'ont pas mesuré : ils ont développé des dispositifs d'ingénierie socio sanitaire autour des projets, leur permettant de transformer des impératifs politiques en projets d'actions.

IX. Les enjeux territoriaux

L'analyse territoriale, qui inclut les paramètres temporels, spatiaux et organisationnels nous éclaire sur les effets des changements territoriaux sur les institutions, les acteurs mais aussi sur les actions menées. Elle apporte un éclairage inédit sur les conditions de réussite ou d'échec des interventions, avec un angle d'attaque différent que celui que les étudiants ont porté sur leur travail. Les projets menés sur un territoire en pleine mutation peuvent se révéler bénéfiques si les acteurs impliqués possèdent une perception appropriée des ressources à mobiliser. Selon Eric Glon et Bernard Pecqueur (2016), une valorisation des atouts matériels, immatériels (comme par exemple les informations reçues, les étapes du projet) et humains du territoire en tenant compte de leur complémentarité et des effets induits serait « source de créativités et de capacités d'innovation aux multiples facettes témoignant des capacités des territoires à impulser des dynamiques renouvelées dans un contexte global incertain » (p.27). Qu'en est-il pour les projets impulsés par la recherche-action ?

9.1. Présentation des partenaires, place des projets dans les structures

Il semble important de présenter dans un premier temps les personnes interrogées et la place des projets dans les structures qui ont accepté d'aider les étudiants à réaliser les projets de prévention, avant d'analyser le bilan des actions et leur impact au niveau territorial.

Des partenaires concernés par le thème

Sur les huit personnes interrogées, trois sont issus de la filière infirmière (la directrice de l'IFSI, l'intervenante en réflexologie plantaire et le coordinateur de l'institut d'éducation motrice), deux ont un parcours universitaire (la responsable de la Licence professionnelle et l'enseignante du CFA), une est une intervenante sociale (la référente famille du centre social) et deux sont employés par l'association avec laquelle nous avons collaboré mais n'ont pas précisé leur cursus scolaire (les employés du foyer social et de l'association pour les personnes en situation de handicap). On peut supposer que leur formation initiale a pu avoir un impact sur leur intérêt pour les projets qui leur ont été soumis. En effet, le fait d'être professionnel de la santé ou du social sensibilise aux problématiques liées à la prévention et au maintien en santé des publics. Les personnes ayant un cursus universitaire sont quant à elles attentives aux travaux de recherche. Elles connaissent la méthode de la recherche-action et son double objectif de transformation de la réalité et de production de connaissances, et ceci a pu les motiver à accepter une telle expérimentation dans l'établissement où elles enseignent. Quant à l'employé de l'association pour les personnes en situation de handicap, il est travailleur handicapé (il est atteint d'ostéogénèse imparfaite plus connue sous le nom de « maladie des os de verre ») et lui-même grand sportif (il pratique de nombreux sports adaptés). Le sujet des bienfaits du sport pour les personnes en situation de handicap le touche donc personnellement. Nous ne pouvons par contre pas émettre d'hypothèse sur les motivations intrinsèques de l'employée du foyer social.

Le type de partenariat proposé coïncide parfois avec les missions des personnes au sein de leur structure. Le mot « dynamiser » revient plusieurs fois dans les activités des personnes partenaires : *« Je suis chargé du développement des actions associatives, je suis là pour dynamiser l'association, pour faire de nouveaux projets. [...] Cela rentre tout à fait dans la dynamique de pouvoir discuter sur les problématiques, et sur ce que l'on peut faire avec les personnes en situation de handicap »* (employé de l'association pour les personnes en situation de handicap). La volonté de « dynamiser » est couplée avec l'intérêt pour le sujet : *« Ma mission est de dynamiser les actions que l'on propose, de faire vivre des projets. [...] Le sujet était intéressant »* (référente famille du centre social). Le partenariat était encore plus facile à mettre en place quand cela est fréquent dans la structure : *« On a un partenariat avec le CCAS*[40]*de la ville [...] on a eu avec l'EPIDE*[41] *une action sur la prévention routière [...] il y a eu ALTAU*[42]*, quand on a parlé des addictions »* (enseignante du CFA).

Pour d'autres personnes, le projet était davantage en cohérence avec leur souhait d'impulser de nouveaux partenariats au sein de la structure. *« De mon point de vue, c'est un devoir pour les instituts médico-sociaux de travailler avec les instituts de formation [...] Chaque fois qu'on aura la possibilité de faire ce genre d'opération, on le fera »* (coordinateur de l'IEM). Cela permet de proposer de nouvelles activités dans un lieu qui en manque : *« Je trouve que c'est bien qu'il y ait un peu d'animation ici. Cela permet de faire vivre un peu la résidence sociale [...] Je pense que c'est une bonne chose de s'ouvrir aux partenaires »* (employée du foyer social).

L'intervenante en réflexologie plantaire est intervenue quasiment « au pied levé » après le désistement du musico thérapeute, par amitié envers ses anciennes collègues : *« Vous étiez dans l'embarras et je sentais qu'il y avait de la demande »*. Mais elle précise également que cela a représenté pour elle une belle opportunité de faire connaître cette forme de médecine douce aux étudiants : *« On est vraiment au début de ces approches en médecine*

[40] Centre Communal d'Actions Sociales
[41] Etablissement Pour l'Insertion Dans l'Emploi
[42] Association de Lutte contre les Toxicomanies de l'Aire Urbaine

alternative [...] Je me dis que c'est le moyen de toucher, peut-être pas beaucoup d'étudiants, mais en moins ils en ont entendu parler ».

Enfin, les motivations des responsables de formation sont différentes. La responsable de la Licence professionnelle a respecté le choix de sa collègue qui lui a proposé le projet : *« Ce n'est pas une décision qui m'était personnelle, cela a été plutôt un choix de la collègue responsable, qui a un moment donné nous en a fait part. C'est elle qui a mûrement réfléchi le projet, en tout cas ce n'est pas moi qui en ai fait la demande ».* La directrice de l'IFSI s'est impliquée personnellement dans la conférence car elle a souhaité témoigner de son vécu de mère d'un jeune adulte polyhandicapé pour lequel le sport est une source d'épanouissement. A ce titre, les messages délivrés lui tenaient à cœur : *« Ce qu'on a entendu sur les messages forts et les messages clés de cette conférence, je trouve que pour les étudiants cela permet d'avoir un regard un peu différent, une meilleure connaissance des difficultés que peut rencontrer ce public-là ».*

Des projets qui entrent dans les « programmes officiels » des structures

Les projets proposés par les étudiants étaient pour certains parfaitement compatibles avec les programmes d'enseignement ou d'activité des structures. Avec l'aide des personnes ressources, ils ont intégré les cours dispensés, mais en proposant une approche plus innovante ou originale qui a apporté beaucoup de satisfaction. Au CFA, l'intervention des étudiants est venue compléter un cours magistral fait par l'enseignante : *« certains ont eu le cours avant, d'autres après l'intervention des étudiants [...] Ils ont fait le lien. C'est le même fond : il faut dormir tant de temps, les conseils qu'ils ont apportés sont les mêmes que n'importe quel professionnel dirait ».* De même, le thème du handicap est au programme des étudiants paramédicaux (infirmiers, aides-soignants) et des étudiants de l'IUT carrières sociales qui ont assisté à la conférence. Le fait de construire l'intervention autour de témoignages de personnes est venu compléter les cours et travaux dirigés : *« ils ont pu entendre toutes les difficultés que les uns et les autres peuvent rencontrer en tant que personnes handicapées, ou famille ou personne aidante. Et je trouve que c'est une bonne approche aussi de pouvoir un peu mieux comprendre le handicap et ses difficultés, ses contraintes »* (directrice de l'IFSI).

La gestion du stress ne fait pas partie en tant que telle du programme de l'IUT carrières sociales, mais la rencontre avec des professionnels issus d'autres filières et la participation à des conférences et des actions collectives fait partie intégrante du dispositif de formation : *« l'IUT [...] accueille des jeunes qui se destinent à être au sens large des "intervenants sociaux". Ce sont des personnes qui vont intervenir auprès d'un public, sur des problématiques sociales, avec des méthodologies d'interventions plutôt collectives, dans le cadre du développement social local »* (responsable de la

Licence professionnelle). A ce titre, cette action entre dans le panel des méthodes et activités auxquelles les futurs travailleurs sociaux sont sensibilisés, car l'IUT sollicite de très nombreux intervenants extérieurs avec des champs d'activité très divers. D'ailleurs le musico thérapeute qui aurait dû aider les étudiants dans la construction de ce projet intervient régulièrement à l'IUT.

Des projets inédits au sein des structures

Certains projets proposés, au contraire, étaient inédits dans les structures. Les étudiants sont venus proposer des actions de prévention dans des lieux dont ce n'est pas la vocation première, et qui n'avaient jamais abordé le sujet de cette manière auparavant.

Ainsi, le centre social n'envisageait pas forcément une action de prévention autour des dangers des écrans. La proposition des étudiants a permis de faire émerger une problématique réelle constatée par les professionnels de la petite enfance et de l'action sociale qui interviennent auprès des enfants qui fréquentent le centre social : *« les enfants, les écrans et les images violentes, c'est un sujet qui nous questionne beaucoup. Actuellement, l'école maternelle se pose aussi beaucoup de questions par rapport à cela. »*. Le sujet est tellement prégnant que la structure a décidé de poursuivre le travail amorcé par les étudiants : *« l'idée, c'est que l'on puisse donner une suite à cela, parce qu'on n'a pas envie de le garder pour nous. On a envie d'interpeller les parents là-dessus [...] nous, on voudrait sensibiliser les parents »* (référente famille du centre social).

De même, le coordinateur de l'IEM explique que la mission première de l'établissement est de regrouper *« l'ensemble des fonctionnalités des prestations de soins, d'hébergement et d'inclusion sociale et scolaire »* pour des jeunes âgés de moins de 25 ans. Si la dispensation de soins curatifs est la mission première des soignants qui travaillent à l'IEM, il leur arrive néanmoins de proposer parfois *« des thèmes d'éducation à la santé, de prévention, pour bien gérer son existence, ses besoins, ses contraintes »*. Le projet proposé par les étudiants était une opportunité d'aborder un thème important pour ces jeunes (le lavage des mains et la prévention vis-à-vis des germes manuportés), de manière ludique et au sein même de leur lieu de vie plutôt que dans le milieu scolaire.

Le foyer social, quant à lui, n'avait jamais proposé ce genre d'actions. Permettre à des futurs professionnels de la santé de rencontrer les personnes en situation de précarité sur leur lieu de vie et non pas dans une institution comme l'hôpital peut aider à construire une relation de confiance entre eux. Cela rejoint ce que Stéphane Tessier nomme « la pédagogie de l'interstice » (2013). En effet, les institutions définissent ce qui relève ou non de leur champ d'action. Ce qui est hors de l'institution (n'est pas, n'est plus ou n'a jamais été institutionnel) est considéré comme un interstice. Mais celui-ci peut également être une « vacuole » dans des espaces libres au sein même des institutions. Il s'agit d'espaces où les pratiques ne sont pas celles de l'institution. Des liaisons peuvent se créer entre l'institution et l'interstice et cela est grandement favorable à la réalisation d'actions de prévention et d'éducation à la santé. En effet, les personnes en situation de précarité peuvent être effrayées par les institutions (par exemple, elles peuvent craindre de se faire expulser du territoire français si on leur détecte une maladie). Le fait de les rencontrer dans un cadre neutre, dont la vocation première n'est pas de faire de la prévention, peut aider les usagers à accepter le discours institutionnel et à mieux prendre soin d'eux-mêmes (Hirsch-Vanhoenacker, 2016). Les interstices sont décrits par Alexandre Moine et Nathalie Sorita, comme « des espaces privés individuels et collectifs insérés dans le tissu conjonctif du territoire. Les travailleurs sociaux les investissent dans le cadre de leurs missions, voire les promeuvent avec d'autres acteurs du territoire » (2015, p.108). Ainsi, les étudiants ont investi le lieu de vie qu'est le foyer social pour leur mission de prévention en santé.

9.2. Bilan des actions pour les partenaires des projets

Les personnes interrogées ont donné leur avis sur les actions menées par les étudiants. Elles ont à la fois analysé la collaboration avec les étudiants (le fait que le travail se fasse en interdisciplinarité, la manière dont ils se sont organisés et le mode de partenariat mis en place) et l'action en elle-même (au niveau de la forme et du fond).

Un partenariat avec les étudiants souvent effectif mais perfectible

Tout comme l'ont exprimé les étudiants, les professionnels de terrain relatent une forme de partenariat avec eux. Le terrain a, la plupart du temps, été pleinement associé au projet. Il a fallu se répartir les tâches après avoir convenu d'un objectif : *« On a eu deux ou trois échanges avec les étudiants. Ils ont tout de suite compris, en fait, l'objectif et se sont bien réparti les tâches »* (employé de l'association pour les personnes en situation de handicap). Il était bien sûr important de tenir compte des contraintes du terrain : *« J'ai essayé de les laisser partir sur leurs idées. Après, nous avons recadré par rapport aux possibilités du CFA. Ils ont été assez souples, ils se sont adaptés à nos contraintes. Cela s'est fait assez facilement »* (enseignante du CFA).

Cependant, tout comme l'ont relevé les étudiants, le manque de disponibilité ou de réceptivité des uns et des autres a parfois été un frein dans le partenariat. La personne ressource pouvait être soumise à des contraintes professionnelles qui l'ont rendue moins disponible : *« Je n'étais pas forcément très disponible : on préparait le déménagement, j'étais aussi accaparé par beaucoup d'autres tâches. Je n'ai donc pas accompagné cette action au plus près, j'ai fortement délégué »* (coordinateur de l'IEM). Il y a ainsi eu un passage de relais aux AMP de la structure, mais comme le déplorent les étudiants, ils n'ont pas pu les rencontrer les adolescents avant le jour de l'action.

Les étudiants ont également pu être moins réceptifs au partenariat proposé, n'ayant peut-être pas su gérer la contrainte temporelle du projet : *« Quand je les ai rencontrées, on était à une date assez proche de l'événement, et elles n'étaient pas bien au courant... Peut-être que cela a provoqué un stress, et que du coup elles se sont mises en retrait, que c'était compliqué pour elles »* (référente famille du centre social). Nous l'avons vu, la collaboration avec les ESI a été tout aussi difficile pour les étudiantes ASSC du groupe « enfants » qu'avec la référente famille du centre social. Le partenariat a également pu être moindre du fait du changement de personne ressource au cours de la réalisation du projet : *« Je ne suis venue qu'une fois pour reconsidérer l'organisation de l'action, je n'ai pas pris le train depuis le début »* (intervenante en réflexologie plantaire). Les apports de la personne ressource au projet se sont alors limités à une approche organisationnelle. Elle a de ce fait accepté de mener elle-même un atelier sur la réflexologie plantaire, ne pouvant « former » que deux ESI pour l'aider le jour J. Quant à l'employée du foyer social, avec laquelle le contact a été le plus difficile à mettre en place, elle ne mentionne à aucun moment les échanges qu'elle a pu avoir avec les étudiants.

Intérêts de l'interdisciplinarité

Les personnes ressources sur le terrain ont apprécié que le projet soit réalisé par des futurs professionnels du médical et du social. Pour eux, cela apporte de la richesse aux actions de prévention : *« Je trouve toujours cela intéressant quand deux mondes qui ne côtoient pas trop se rencontrent. [...] Moi, je trouve cela intéressant que d'autres partenaires puissent s'ouvrir à ce qu'on peut faire, et puis partager. C'est toujours intéressant d'échanger »* (référente famille du centre social). Ils rappellent que les infirmiers et les intervenants sociaux côtoient souvent les mêmes publics : *« Je pense que de toute façon, que ce soit l'IUT ou les futurs infirmiers, ils ont forcément à un moment donné les mêmes objectifs car ils seront en contact avec des personnes qui rencontrent certaines difficultés. Que ce soit à domicile, dans un centre socioculturel, dans une maison de retraite »* (employé de l'association pour les personnes en situation de handicap). Travailler ensemble plutôt que chacun de son côté ne peut qu'enrichir la prise en soins et favoriser l'*emporwermen*t des usagers en situation de vulnérabilité. Le même message, quand il est diffusé par différentes personnes issues d'institutions différentes, a plus de chance d'être intégré : *« Ce que les étudiants infirmiers ont dit aux apprentis, je l'ai dit aussi, mais je suis sûre qu'ils ne l'ont pas entendu de la même manière, parce que c'était dans un autre cadre »* (enseignante du CFA).

Le travail en interdisciplinarité inclut également la structure dans le partenariat, apportant avec lui une forme d'ouverture d'esprit : *« Les collaborations, elles sont toujours intéressantes à initier, et puis à développer. C'est montrer que les enseignants sont capables de travailler dans d'autres institutions, et ça, c'est déjà hyper intéressant* » (intervenante en réflexologie plantaire). Cela oblige la structure à trouver une nouvelle dynamique qui ne peut qu'enrichir les prestations proposées aux usagers : « *Chaque fois que l'on ouvre la porte à de nouveaux interlocuteurs et que l'on explique ce que l'on est en train de faire, comment on le mène et pourquoi on le mène, cela a forcément un impact sur notre propre dynamique sur le long terme* » (coordinateur de l'IEM).

Pour les responsables de formation, l'interdisciplinarité est indispensable de nos jours si on veut être efficace sur le terrain auprès des publics : « *Je trouve qu'il y a une plus-value à faire de l'interdisciplinarité, parce que l'on a très longtemps fonctionné comme on dit en "silos", avec chacun ses spécialités. Et quand on est dans l'intervention sociale, on est malgré tout au cœur de problématiques qui ne sont pas, elles, cloisonnées, qui touchent à différents domaines* » (responsable de la Licence professionnelle). La directrice de l'IFSI partage ce point de vue : « *chacun va savoir qui fait quoi autour d[u] patient, pour une qualité de prise en charge, pour sa sécurité, et pour mieux répondre aux besoins de la population d'aujourd'hui* ». Elle va plus loin dans son analyse et exprime l'importance d'initier une collaboration interdisciplinaire dès la formation initiale des futurs infirmiers : « *le fait de travailler avec l'IUT, c'est pour moi un signe d'ouverture, de dynamisme, de permettre aux étudiants de connaître les métiers des autres [...] Les autres personnes qui sont proches du patient ne sont pas forcément connues* ». Ainsi, connaître les intervenants sociaux et leurs rôles auprès des patients dès la formation initiale va aider à créer de nouvelles dynamiques dans les projets et le travail en réseau, indispensable de nos jours, en particulier dans le domaine extrahospitalier.

Cependant, le retrait des étudiants ASSC dans la réalisation de certaines actions n'a pas toujours été compris et bien perçu par les intervenants : « *J'ai trouvé bizarre que les étudiants de l'IUT ne participent pas à l'animation. C'est quelque chose que je fais, je sais que ce n'est pas facile de se lancer là-dedans. Je me dis que ce sont elles qui sont formées pour être dans l'animation et j'ai trouvé un peu dommage qu'elles ne se sentaient pas d'animer* » (référente famille du centre social). Certains intervenants ont perçu que les deux groupes, qui étaient évalués sur des travaux différents en lien avec les actions, n'avaient pas les mêmes objectifs : « *Certains étant plus sur la mise en œuvre d'une pratique et d'autres sur de l'évaluation, donc la démarche est forcément différente* » (coordinateur de l'IEM). Le fait que les ESI étaient évalués sur le projet en lui-même les a rendus plus réceptifs à son contenu :

> « *J'ai plus eu, il me semble, un contact très facile et volontaire de la part des étudiants infirmiers, beaucoup plus qu'avec les étudiants de l'IUT. [...] Même si moi je n'ai pas ressenti une forte collaboration, je n'ai pas ressenti de tensions*

ou de personnes qui ne sont pas ouvertes [...] J'ai aussi échangé avec eux. Mais les étudiants infirmiers étaient plus demandeurs. Mais peut-être que cela touche plus aux soins » (intervenante en réflexologie plantaire).

En effet, nous l'avons vu, les étudiants ASSC étaient plus centrés sur leur problématique de recherche, et donc sur les effets des actions auprès du public, que sur le contenu des actions en lui-même.

Importance de la prévention pour le public ciblé

Les personnes ressources nous ont donné des renseignements sur la spécificité des publics ciblés par les actions : « *On a un public souvent issu des quartiers un peu moins favorisés, ils ne se débrouillent pas mal tous seuls : ils travaillent, ils prennent les transports en commun, ils finissent tard... Il y a beaucoup de choses que certains vivent qui me font dire qu'il ne faut pas arrêter la prévention* » (enseignante du CFA). La connaissance de la fragilité de la situation de nombreux apprentis a aidé les étudiants à ne pas envisager une action trop didactique, à s'éloigner d'un discours moralisateur et à valoriser par des petits « cadeaux » les éléments de réflexion apportés par les jeunes, qui se sont sentis valorisés dans leur participation. Comme il s'agissait d'un jeu, les « bêtises » énoncées par certains participants ont été réajustées avec humour et bienveillance par les étudiantes, sans stigmatiser les apprentis.

Grâce à leur expertise du terrain, les professionnels ont su aider les étudiants à prendre les angles d'attaque efficaces pour développer leur projet de manière pertinente auprès du public. En effet, l'infirmière est parfois « *la seule personne que la personne en situation de handicap voit de la journée. Si l'infirmière a connaissance de ses difficultés, elle pourra lui dire "voilà, dans le département, il existe telle association, ils font ça, si vous avez besoin d'aide [...]". Il faut rompre l'isolement de la personne en situation de handicap, c'est important* » (employé de l'association pour les personnes en situation de handicap). Les bienfaits du sport pour les personnes en situation de handicap ont été abordés dans une perspective d'aide et de conseil que peut apporter le soignant ou le travailleur social pour rompre l'isolement social dont souffre beaucoup ce public.

Les étudiants sont un public particulièrement sujet au stress. L'intervenante en réflexologie plantaire, ancienne formatrice en IFSI, a fait ce constat durant sa carrière professionnelle : « *Il y avait beaucoup de tensions, et du coup des résultats qui n'étaient pas satisfaisants. Je me dis que si on peut leur proposer des choses, qu'ils prennent déjà conscience qu'ils sont dans un état de stress, je me dis que c'est aussi intéressant* ». La responsable de la Licence a également constaté ce phénomène, qui selon elle s'est modifié ces dernières années : « *Je me dis cela par rapport à mes antécédents professionnels où c'était aussi avec des étudiants, et je ne rencontrais pas ce genre de stress* ». La situation précaire de certains étudiants[43] apporte une source de stress supplémentaire : *« ils ont une anxiété de longue date, qui s'est construite avec des histoires parfois compliquées [...] A certains moments, cela ressort parce qu'il y a en plus le stress de l'examen »*. Elle émet également l'hypothèse que certains sont victimes d'un stress au moment des examens dû à un manque de capacités, de travail ou d'organisation des révisions : *« Je crois que l'on accueille des jeunes gens que l'on n'aurait peut-être pas accueillis il y a encore dix ans dans les études. Je ne suis pas sûre qu'ils soient prêts à endosser, supporter ce qui va avec les études [...] il y a tout un travail qui est finalement exigeant, et je ne suis pas sûre que tout le monde en ait la possibilité »*.

Les adolescents de l'IEM sont déjà fragilisés par leur handicap. Les actions de prévention permettent de les aider à atteindre *« un meilleur état de santé, [de] limiter les risques d'aggravation. [...] Il faut d'une part expliquer, inciter, et pour réussir cela il faut activer tous les leviers [...] : c'est l'éducatif, c'est le ludique, c'est le changement, c'est le partenariat, c'est l'innovation »*. Cela est encore plus vrai pour ceux d'entre eux qui souffrent également de troubles mentaux : *« c'est à nous de faire les efforts, et d'être suffisamment inventifs et pertinents pour pouvoir avancer »* (coordinateur de l'IEM).

Le public du foyer social, quant à lui, est un public particulièrement difficile à approcher : *« Les résidents du foyer, des travailleurs migrants, qu'on appelle chez nous des chibanis, quand on leur demande de venir, ils ne bougent pas, en fait, malheureusement »* (employée du foyer social). Cela rend les actions de prévention en santé difficiles à réaliser, alors que la précarité entraîne justement l'apparition de problèmes de santé, souvent couplée à des difficultés d'accès aux soins (Parizot, 1998).

Portée de l'action pour changer les comportements du public

Les étudiants ont évalué le degré de satisfaction du public, mais nous avons vu qu'ils ont parfois été déçus de ne pas constater de réels changements dans les comportements à distance des actions. La responsable de la Licence professionnelle est de leur avis : *« Je pense que c'est une goutte d'eau [...] s'il y a vraiment un problème, je trouve que c'est une manière un peu rapide de renvoyer les gens à leurs responsabilités, alors que je pense que quand ils sont vraiment très mal, ce n'est pas sûr qu'en leur disant "vous allez apprendre à respirer par le ventre" cela va arranger les choses »*.

Les personnes ressources, quant à elles, pensent que *« ce genre d'action ne se mesure pas dans l'immédiateté. On sait aussi que c'est dans le*

[43] En 2015, l'IGAS (Inspection Générale des Affaires Sociales) publie le rapport N°2014-049R qui constate notamment que près de 20% des étudiants en France vivent en-dessous du seuil de pauvreté. Ce rapport est disponible à l'adresse suivante : http://www.igas.gouv.fr/IMG/pdf/Rapport_2014-049R_TOME_I.pdf (consulté le 27/02/2020).

renouvellement et la multiplication des actions que cela porte ses fruits » (coordinateur de l'IEM). Les actions de prévention n'ont pas le même impact sur tout le monde : *« Je vois cela comme des petites graines qu'on plante, et puis on verra ce qui prend et ce qui ne prend pas »* (enseignante du CFA). De plus, le public ne peut pas retenir l'ensemble du discours : *« Sur tout ce que l'on dit, il n'y a peut-être que 10% qui vont être retenus. Ce n'est pas grave, en tout cas, dès qu'ils vont entendre parler du handicap, forcément, ils vont se souvenir de ce moment-là [...] En tout cas, il faut amener à la réflexion sur les personnes en situation de handicap »* (employé de l'association pour les personnes en situation de handicap).

Pour une réelle efficacité et un changement durable des comportements, il faut que l'action soit complétée par d'autres temps, et que la démarche soit comprise par les participants : *« l'atelier réflexologie, c'est un vrai plus, mais si on a donné en amont une information, et qu'on a des étudiants qui accueillent cette forme de prise en charge »*. Une seule séance ne suffit pas à atteindre des objectifs ambitieux, car la réflexologie *« c'est de la prévention, du rééquilibrage, de l'harmonisation et, du coup, il y a des phases où on va être bien et d'un coup il peut y avoir une petite tension. Donc, c'est peut-être là qu'il faut retravailler car on demande à l'organisme de réguler »* (intervenante en réflexologie plantaire).

Même lorsque l'action n'a pas donné entière satisfaction, elle peut être utile pour amorcer une réflexion qui pourra conduire ultérieurement à des modifications comportementales favorables à un maintien en santé. Ainsi, l'action menée auprès des enfants a été un peu trop brève : *« Cela aurait peut-être pu être un petit peu plus poussé au niveau de la santé, pour les dangers liés à la santé »*. Toutefois, *« Cela a beaucoup questionné, [...] les enfants ont répondu des choses qui nous ont interrogées. [...] On n'a pas mal de parents qui posent des questions sur le comportement de leurs enfants, on a beaucoup de discussions »* (référente famille du centre social). L'idée est de poursuivre le projet en exposant aux parents les résultats de l'enquête réalisée par les étudiantes de l'IUT. Cela sera le point de départ pour les accompagner vers une réflexion sur les dangers des écrans, et les éléments à mettre en place par les familles pour adopter un usage plus pertinent des écrans à la maison.

Malheureusement, l'action sur la prévention du cancer n'était pas adaptée au public : *« Ce n'était pas adapté d'une part car l'action visait principalement les personnes au-delà de 50 ans »* alors que *« les personnes qui entrent au foyer n'ont même pas 30 ans »*. De plus *« les termes utilisés n'étaient pas adaptés à leur compréhension du français »*. Il aurait fallu *« faire des choses moins parlées, mais de façon un peu plus ludique, avec des images »* (employée du foyer social). Cependant, là encore, les étudiants ont constaté un réel intérêt pour le thème chez les quelques personnes qui s'étaient déplacées. De plus, comme nous l'avons déjà évoqué, cela a permis d'amorcer un dialogue entre des personnes fragiles et méfiantes vis-à-vis du système de santé et des futurs infirmiers.

Des difficultés et des contraintes

Tout comme les étudiants, les professionnels du terrain déplorent un certain nombre de contraintes qui ont été autant de freins à l'optimisation des actions auprès des publics. Ainsi, le nombre d'étudiants a pu déstabiliser le public :

> *« Il y avait vraiment trop de monde [...] Je trouve cela un peu impressionnant pour quelqu'un de devoir être confronté à toutes ces personnes »* (employée du foyer social). *« C'était impressionnant, pour les apprentis aussi, je pense, d'arriver dans cette salle avec toutes ces personnes : les intervenants, les rapporteurs (ceux qui regardaient), les filles de l'IUT. Cela faisait beaucoup de monde »* (enseignante du CFA).

La contrainte temporelle est également mise en évidence face à l'ambition des projets : *« un projet, c'est une globalité. Faut faire de la communication... Des projets comme ça, cela peut durer un an »* (employé de l'association pour les personnes en situation de handicap). Cela a conduit parfois à manque de préparation de l'action, amplifié par le partage des tâches entre les ESI. En effet, certains avaient préparé les contenus et d'autres les ont dispensés au public, sans avoir pu s'entraîner avant : *« Je me demande si le jeu avait été testé avant. J'avais l'impression que les élèves infirmiers n'avaient pas forcément testé leurs questions entre eux. On avait le sentiment qu'ils découvraient leurs questions »* (enseignante du CFA). Le morcellement des tâches imposé par le mode d'organisation choisi par les étudiants a empêché *« la connaissance du travail de l'ensemble du groupe [...] Il n'y avait pas d'approche globale dans l'organisation »* (directrice de l'IFSI). De plus, le public n'avait parfois pas été suffisamment préparé à l'action : il aurait fallu *« expliquer, informer, avoir une petite présentation »* car la participation à des ateliers comme la réflexologie plantaire demande *« un travail en amont pour avoir des personnes qui ont compris sur quoi on travaillait, comment cela se faisait »* (intervenante en réflexologie plantaire).

Le manque de budget est surtout évoqué par l'employé de l'association pour les personnes en situation de handicap : *« je pense que, comme dans tout projet, et pour aider les associations qui font ça, il faut prévoir un budget pour permettre le remboursement des frais de déplacement pour créer une dynamique ».*

La configuration des locaux n'était pas toujours adaptée : *« on était dans la même salle, et c'était peut-être un peu compliqué »* (intervenante en réflexologie plantaire). De plus, certains étudiants complexés auraient peut-être plus facilement accepté une séance individuelle *« comme cela les gens ne voient pas, même si les pieds ne sont pas beaux, il n'y a que le thérapeute qui les voit ».*

Enfin, la directrice de l'IFSI déplore que l'action n'ait sensibilisé qu'un petit nombre d'étudiants : *« je trouve personnellement que c'est un petit groupe qui a participé à la qualité des échanges sur cette unité optionnelle, et que pour moi, mais c'est un vœu pieux, cela aurait été bien qu'une promotion entière puisse entendre toutes les difficultés que peuvent rencontrer les personnes handicapées ».* Tout en souhaitant une intervention plus formelle pour l'ensemble des étudiants de première année et les élèves aide soignants, elle reconnaît que *« si on le rend obligatoire, on n'est plus dans la même orientation »* car les personnes qui se sont déplacées en soirée de manière non obligatoire avaient un réel intérêt pour le sujet, et cela s'est ressenti dans les échanges à l'issue de la conférence.

9.3. Impact du projet sur le territoire de la recherche-action

Le territoire sur lequel se répartissent les différentes actions de prévention est celui du Pôle Métropolitain Nord Franche-Comté. Quatre actions ont eu lieu à Belfort (groupe « adolescents », « étudiants », « précarité » et « handicap physique »), une action a eu lieu dans l'agglomération montbéliardaise (groupe « enfants ») et une action a eu lieu en milieu rural (groupe « handicap mixte »). Il est intéressant de mesurer l'impact qu'a eu le territoire sur les projets, mais également l'impact que les projets ont pu avoir sur le territoire. Alexandre Moine (2007) précise que dans une perspective d'évaluation des démarches effectuées sur un territoire donné, il y a lieu d'intégrer simultanément trois dimensions : le temps, l'espace et la dimension organisationnelle. La dimension temporelle doit prendre en compte les événements passés, à venir et la durée des événements qui « est importante puisqu'elle permet finalement de nuancer les influences » (Moine, 2007, p.51). La dimension spatiale est importante car « les lieux du travail social, objets spatiaux, sont marqueurs d'identités et d'appartenances individuelles et collectives. Leurs localisations, architecture, aménagements traduisent des affiliations territoriales, des intentionnalités, des exercices du pouvoir » (Moine et Sorita, 2015, p. 94). Quant à la dimension organisationnelle, elle se compose de la sphère des individus, de celle de la politique au sein de laquelle les alliances se font et se défont et de celle des relations économiques, culturelle et sociales, où le local est en relation avec le global. Cette démarche est également préconisée dans d'autres travaux précurseurs d'évaluation territoriale dans le cadre des projets de recherche-action (Rolland-May, 2000). J'ai essayé de tenir compte de ces dimensions dans l'analyse du discours des personnes ressources.

Nous l'avons vu, le Pôle Métropolitain Nord Franche-Comté est depuis quelques années le lieu de nombreux changements au niveau sanitaire et social. Mais les personnes interrogées ont également parfois relaté certains changements au niveau des structures qui ont accueilli les actions (changements géographiques, mais aussi des missions qui leur incombent). Certains changements avaient déjà eu lieu, d'autres devaient se produire à plus ou moins long terme. Les changements sont propices au phénomène d'émergence, c'est pourquoi je vais à présent mesurer le lien entre ces changements et la recherche-action.

Les changements dans les programmes de formation de l'IUT

Tout d'abord, revenons sur les changements qui ont eu lieu à l'IUT. La responsable de la Licence professionnelle explique les raisons qui ont amené le regroupement des deux Licences professionnelles pré existantes :

> *« On en a profité pour effectivement refondre le diplôme, de manière à essayer de l'adapter le mieux possible aux réalités du terrain, notamment. Et aussi en essayant, alors cela paraît peut-être un peu présomptueux, d'avoir un "coup d'avance", c'est-à-dire d'essayer de proposer un diplôme qui, non seulement suit la réalité, mais la précède, si je puis dire, et on pressent des évolutions dans la société qui nous ont engagés à définir des parcours tels qu'ils sont définis aujourd'hui ».*

Les formations professionnelles ont le souci de mettre sur le marché du travail des jeunes diplômés compétents pour gérer les missions qui leur seront confiées. Il est donc primordial de proposer un programme d'études en phase avec les problématiques actuelles, ou qui seront d'actualité au moment de leur prise de poste. D'où l'intérêt d'anticiper parfois certains changements sociétaux ou territoriaux.

L'IUT a fait le constat d'un vieillissement de la population au niveau local, mais également de l'apparition de *« séniors actifs, c'est-à-dire des séniors qui s'investissent, et qui sont parfois bénévoles, qui interviennent, et avec qui nos étudiants, enfin les futurs professionnels, auront à travailler ».* Cet engagement des séniors dans les associations locales est confirmé d'ailleurs par l'employé de l'association pour les personnes en situation de handicap, mais cela crée selon lui d'autres problématiques : *« un retraité est souvent dans plusieurs associations différentes, il ne peut pas donner tout son temps à telle ou telle association ».* Il convient donc pour les travailleurs sociaux de tenir compte du temps que le sénior actif pourra réellement consacrer à un projet. Il doit être considéré comme un partenaire à part entière, mais tout le projet ne doit pas reposer sur lui. Je peux souligner que j'ai également fait appel à une jeune retraitée pour remplacer le musicothérapeute dans le projet sur la gestion du stress.

Les enseignants de l'IUT ont également constaté que *« les familles sont de plus en plus demandeuses d'informations, de repères par rapport à leurs pratiques éducatives notamment, liées aux transformations actuelles des familles dans leur organisation ».* En effet, l'éclatement de la famille nucléaire traditionnelle et l'apparition de nouveaux modèles (familles recomposées, homoparentales ou monoparentales notamment) engendre une perte de repères face au concept de parentalité. Les parents se tournent alors vers les professionnels de l'éducation et du social pour les aider à assumer leur rôle de parent. La référente famille du centre social confirme cette demande d'accompagnement de la part des parents : *« Je développe aussi en ce moment une "université des parents", où on fait du soutien à a parentalité. On propose des activités et des réflexions, avec des universitaires, sur des thèmes qui interrogent les parents : décrochage scolaire, valeurs familiales, rôle des parents dans l'éducation »*. Il est donc nécessaire d'inclure cette dimension dans les programmes de formation des futurs intervenants sociaux.

L'IUT propose donc un cursus inédit et adapté aux besoins locaux : *« ces spécialités-là, sur les familles, sur les bénévoles, le vieillissement, etc. sont des spécialités d'ici. En France, on n'a pas d'autre Licence professionnelle qui travaille sur ces sujets-là »*. De plus, le regroupement de deux Licences en Intervention Sociale a eu lieu car il y a une volonté que *« ces futurs professionnels aient un socle commun de connaissances, d'où l'idée de faire une seule Licence avec des moments où ils sont ensemble et où ils peuvent partager cette culture »*.

Enfin, la réalisation d'actions de prévention en santé a également toute sa place dans la formation initiale actuelle des futurs travailleurs sociaux : *« c'est vrai que les intervenants sociaux vont investir ce domaine-là [la santé] comme ils vont encore en investir d'autres. Et de fait, c'est important qu'ils soient informés, mais peut-être pas spécialistes du domaine en question »*. D'où l'intérêt de mener ce genre de projets en interdisciplinarité avec des professionnels ou futurs professionnels paramédicaux, pour lesquels la santé constitue le cœur de métier.

Les changements au niveau de l'IFSI

La modification du programme des études infirmières en 2009 est une décision ministérielle à laquelle tous les IFSI français ont dû se soumettre. Comme partout en France, un partenariat avec l'université a dû se mettre en place. En Franche-Comté, celui-ci a été effectif : *« on a construit ensemble avec l'université un partenariat, qui aujourd'hui est structuré »* (directrice de l'IFSI). Celui-ci s'est encore renforcé depuis l'entretien avec la directrice de l'IFSI, qui a été réalisé en janvier 2018. En effet, le service sanitaire a été mis en place (là encore, il s'agit d'une décision ministérielle) durant l'année 2018/2019. En Franche-Comté, un véritable partenariat a été mis en place entre les filières médecine, pharmacie, maïeutique, masso-kinésithérapie et infirmière sur l'ensemble du territoire. Des actions de prévention autour de thèmes comme la vaccination, les conduites addictives et la nutrition ont été déployées dans les quatre départements francs-comtois, avec des dispositifs proches de ceux que j'ai réalisés dans le cadre de ma recherche-action.

De même, le regroupement des instituts de formation de Belfort et Montbéliard sur un seul site est une décision politique : *« Cette fusion vient de la fusion de deux établissements hospitaliers. Cette fusion date de 2002, il y a eu une seule directrice pour les deux instituts avec un projet pédagogique commun dès 2012 »*. En effet, les IFSI sont soumis à plusieurs tutelles : l'hôpital de rattachement qui est dit « support » car il mutualise certaines fonctions (budget, gestion des ressources humaines), le conseil régional qui délivre l'agrément des instituts, le finance et en contrôle l'activité, la DRJSCS (direction régionale de la jeunesse, des sports et de la cohésion sociale) qui délivre les diplômes et l'ARS (agence régionale de santé) qui est garante de l'application de la règlementation. Même si les choix sont contraints, la stratégie de la directrice est *« d'être dans la construction, dans le suivi et dans des relations bienveillantes et constructives »*. D'ailleurs, en 2016, l'IFSI a obtenu un agrément pour assurer la formation de 30 étudiants masseurs-kinésithérapeutes, ce qui était un souhait institutionnel et un gage de la reconnaissance du dynamisme de l'institut. Le choix du campus universitaire de Montbéliard comme lieu de regroupement des deux IFSI préexistants a renforcé les liens avec l'université. En effet, le territoire « évolue en fonction de la boucle de rétroaction de l'aménagement où l'espace géographique présente des opportunités et des contraintes pour différents acteurs qui utilisent, aménagent et gèrent alors ce même espace géographique (Moine et Sorita, 2015, p.33). Dans notre cas, la proximité géographique a renforcé les liens entre les institutions, mais également entre les étudiants. Par exemple, les ESI fréquentent la bibliothèque, le restaurant universitaire et la MéMO (Maison des étudiants de Montbéliard) qui est un lieu de rencontre, de convivialité et d'information pour les jeunes du campus.

Si certaines décisions ne sont pas prises au niveau de l'institution, le projet pédagogique est, quant à lui, propre à chaque IFSI. *« J'ai apporté des objectifs précis en lien avec le territoire, en lien avec les besoins en santé, en lien avec les axes qui sont aujourd'hui prégnants : les maladies chroniques, les personnes âgées, les personnes handicapées et le milieu psychiatrique »* (directrice de l'IFSI). Chaque année, l'EMFOR (emploi, métiers, formation, orientation) Bourgogne Franche Comté publie une enquête sur l'insertion des jeunes qui ont suivi une formation sanitaire et sociale dans la région[44]. Cela aide la directrice à faire des choix pédagogiques pour mieux préparer les futurs soignants aux réalités territoriales qu'ils vont rencontrer lors de leur première prise de poste. Ainsi, proposer aux ESI d'effectuer des stages dans des lieux en plein essor est important.

> *« Les personnes âgées, on les retrouve partout. Les maladies chroniques, un petit peu partout aussi. Il y aura sûrement des structures qui vont s'axer davantage sur les maladies chroniques, et sur les compétences des infirmières pour le suivi de ces maladies chroniques. Pour tout ce qui touche le handicap, on travaille avec toutes les structures qui sont proches de nous et orientées sur le handicap. Et bien sûr, la psychiatrie et la santé mentale, on a nos partenaires et une structure qui permet à nos étudiants d'aller en stage dans ce type de discipline ».*

Tout comme la responsable de la Licence professionnelle Intervention Sociale, la directrice de l'IFSI cherche à anticiper les changements qui vont survenir dans le domaine médical à l'échelle locale, pour mettre sur le

[44] La dernière publication qui s'intitule « l'insertion des sortants de formations sanitaires et sociales en Bourgogne-Franche-Comté » est téléchargeable au format PDF sur le site http://www.emfor-bfc.org/index.php?action=SearchPublication (consulté le 03/03/2020).

marché du travail des infirmiers qui, bien que novices, seront faire face à la réalité du terrain. Cela se poursuit même après l'obtention du diplôme, puisque l'IFSI propose de nombreuses formations continues à destination des professionnels *« en lien avec le développement de compétences avec des spécificités selon la discipline et selon les besoins. On répond au plus proche des besoins de la structure ».* Quant au projet mené en interdisciplinarité avec les étudiants de l'IUT, il s'inscrit dans cette dynamique : *« Ce qui est important aujourd'hui, c'est que chacun connaisse son métier, chacun travaille en complémentarité. Cette complémentarité, je veux aussi la développer en formation initiale ».*

Les changements au niveau des structures

Plusieurs personnes interrogées ont exprimé des changements dans leur structure, qui ont pour certains d'entre eux eu un impact sur les actions réalisées par les étudiants.

Tout d'abord, il y eut des changements de lieu. Ainsi, l'IEM était, comme nous l'avons dit, en plein déménagement. Cet établissement était situé dans une petite commune rurale mal desservie par les transports en commun. En effet, autrefois, les lieux de santé mentale étaient placés hors des villes. « Il s'agissait d'isoler le malade du stress de la société et de la vie familiale et de l'isoler dans un lieu idéalement situé à la campagne » (Coldefy, 2010, p.21). Il n'y avait pas de distinction entre handicap, santé mentale et psychiatrie et tous les patients étaient traités dans les mêmes conditions. Historiquement, les « soins dispensés aux personnes atteintes de troubles mentaux et du comportement ont ainsi toujours reflété les valeurs sociales qui influent sur la perception de la maladie mentale dans la société » (p.23). Longtemps, on a éloigné les malades mentaux des villes pour les protéger et ne pas accentuer leurs troubles, mais également pour les soustraire au regard des gens car ils portaient atteinte à l'idéal de « normalité » sociale. Depuis quelques années, et surtout depuis la promulgation de la loi du 11 février 2005 pour l'égalité des droits et des chances, la participation et la citoyenneté des personnes handicapées, la France a une volonté d'insérer les personnes en situation de handicap dans la société. C'est dans ce cadre que l'IEM a déménagé, deux semaines seulement après l'action menée par les étudiants sur le lavage des mains, dans des locaux neufs (et donc aux normes concernant l'accueil de personnes en situation de handicap) au cœur de la ville de Belfort. *« Notre implantation au sein même de la cité va rendre les choses beaucoup plus simples »* (coordinateur de l'IEM). Les jeunes sont davantage autonomes pour prendre les transports en communs, que ce soit pour se rendre en cours ou en ville : *« ils pourront se rendre à pieds au cinéma qui n'est pas très loin ».* Ils peuvent plus facilement s'inclure dans la vie de la cité, cela donne une nouvelle dynamique à l'institution : *« je pense qu'avec les locaux dont on dispose aujourd'hui, certainement que les actions pourront aussi dans l'avenir être plus précises ».* Cette volonté de dynamisme et d'inclusion dans la cité permettent d'éclairer le choix *a priori* peu pertinent d'accepter une action de prévention à deux semaines du déménagement, alors que la personne ressource est peu disponible pour accompagner les étudiants. Mais comme le précise d'ailleurs le coordinateur de l'IEM : *« cela rentrait vraiment de plein fouet dans nos objectifs, avec justement cette nouveauté des visages et des méthodes, qui venait amplifier, on va dire, la dynamique qu'on souhaite garder et amplifier si possible ».*

Certaines personnes interrogées ont également fait part de changements dans les missions qui sont confiées à leur structure ou à elles-mêmes. Ainsi, le foyer social a une vocation d'accueil d'anciens travailleurs migrants, les *chibanis*. Ce terme, qui signifie « cheveux blancs » en arabe, désigne les travailleurs immigrés originaires du Maghreb et d'Afrique subsaharienne, qui ont fait l'objet d'un statut de travailleur particulier et qui se retrouvent avec de faibles revenus au moment de leur retraite, et donc en situation de précarité. L'arrivée d'un nombre important de migrants ces dernières années a obligé les foyers sociaux à modifier leurs critères d'accueil : *« Il y a un deuxième site dans un quartier qui bénéficie de la politique de la ville, qui était l'ancien foyer des travailleurs migrants. Actuellement, il reste 16 résidents. Le reste, ce sont des demandeurs d'asile. Mais à terme, ce site sera totalement dédié aux demandeurs d'asile »* (employée du foyer social). La connaissance de ces éléments explique peut-être en partie la confusion qui a régné sur la préparation et le déroulement de l'action sur la prévention du cancer. Par exemple, le fait que le public présent était plutôt jeune alors que l'action visait davantage les personnes de plus de 50 ans comme les *chibanis*, le fait que les personnes primo arrivantes ne se sentent pas concernées par des actions de prévention et que très peu d'entre elles se sont déplacées. Les étudiants ont mal ciblé leur public, mais n'ont pas été aidés en cela par l'employée du foyer social qui leur a donné très peu d'information sur les résidents.

De même, l'employé de l'association pour les personnes en situation de handicap exprime la multiplicité des missions qui sont confiées par l'Etat à son association : *« on a remplacé l'Etat et on remplace encore l'Etat sur certaines missions qu'il ne se sent pas capable de faire ».* Cela renvoie au mouvement de décentralisation né avec le projet de réforme des collectivités locales durant les années 70, qui s'est concrétisé avec les lois Defferre en 1982. Les collectivités territoriales (régions, départements, communes) voient leurs compétences renforcées, de manière à répondre au mieux aux besoins des populations locales. Les associations sont invitées à prendre une part importante aux projets mis en place à un échelon local, à partir des concepts et des normes définis à l'échelon central. En effet, « les collectivités locales et les mouvements associatifs qui leur sont liés sont fortement enjoints à les implanter dans leur territoire, tant pour manifester qu'ils œuvrent au bien public que pour accroître leurs propres moyens d'intervention » (Dubouchet et Vulbeau, 1999, p.14). L'association participe ainsi à l'implantation de diverses structures : *« des établissements, des entreprises adaptées, des établissements et services d'aide par le travail, des services à domicile »* (employé de l'association pour les personnes en situation de handicap). Malheureusement, la décentralisation peut toutefois induire un déséquilibre et un défaut d'harmonisation au sein des territoires, en raison des choix politiques et de l'inégalité des ressources des collectivités territoriales : *« Cela fait deux ans que l'on restructure les délégations, car on avait de gros problèmes d'argent. C'est pour cela par exemple que maintenant, on a des salariés qui travaillent pour deux délégations »* (employé de l'association pour les personnes en situation de handicap). Le projet qui a été proposé entrait pleinement dans les missions de l'association et ne demandait aucun investissement financier de sa part. Même si l'employé de l'association déplore le fait ne pas avoir été dédommagé financièrement pour son investissement, il reconnaît que les étudiants ont contribué au soutien financier de l'association en vendant des billets de tombola : *« Ils n'avaient pas forcément le budget pour nous rembourser nos frais kilométriques ou nos indemnités de déplacement, mais ils ont quand même joué le jeu et vendu des tickets-dons qui nous ont rapporté à peu près 240€ ».*

9.4. Liens entre les projets et les dynamiques institutionnelles

Nous avons vu que certains changements, décidés à un échelon global ou local, au niveau des instituts de formation et de certaines des structures partenaires, ont pu impacter les actions menées auprès des publics-cibles. Je vais m'intéresser à présent aux liens que l'on peut établir entre les projets et la dynamique des institutions.

Enrichir l'offre institutionnelle

J'ai déjà précisé plus haut que certaines personnes avaient accepté un travail en partenariat avec les instituts de formation car cela entrait dans le programme officiel des structures. Mais ce n'est pas la seule raison de leur engagement. En effet, multiplier les partenariats avec des intervenants extérieurs peut être enrichissant pour les usagers : *« On accepte un peu toutes les idées... Dès que cela rentre dans le programme de PSE [prévention, santé, environnement], dès que cela rentre dans notre cadre, on y va ! On ne refuse aucune action en faveur des apprentis »* (enseignante du CFA). Faire coïncider une action avec le programme officiel facilite la programmation de l'événement, mais il faut parfois faire preuve de souplesse si la proposition est intéressante : *« on ne refuse aucune action qui pourrait nous intéresser, on arrive toujours à la faire rentrer dans nos programmes. Si ce n'est pas dans mes cours, cela rentrera bien dans un autre »* (enseignante du CFA). Les propositions d'intervenants extérieurs peuvent ainsi venir enrichir l'offre de formation originelle. « *Là, on a fait le sport, on pourrait très bien faire la vie affective et sexuelle des personnes en situation de handicap, l'accessibilité des établissements recevant du public... On peut faire n'importe quel projet par rapport à une personne* » (employé de l'association pour les personnes en situation de handicap). En effet, les futurs soignants seront également confrontés à ces problématiques, et l'IFSI n'a pas forcément prévu de faire une intervention spécifique pour toutes ces problématiques liées au handicap. Il faut savoir profiter de l'opportunité que peuvent apporter des partenaires extérieurs : « *Chaque fois que nous pourrons nouer quelque chose avec des partenaires différents, sur des thèmes qui peuvent intéresser notre public, je dis qu'on le fera* » (coordinateur de l'IEM).

Parfois, comme l'ont également souligné certains étudiants, la participation à un projet va enrichir les compétences et élargir le champ d'intervention de la personne qui prodigue l'intervention au sein de la structure : « *Il y a aussi des étudiants qui m'ont demandé la formation, qui étaient intéressés pour l'incorporer dans les soins, essayer de mener des petites techniques comme cela auprès des patients. Donc, j'ai trouvé cela vraiment intéressant* » (intervenante en réflexologie plantaire).

L'intervention peut également être l'occasion de créer une nouvelle dynamique au sein de la structure : « *Je pense qu'on devait, à la base, faire l'action ici, pour ensuite associer mes collègues pour voir si d'autres personnes des pensions de famille étaient intéressées pour venir* » (employée du foyer social). Cela aurait été un moyen de faire se rencontrer les résidents des différents foyers de la ville, pour créer de la convivialité entre eux tout en profitant d'une action de prévention relative à la santé. Malheureusement, la problématique du déplacement des personnes sur un autre lieu n'a pas été abordée, et les elles ne sont pas venues. En effet, « élément d'inclusion et d'insertion, le transport peut tout aussi bien être vecteur d'exclusion [...]. Les réseaux sont caractérisés par leur type et, dans le cas des transports en commun, par leur capacité et leur fréquence » (Moine et Sorita, 2015, p.70). Si les moyens de transport en commun ne sont pas suffisamment accessibles, ou que les personnes en situation de précarité ne savent pas comment les utiliser, ils seront des freins à leur participation à de tels événements. Dans notre situation, un employé du foyer aurait pu conduire les résidents des pensions de famille, mais « *mon collègue devait être en congés ou quelque chose comme ça, il n'a pas pu venir avec les résidents* » (employée du foyer social).

Quoi qu'il en soit, proposer des interventions différentes des cours institutionnels permet de créer une nouvelle dynamique chez les bénéficiaires : « *C'est important aussi de leur montrer qu'on leur propose des choses. Ce n'est pas juste : "le CFA, je vais y aller subir mes cours pendant une semaine..." On essaie de faire des choses aussi... innovantes* » (enseignante du CFA).

S'inscrire dans la durée

J'ai également précisé plus haut que les actions de prévention n'étaient efficaces que si elles s'inscrivaient sur la durée. En effet, il ne suffit pas d'une seule séance pour changer durablement les comportements du public ciblé. De plus, cela peut être l'occasion pour la structure de proposer de nouvelles actions, impulsées par le projet mené en partenariat avec les étudiants : « *On ne sait pas encore comment, mais organiser quelque chose pour leur montrer [aux parents] ce qui est ressorti des échanges avec leurs enfants et les interpeller un peu là-dessus* » (référente famille du centre social). Là encore, il s'agit d'une opportunité à saisir pour dynamiser l'offre des prestations proposées au public.

Les actions de prévention ne doivent pas ambitionner uniquement de faire changer les comportements, en particulier chez les plus jeunes, mais de les aider à renforcer leur capacité d'action. « *Je pense que, dans la construction des jeunes, c'est quelque chose qui est important. On peut leur donner tous les cours théoriques que l'on veut, mais pour leur bien-être social et mental, pour leur santé, on ne fait jamais assez de prévention* » (enseignante du CFA). Cela est en cohérence avec la conception de l'*empowerment* que l'on partage actuellement en France dans le milieu de la santé et du travail social. L'idée est de « recentrer le travail social sur le sujet, pris comme individu particulier et dans son contexte, en s'appuyant sur ses compétences et en l'aidant à construire estime de soi et conscience critique » (Bacqué et Biewener, 2013 p.134). Ainsi, le CFA ne propose pas uniquement une formation professionnelle aux apprentis, la formation a également pour ambition d'aider les jeunes à devenir des adultes autonomes dans leur manière de penser et d'agir.

De plus, ce n'est pas seulement le projet de prévention qui doit s'inscrire dans la durée, mais également le partenariat entre les deux instituts de formation : « *Continuer le partenariat avec l'IUT, oui, parce que cela donne de la cohérence et du sens* » (directrice de l'IFSI). Travailler en réseau pour proposer des projets cohérents avec les besoins des usagers est devenu indispensable : « *Moi, par exemple, j'envisage des relations avec le monde de l'éducation nationale, parce que je crois que, là aussi, il y a besoin de décloisonner, de la même manière, je peux entendre qu'effectivement, un partenariat avec des personnes qui sont professionnelles de la santé peut apporter des choses intéressantes à nos étudiants* » (responsable de la Licence professionnelle). Comme nous l'avons vu plus haut, l'interdisciplinarité entre les mondes de la santé, du travail social et de l'éducation permet de potentialiser les compétences de chacun et de créer des compétences collectives qui sont utiles pour faire face aux problématiques complexes auxquelles les publics en situation de vulnérabilité sont confrontés.

Enfin, le partenariat créé entre les étudiants et les structures doit perdurer. Il peut prendre des formes diverses. Par exemple, *« on a créé un partenariat avec l'IUT pour avoir 24h de bénévolat par trimestre pour les associations, parce qu'on a du mal à attirer les jeunes »* (employé de l'association pour les personnes en situation de handicap). Cela permet de dynamiser l'association, tout en instillant chez les étudiants les valeurs portées par le bénévolat. Ainsi, ils participeront à des actions utiles pour les usagers, le territoire, l'association soutenue, mais également pour eux-mêmes en acquérant de nouvelles compétences et en augmentant leur estime de soi.

Renforcer le sentiment d'appartenance

Il importe à présent de se pencher sur l'appropriation affective du territoire par les individus. En effet, la relation que l'on entretient avec le territoire sur le lequel on vit et travaille n'est pas neutre et influence sa manière d'agir. Le territoire cristallise les représentations individuelles et collectives, contribue à fonder l'identité de groupes sociaux et conforte le sentiment d'appartenance à un groupe ou à une communauté. « Le territoire permet souvent de consolider l'appartenance à travers la matérialité et la spatialité qu'il représente (l'étendue spatiale et les objets qui la ponctuent) et son appropriation (au sens juridique, affectif et symbolique) à double sens : c'est l'espace qui m'appartient et auquel j'appartiens à mon tour » (Belhedi, 2006, p.311).

Les actions de prévention mises en place peuvent renforcer les liens qui existent entre les individus qui fréquentent la même structure. Les étudiants ont déjà évoqué la convivialité et la solidarité que les actions ont créées entre eux, avec les intervenants et le public. L'enseignante du CFA a constaté la même chose lors d'une action qui a eu lieu précédemment dans la structure :

> « *On a fait une action sur le petit déjeuner, aussi avec le CCAS : revenir sur l'équilibre alimentaire. On a fait intervenir les apprentis "BP services", et on a organisé un service petit déjeuner pour tous les élèves de première année un matin, en revenant sur les groupes d'aliments, l'équilibre... Les profs en ont aussi profité par la même occasion, c'était très convivial* ».

Les compétences des apprentis ont été mises en avant, les professeurs étaient côtoyés dans un rapport différent que celui usuel de maître à élève. L'espace dans lequel s'est déroulée l'action, au sein de l'institution scolaire, a facilité le processus d'identification de chacun car il a renforcé le sentiment d'appartenir à une même communauté professionnelle.

Les actions ont également permis de renforcer l'identité professionnelle des étudiants, comme les ESI l'ont eux-mêmes analysé. L'intervenante en réflexologie plantaire souligne que cela a certainement contribué à créer une relation de confiance avec elle, car elle partage la même culture professionnelle que les ESI : *« Je pense que pour pouvoir accéder à la réflexologie, il faut être en confiance... Peut-être que les étudiants infirmiers savaient que j'étais cadre de santé formateur, cela a probablement aidé, aussi, à instaurer une relation intéressante. »* Ce sentiment d'appartenir à la même communauté professionnelle a favorisé leur adhésion aux exercices proposés, ils étaient davantage dans le « lâcher prise » nécessaire pour ressentir les bienfaits d'une séance de réflexologie plantaire. Cela a été plus difficile avec les étudiants de l'IUT : *« J'ai remarqué une étudiante de l'IUT qui était dans le groupe, et quand elle s'est assise, j'ai vu déjà qu'elle venait, mais que c'était compliqué pour elle. Au bout du compte, elle n'a pas pu aller plus loin dans l'automassage ».* Il aurait fallu plus de temps de rencontre avec l'intervenante (qui a rejoint le projet en cours d'élaboration) pour créer une véritable relation de confiance entre elle et les étudiants ASSC.

Les actions menées en partenariat avec des acteurs locaux permettent également de renforcer le sentiment d'appartenance de la structure à un même territoire social, et de partager des valeurs communes : *« Je travaille beaucoup avec la crèche, le relais assistantes maternelles, les écoles, d'autres associations comme les éducateurs de prévention, les partenaires financiers comme la CAF, l'agglomération qui sont financeurs mais qui peuvent aussi nous accompagner dans le technique »* (référente famille du centre social). La réflexion autour de problématiques communes à plusieurs institutions locales va certes permettre de trouver des solutions plus pertinentes sur les plans humain, organisationnel et financier, mais elle va également contribuer à créer des liens territoriaux entre les institutions qui vont avoir le sentiment d'œuvrer toutes dans le même but.

L'action va parfois aider les participants à développer un sentiment d'appartenance vis-à-vis du territoire qui va leur permettre de s'intégrer plus aisément dans la collectivité. Cet effet est particulièrement recherché auprès des personnes en situation de handicap, pour lesquelles trouver leur place parmi les personnes valides n'est pas une chose aisée. Par exemple, l'IEM a développé des partenariats avec des associations caritatives : « *Cela permet à des jeunes de faire du travail associatif, qui n'est pas un travail rémunéré, mais qui donne une certaine place sociale, et un rôle. Donc, quand on développe l'idée d'un projet personnel qui n'est pas forcément centré sur le travail, mais qui est un projet de vie, il faut y inclure aussi ces dimensions-là »* (coordinateur de l'IEM). Il ne s'agit pas uniquement de proposer aux personnes en situation de handicap de faire une activité avec des personnes valides, mais de leur trouver une réelle place au sein du territoire. Les soignants et les intervenants sociaux ont un rôle majeur à jouer pour favoriser l'inclusion des personnes en situation de handicap ou les personnes âgées au sein d'un territoire : *« On sait très bien que l'infirmière, elle est là, elle ne fait pas que la prise de sang ou que préparer les médicaments. Elle va discuter, et il faut pouvoir après donner une réponse concrète et accompagner la personne en situation de handicap ou vieillissante »* (employé de l'association pour les personnes en situation de handicap) dans la concrétisation d'un projet de vie le plus épanouissant possible.

Les actions ont pu contribuer à créer un sentiment d'appartenance et à renforcer de manière positive les liens entre les individus, les institutions et le territoire. A l'inverse, il semble plus aisé d'intervenir auprès d'un public qui a développé des liens affectifs positifs avec la structure dans laquelle il évolue. *« Je pense que les actions que vous pourrez mener en pension de famille fonctionneraient mieux. Les gens se voient déjà dans les actions menées durant toute la semaine. Le matin, ils prennent le café ensemble, ils font des repas ensemble, ils sont plus souvent ensemble. Donc quand des choses sont proposées, souvent ils s'inscrivent et pour eux c'est normal de venir »* (employée du foyer social). Les résidents au foyer social auprès desquels les étudiants sont intervenus entretiennent peu de liens entre eux et avec la structure : ils vivent côte à côte dans les appartements mis à leur disposition, espèrent que cette situation sera temporaire, s'investissent de manière très restreinte dans la vie de leur foyer. L'action proposée par les étudiants, réalisée dans un laps de temps très court et sans possibilité de co-construction avec les résidents ou la personne ressource de la structure, ne pouvait ainsi pas prétendre à atteindre tous ses objectifs.

X. L'EMERGENCE DE LA TERRITORIALITE APPRENANTE

Les projets menés en interdisciplinarité par les ESI et les étudiants ASSC ont fait l'objet d'un partenariat plus ou moins effectif avec les personnes ressources des structures où les actions se sont déroulées. Les projets entraient dans la continuité de la dynamique installée dans les institutions, ou au contraire ont contribué à différentes échelles à instaurer une nouvelle dynamique au sein des institutions. Il faut en effet savoir saisir l'opportunité d'un partenariat local et ponctuel pour innover : « Libre d'agir et de produire ses normes propres, le local crée des conditions favorables aux expérimentations, aux ruptures, aux innovations ; mais le partenariat, la contractualisation assignent les acteurs à la recherche d'un consensus peu propice à l'aventure » (Dubouchet et Vulbeau, 1999, p.18).

Le partenariat avec les structures et le travail en interdisciplinarité ont fait émergé des problématiques et des objectifs communs entre les futurs intervenants sociaux et infirmiers, mais également avec les personnes ressources. Il a permis de développer des nouvelles compétences centrées sur des publics en situation de vulnérabilité, que les étudiants n'avaient pas l'habitude de côtoyer, ou qu'ils rencontrent habituellement dans un autre contexte. Les projets ont créé des perspectives de travail nouvelles avec les structures, qui souhaitent renouveler ou prolonger le partenariat établi. Le bilan établi par les partenaires est en effet globalement positif : les actions étaient souvent adaptées aux besoins du public, ont permis d'amorcer une réflexion sur des problématiques de santé qui le concerne, ont créé une relation de confiance avec les intervenants sociaux et paramédicaux.

10.1. Eléments mis en évidence par le journal de bord

Il est à présent important de centrer l'analyse non plus sur le ressenti individuel des étudiants, mais sur la manière dont les projets ont été construits et mis en œuvre auprès des publics en situation de vulnérabilité. Le journal de bord, dont une partie a été écrite de manière collective par les quatre enseignantes qui ont participé au projet, permet de mesurer la dynamique des groupes lors des travaux dirigés préparatoires, et le jour de la réalisation de l'action.

Je vais à présent présenter une synthèse, de manière chronologique pour chaque projet, des faits observés lors des TD et le jour de l'action. J'ai précisé au début de chaque partie la composition de chaque groupe « mixte » et si le choix du projet était libre ou imposé. J'ai également mentionné certains événements survenus en-dehors des temps de rencontre quand ils permettent de mieux comprendre la situation dans son ensemble. Nous aurons ainsi un regard complémentaire de celui des professionnels qui ont participé aux actions.

Projet « enfants » : une expérience douloureuse de l'inter-disciplinarité

Le groupe « enfants » est constitué de 4 étudiantes ASSC et de 24 ESI. Tous ont choisi librement ce projet. Avant la première rencontre, les étudiantes ASSC avaient pour mission de prendre contact avec la personne responsable de l'action sur le terrain. Celle-ci me contacte par mail fin septembre car elle un peu inquiète : aucun étudiant n'a pris contact avec elle. Je lui propose une rencontre (qui sera fixée au 13/10) et je relance les étudiantes ASSC par mail pour qu'elles la contactent rapidement.

Lors de la première rencontre entre les deux groupes d'étudiants, le 12/10/2017, les enseignantes passent un long moment à réexpliquer les objectifs et le rôle de chacun, ainsi que les modalités d'évaluation pour les ESI. En effet, quelques ESI n'ont pas du tout compris les objectifs de l'unité optionnelle qui leur avaient pourtant été présentés et pensent que c'est aux étudiantes ASSC de réaliser une action de prévention, le rôle des ESI devant se limiter à apporter des connaissances théoriques sur le thème à traiter. Les étudiantes ASSC ont enfin pu rencontrer la responsable de l'action sur le terrain et sont en mesure d'apporter quelques explications sur le public-cible. Après un temps de mise au point relativement long entre les 28 étudiants, ils se mettent d'accord pour reproduire à l'identique ce qui a été proposé par les étudiants de l'année dernière : un théâtre-forum. Ils décident de se répartir le travail de la manière suivante :

- les étudiantes ASSC coordonnent le projet et travaillent de leur côté toutes les quatre : elles listent notamment les besoins matériels pour la saynète et le goûter que les ESI souhaitent organiser à la fin du théâtre-forum, et se proposent pour faire le lien avec la structure où sera réalisée l'action ;

- les ESI réalisent l'action et se répartissent en quatre sous-groupes : rédaction d'un journal de bord qui servira à valider une partie du travail, conception des saynètes, recherches théoriques sur les risques liés aux écrans, préparation du débat qui fera suite aux saynètes et conception d'un questionnaire de satisfaction à destination des enfants et des parents.

L'ensemble des étudiants décident de créer un groupe Facebook dédié à ce projet pour faciliter les échanges entre eux tout au long de la mise en œuvre du projet.

Avant la deuxième rencontre entre les étudiants, je me rends au rendez-vous fixé par la personne responsable de l'action au niveau de la structure. Elle me fait part des demandes logistiques des étudiantes ASSC (qu'elle a reçu la veille par e-mail), auxquelles elle peut assez facilement répondre de manière favorable. Elle se chargera des boissons, gobelets et serviettes pour le goûter, les étudiants devront fournir la nourriture. Quant au matériel nécessaire à la mise en œuvre des saynètes, elle réservera la salle municipale munie d'une scène, d'un dispositif audiovisuel (son, micros, écrans…) et elle peut fournir le matériel demandé (tables, canapé, télévision…). Elle n'est pas convaincue de l'heure proposée par les étudiantes ASSC (14h) pour réaliser les saynètes. Elle propose d'intervenir à 16h, de manière à toucher les enfants présents au périscolaire (une vingtaine environ), ainsi que les animateurs qui les encadrent. De plus, elle va mettre un article dans le journal municipal pour inviter d'autres enfants de la commune ne fréquentant pas le périscolaire, ainsi que leurs proches, à assister au théâtre-forum. Elle pense aussi que certains parents qui viendront chercher leurs enfants au périscolaire (à partir de 17h) seront intéressés pour discuter avec les étudiants lors du goûter qui aura lieu après la représentation, à 17h. J'envoie un mail à tous les étudiants (ESI et ASSC) pour les informer du contenu de notre échange avec la personne responsable de l'action sur le terrain.

Lors de la deuxième rencontre, le 07/11/2017, les deux groupes d'étudiants restent chacun de leur côté. Les étudiantes ASSC expliquent aux enseignantes qu'un temps de débriefing est prévu en milieu de matinée pour faire le point sur l'avancée des différents sous-groupes de travail. Elles travaillent pour leur part sur le questionnaire qu'elles vont dispenser aux enfants et parents dans le cadre de leur propre travail de recherche qui sera noté également. Ce questionnaire est différent de celui que les ESI veulent soumettre au public qui assistera au théâtre-forum. Les ESI travaillent en sous-groupes, mais il n'y a pas beaucoup d'interactions entre eux. Le groupe « recherches » a communiqué les éléments théoriques qui serviront à donner le message de santé publique au groupe « débat », mais le groupe « saynète » ne montre pas les différents scénarii qui seront joués devant les enfants aux autres étudiants (ESI et ASSC). Le groupe « rédaction » a quelques difficultés pour obtenir des informations sur le déroulé prévu. Le groupe

« débat » a peur de ne pas « être à la hauteur » face à certaines questions du public. Les enseignantes insistent sur l'aspect non culpabilisant que doit avoir le message et l'importance du dialogue entre les parents et les enfants.

Le jour de l'action, le 15/11/2017, les étudiants arrivent sur place une heure avant le début de l'action. Les étudiantes ASSC font remplir leurs questionnaires aux enfants et n'échangent pas du tout avec les ESI. Le groupe d'« acteurs » répète et les autres sous-groupes d'ESI découvrent le contenu des 3 saynètes. Puis, les ESI installent le buffet et vont voir les étudiantes ASSC pour leur demander d'introduire ensemble le théâtre-forum, ce qu'elles refusent car ce n'est pas, selon elles, ce qui a été décidé au préalable. Des familles qui n'appartiennent pas au centre de loisir arrivent vers 15h45, elles sont accueillies par la responsable de l'action au sein de la structure. Des ESI les accompagnent jusqu'à des sièges qui ont été disposés autour de la scène. Les enfants du périscolaire et leurs animateurs arrivent à 16h. En tout, le public est composé d'une quarantaine de personnes. Une ESI présente les deux groupes d'étudiants et précise les objectifs de l'action. La première saynète est ensuite jouée par le groupe d'« acteurs », puis les ESI du groupe « débat » montent sur scène et interpellent le public. Les enfants sont très participatifs, et certains parents prennent également la parole. Il n'y a pas de micro dans la salle et le public n'entend pas toujours les questions posées. Rapidement, la deuxième puis la troisième saynète sont jouées, avec les mêmes modalités concernant le débat qui y fait suite. Une ESI conclut sur l'importance de moduler le temps passé sur les écrans selon l'âge des enfants, et de respecter les règles du Conseil Supérieur de l'Audiovisuel concernant l'âge en-dessous duquel les enfants ne sont pas autorisés à visionner certains programmes. Le spectacle se termine à 16h30 et les enfants présents dans la salle semblent frustrés. Beaucoup disent « c'était trop court ! ». Les étudiantes ASSC font ensuite passer le questionnaire aux parents qui viennent chercher leurs enfants, pendant que certains ESI discutent avec les enfants, les animateurs et les parents autour de la table du goûter. D'autres ESI restent derrière la table du buffet et servent boissons et parts de gâteau au public.

Projet « adolescents » : créativité et convivialité

Le groupe « adolescents » est constitué de 4 étudiants ASSC et de 24 ESI. Chez les ESI, 6 personnes s'étaient positionnées sur le groupe « enfants » dans un premier temps, et se sont désignées volontaires pour changer de groupe quand elles se sont aperçues qu'il y avait trop de monde pour le public choisi initialement. Les étudiants ASSC ont comme convenu pris contact en amont de la première rencontre entre étudiants avec la personne référente du projet au sein du CFA.

Lors de la première rencontre du 12/10/2017, une de mes collègues formatrice est obligée d'intervenir auprès des étudiants ASSC qui n'ont pas pleinement saisi leur rôle de « coordonnateur de projet ». Une des étudiantes a plus de mal que les autres à se remettre en question car elle ne souhaitait pas clarifier la répartition des ESI en fonction des tâches à réaliser. Les autres étudiants ASSC parviennent à la faire changer d'avis. Une dynamique de travail positive se crée ensuite entre les ESI et les étudiants ASSC. Les étudiants décident que l'action se fera sous forme d'un quizz. Pour rendre l'action plus dynamique, ils s'inspirent d'un jeu très en vogue dans les soirées étudiantes « le beer pong », qu'ils décident de rebaptiser « night pong » pour qu'il n'y ait pas de confusion avec la connotation « alcool » qu'ils ne veulent pas promouvoir lors d'une action de prévention en santé. Le travail se répartit ainsi entre les ESI :

- un groupe construit avec les étudiants ASSC un questionnaire de satisfaction commun aux deux groupes d'étudiants et s'occupe également de la communication (création d'affiches et de flyers) ;
- un groupe complète les recherches effectuées par les étudiants l'année dernière sur le sommeil et la santé et prépare les questions et les réponses du quizz ;
- un groupe prépare les règles du jeu, et est chargé de se fournir en matériel (gobelets de grande taille, balles de ping-pong, …) ;
- un groupe qui rédige le journal de bord.

Les étudiants ASSC rencontrent la personne référente du projet au sein du CFA avant le deuxième temps de regroupement pour lui faire part de l'avancée du projet et régler avec elle les détails techniques (locaux disponibles, nombre d'apprentis concernés, horaires, etc.) Ils envoient le compte rendu de leur entretien à une ESI qui s'est désignée pour « faire le lien » entre les ESI et les étudiants ASSC en-dehors des temps de TD.

Lors de la deuxième rencontre, le 07/11/2017, les étudiants ASSC débutent la séance en proposant un briefing où chacun s'exprime sur l'avancée des missions qui lui ont été confiées. Les étudiants ASSC expliquent que le CFA se chargera de proposer un moment convivial avec des viennoiseries confectionnées par les apprentis. La personne référente du projet au sein du CFA se charge de récupérer des cadeaux qui seront remis aux apprentis qui seront « vainqueurs » des quizz (préservatifs, bouchons d'oreille, stylos…) qu'elle a demandé à différents organismes de promotion de la santé. Les ESI proposent que chacun verse la somme de 20 centimes pour acheter le matériel nécessaire à la réalisation du jeu. Un point sur l'avancée du projet est également réalisé à la fin du la matinée avec échanges et questions, toujours animé par les étudiants ASSC.

Le jour de l'action, le 16/11/2017, la moitié des ESI sont présents (ceux qui rédigent le journal de bord et ceux qui animent le jeu), et les quatre étudiants ASSC sont également présents. Ils installent ensemble la salle, et utilisent le tableau à craie pour y noter les scores qui seront réalisés par les deux équipes d'apprentis qui vont s'affronter. Dix apprentis « boulangers » se présentent à 13h30. La salle est petite et les étudiants ASSC observent le jeu de l'extérieur pour laisser plus de place aux participants. Les ESI expliquent les règles du jeu, l'animent et se rendent compte que les règles fixées ne sont pas pertinentes : l'apprenti qui parvient à viser un gobelet avec la balle de ping-pong permet à l'équipe adverse de répondre à une question, et donc de marquer des points. Ils réajustent les règles au cours de la partie, ce qui convient aux apprentis qui avaient vite compris qu'il valait mieux être maladroit pour gagner. Les apprentis participent volontiers, et l'échange se poursuit ensuite entre les étudiants ASSC, les ESI et les apprentis lors du moment convivial autour des viennoiseries confectionnées par les apprentis. Les étudiants ASSC et ESI leur soumettent également le questionnaire de satisfaction élaboré ensemble. Deux autres groupes d'apprentis feront ensuite le même jeu (un groupe d'apprentis « service » et un groupe d'apprentis « pâtissiers »).

Projet « étudiants » : gestion des imprévus et peu d'inter-disciplinarité

Le groupe « étudiants » est constitué de 3 étudiantes ASSC et de 24 ESI, tous volontaires pour le thème « gestion du stress ». Les étudiantes ASSC ont rencontré en amont le musicothérapeute qui doit les aider à monter leur action au sein de l'IUT et celui-ci souhaite être rémunéré. Après accord de la directrice de l'IFSI, je lui propose le forfait qui s'applique à toutes les personnes intervenant à l'IFSI. Il donne son accord pour intervenir dans ces conditions.

Lors de la première rencontre du 12/10/2017, les étudiants se mettent d'accord pour reproduire exactement ce qui a été imaginé l'année dernière : une exposition sur les méfaits du stress pour la santé, et des ateliers pratiques permettant de gérer son stress. Les ESI animent le travail dirigé et se répartissent le travail :

- un groupe s'occupe de la communication (création d'affiches et de flyers) ;
- un groupe complète les recherches sur les répercussions du stress sur la santé faites par les étudiants l'année dernière ;
- un groupe réfléchit aux différents ateliers qui peuvent être proposés en plus de l'intervention du musicothérapeute ;
- un groupe rédige le journal de bord.

Les étudiantes ASSC sont préoccupées par leur propre travail de recherche : elles souhaitent étudier les bienfaits de la musicothérapie sur le stress. Elles n'échangent que très peu avec les ESI. Aucun point de synthèse n'est proposé durant la matinée.

Avant la deuxième rencontre, le musicothérapeute m'informe qu'il a changé d'avis : la rémunération proposée n'est pas suffisante pour couvrir selon lui les frais occasionnés. Je contacte une ancienne formatrice de l'IFSI à la retraite qui possède un diplôme en sophrologie et en réflexologie plantaire. Elle accepte d'intervenir gratuitement et se rend disponible pour être présente lors du deuxième temps de travail dirigé, afin de rencontrer les étudiants.

Lors de la deuxième rencontre, le 07/11/2017, l'intervenante explique ses compétences aux étudiants et un ESI lui présente le projet imaginé pour la journée d'action. Les étudiantes ASSC n'interviennent pas. Elles discutent longuement avec l'intervenante pour modifier leur problématique relative à leur travail de recherche. Les ESI se remettent en sous-groupe de travail, et une étudiante ASSC rejoint le groupe « communication » pour l'aider à réajuster les affiches qui contiennent trop d'informations. Le groupe « ateliers » travaille beaucoup avec l'intervenante pour peaufiner les interventions, et elle se propose de co-animer avec des ESI un atelier « réflexologie plantaire » pour remplacer celui de musicothérapie initialement prévu. L'étudiante ASSC qui a rejoint le groupe « communication » propose à la fin de la matinée de faire un point d'étape avec l'ensemble des étudiants et l'intervenante.

Le jour de l'action, le 16/11/2017, tous les ESI s'impliquent dans la mise en place des panneaux de l'exposition, puis de l'aménagement des salles qui accueilleront les ateliers : réflexologie plantaire (animé par l'intervenante et deux ESI), boxe (animé par une ESI), automassages (animé par 2 ESI), relaxation (animé par 2 ESI). Ils mettent en place une table d'accueil et d'orientation du public dans le hall de l'IUT et une table pour recueillir les questionnaires qui seront donnés aux participants. Quelques personnes arrivent de 13h30 à 14h, puis d'autres personnes arrivent vers 15h15. L'action, qui devait se terminer initialement à 15h30, se prolongera jusqu'à 16h pour satisfaire la demande du public En effet, les étudiants de l'IUT carrières sociales, qui n'ont normalement pas de cours obligatoires ce jour-là, se voient obligés d'assister à des conférences qui se sont rajoutées à leur programme de DUT à la dernière minute. Les participants sont satisfaits, les ESI gèrent bien le temps imparti et le flux inégal de participants. Une étudiante ASSC passe de salle en salle pour voir si tout va bien. Elle organise un débriefing à la fin de la journée avec l'ensemble des étudiants.

Projet « précarité » : une collaboration difficile avec le terrain

Le groupe « précarité » est constitué de 4 étudiantes ASSC et de 24 ESI, dont la moitié ne souhaitait pas se retrouver dans ce groupe et avaient choisi initialement le groupe « enfants ». Ils ont été tirés au sort car personne ne souhaitait changer de groupe de manière volontaire. Les étudiantes ASSC ont eu beaucoup de mal à joindre la personne référente du projet au sein du foyer en amont de la première rencontre entre étudiants. Elles sont déçues de l'entretien qu'elles ont obtenu avec difficulté : elle ne leur a pas donné beaucoup d'informations sur le public accueilli et leurs besoins.

Lors de la première rencontre du 12/10/2017, il y a d'emblée beaucoup d'échanges entre les ESI et les étudiantes ASSC. Les ESI ont beaucoup d'idées à proposer pour parler des principaux cancers aux personnes en situation de précarité. Les étudiantes ASSC veillent à ce que chacun puisse prendre la parole, et animent la matinée de travail. Tous les étudiants participent à formuler la problématique du travail de recherche des étudiantes ASSC, qui donnera l'orientation au projet. La répartition des tâches se fait aisément entre les ESI, les quatre groupes se désignent ainsi :

- un groupe s'occupe de la communication (création d'affiches avec peu de texte et beaucoup de dessins) ;
- un groupe complète les recherches sur les cancers et leurs moyens de dépistage faites par les étudiants l'année dernière ;
- un groupe réfléchit à la création d'un outil ludique pour faire passer le message et à proposer un moment convivial à la fin de l'intervention ;
- un groupe rédige le journal de bord.

Entre les deux séances, je suis sollicitée par les ESI qui m'envoient les affiches réalisées (pour accord de la directrice de l'IFSI), et expliquent leurs difficultés pour joindre la responsable du foyer, afin de se rendre sur place pour y déposer affiches et flyers. De plus, les étudiantes ASSC ne donnent pas aux ESI leur avis sur le contenu des affiches.

Lors de la deuxième rencontre, le 07/11/2017, l'ambiance entre les ESI et les étudiantes ASSC est tendue : les étudiantes ASSC disent avoir donné leur accord pour les affiches (il y a eu visiblement une incompréhension lors d'un échange d'e-mails). Les sous-groupes d'ESI travaillent dans leur coin, sans véritables échanges entre eux, les étudiantes ASSC ne managent pas le groupe et trois d'entre elles quittent la salle avant la fin du temps imparti. La dernière étudiante restée sur place essaie de faire un point d'étape à la fin de la matinée avec les ESI. Seuls les étudiants des sous-groupes « communication » et « outil » participent. Ces derniers ont créé un PowerPoint qui est bien trop complexe pour des personnes maîtrisant mal le français. L'étudiante ASSC propose de faire intervenir une traductrice parlant arabe pour faciliter la communication le jour de l'action.

Le jour de l'action, le 15/11/2017, tous les étudiants s'impliquent dans l'organisation de la salle, s'interrogent sur la lisibilité des affiches. Des ESI et des étudiantes ASSC vont faire du porte à porte pour essayer de convaincre des personnes d'assister à l'intervention. La responsable du foyer donne une liste de 6 personnes parlant le français qui se sont engagées à venir. La salle est prête à 14h30, soit une heure avant le début de l'intervention. Au final, seules quatre personnes viendront, et aucune de celles qui s'étaient inscrites au préalable. La traductrice arrive et se présente. La responsable du foyer arrive à son tour et assiste à la présentation. Les ESI exposent le PowerPoint qui a été peu réajusté : le vocabulaire utilisé est trop médical, les ESI ne regardent pas le public. Celui-ci ne pose aucune question et ne semble pas avoir bien compris le contenu de l'exposé. Le temps de collation, par contre, permet aux participants de s'adresser directement aux ESI et étudiantes ASSC et d'échanger de manière plus simple. Des personnes qui n'ont pas assisté à l'intervention se joignent au groupe. La traductrice intervient peu, les personnes présentes maîtrisent les bases du français. Deux personnes sont particulièrement intéressées par le dépistage du cancer, les autres disent êtres ravies de pouvoir discuter avec des soignants qui s'intéressent à leur situation. La responsable du foyer propose de réitérer l'action dans un autre foyer où il y aura plus de personnes intéressées par le sujet, et qui parlent mieux le français. A l'initiative des ESI, un débriefing est réalisé au cours duquel les étudiantes ASSC les félicitent pour la qualité de leur intervention.

Projet « handicap physique » : une sensibilisation réussie au sport adapté

Le groupe « handicap physique » est constitué de 4 étudiants ASSC et de 24 ESI, tous volontaires. Les étudiants ASSC ont rencontré comme prévu le référent du projet au sein de l'association qui les accompagne sur le projet. Celui-ci leur propose une conférence-débat à l'intention des étudiants paramédicaux (infirmiers, kinésithérapeutes, aides-soignants) et de l'IUT carrières sociales, animée par des personnes en situation de handicap moteur.

Les étudiants ASSC animent la première rencontre du 12/10/2017, et chacun s'inclut dans un des groupes d'ESI créé :

- un groupe s'occupe de la communication (création d'affiches et de flyers) ;
- un groupe complète les recherches menées par les étudiants l'année dernière sur les bienfaits du sport pour les personnes présentant un handicap moteur ;
- un groupe prépare la conférence : lieu, horaires, personnes invitées et à contacter, personnes qui animeront les débats, matériel nécessaire, moment convivial, financement ;
- un groupe rédige le journal de bord.

Les quatre groupes interagissent beaucoup, il y a beaucoup d'échanges.

Lors de la deuxième rencontre, le 07/11/2017, les étudiants ASSC travaillent toujours de concert avec les ESI. Ils font le point sur l'avancée du travail de chaque sous-groupe. Un problème se pose pour le groupe « conférence » : la conférence aura lieu à l'IFSI, et les étudiants infirmiers de première et deuxième année ont été contactés, ainsi que les élèves aide soignants, mais très peu ont répondu qu'ils seraient intéressés. Aucun étudiant kinésithérapeute ne s'est manifesté, malgré des annonces sur Facebook. Du côté de l'IUT, une autre conférence obligatoire a été programmée quasiment à la même heure et peu de personnes seront là encore disponibles. Les ESI décident d'interpeller les formateurs coordonnateurs pour leur demander de relayer la demande, et les étudiants ASSC vont solliciter les étudiants de l'IUT qui n'assisteront pas à la conférence obligatoire. La directrice de l'IFSI a été contactée pour introduire le débat, et elle souhaite participer aux échanges et aider à financer le moment convivial qui clôturera la soirée. Les étudiants récapitulent les thèmes qui seront abordés par les intervenants à travers leurs témoignages : bienfaits physiques, psychologiques, sociaux du handisport, rôle des pouvoirs publics (il y aura un représentant de la Maison Départementale des Personnes Handicapées) et rappel du contenu de la loi « pour l'égalité des droits et des chances, la participation et la citoyenneté des personnes handicapées » du 11 février 2005.

Le jour de l'action, le 16/11/2017, l'ensemble des étudiants préparent la salle et le buffet pour le moment convivial. Les intervenants arrivent et sont accueillis par les ESI, malgré quelques difficultés pour accéder à la salle (locaux peu adaptés pour les personnes en fauteuil roulant). Les étudiants qui animent le débat échangent avec les intervenants sur le déroulé de la soirée (qui prendra la parole en premier, qui aborde tel sujet...). Le public est accueilli par les étudiants ASSC qui leur font remplir le questionnaire qu'ils ont élaboré avec les ESI pour leur travail de recherche. Il y a beaucoup d'étudiants en DUT carrières sociales, quelques ESI et EAS. Aucun étudiant kinésithérapeute n'est présent. Il y a en tout une quarantaine de personnes dans le public. Un étudiant ASSC et une ESI animent la conférence et les débats. Le public participe beaucoup, et le moment convivial permet de prolonger les échanges entre étudiants, spectateurs et intervenants. Ces derniers sont très satisfaits de l'intérêt que le public leur a porté.

Projet « handicap mixte » : une belle rencontre avec les jeunes

Le groupe « handicap mixte » est constitué de 3 étudiants ASSC et de 24 ESI, tous volontaires. Les étudiants ASSC ont rencontré comme prévu le référent du projet au sein de la structure où se déroulera l'action. Celui-ci leur a dit ne pas être au courant que des ESI étaient associés à l'action réalisée par les étudiants ASSC, et que la date fixée ne lui convenait pas, car la structure doit déménager dans de nouveaux locaux quelques jours plus tard. Je prends contact avec lui, et il s'excuse car le jour où il a donné rendez-vous aux étudiants ASSC, il n'était pas vraiment disponible. Il me confirme qu'il n'y aura pas de problème pour réaliser l'action le jour convenu, mais qu'il déléguera l'accueil des étudiants et la supervision de l'action à des collaborateurs. L'idée retenue est de sensibiliser les adolescents à l'importance de se laver les mains pour éviter la transmission des germes dans la structure (qui comprend un internat).

Lors de la première rencontre du 12/10/2017, un étudiant ASSC se propose de manager le groupe, et demande si un ESI serait d'accord pour l'aider dans cette tâche. Une personne se propose et, ensemble, ils répartissent les tâches :

- un groupe s'occupe de la communication (création d'affiches qui seront disposées à plusieurs endroits de la structure, flyers remis aux participants) ;

- un groupe complète les recherches menées par les étudiants l'année dernière sur les germes manuportés et font des recherches le public concerné (adolescents souffrant de handicap moteur et parfois aussi mental) ;
- un groupe prépare un atelier de démonstration de lavage des mains et d'utilisation de solution hydro alcoolique ;
- un groupe rédige le journal de bord ;
- un groupe crée un questionnaire de satisfaction à destination du public.

Il y a des échanges entre les sous-groupes de travail, les étudiants ASSC et les ESI travaillent ensemble. Un bilan est réalisé en fin de séance pour faire le point sur l'avancée des différents travaux. Les deux étudiants qui se sont portés volontaires pour manager le projet font la synthèse.

Entre les deux séances, l'ESI qui s'était porté volontaire pour manager le groupe s'est rendu avec son collègue étudiant ASSC dans la structure pour rencontrer le responsable et visiter les locaux, repérer l'endroit où aurait lieu l'action et où le moment convivial pourrait se dérouler. Ils ne peuvent malheureusement pas rencontrer les adolescents qui sont en cours.

Lors de la deuxième rencontre, le 07/11/2017, les étudiants se mettent d'accord sur le déroulé de l'action : animation en petits groupes avec sketches et démonstration d'un lavage des mains à l'eau et au savon, puis d'une friction à la solution hydro alcoolique. L'efficacité de cette dernière sera vérifiée grâce à une lampe à UV prêtée par les infirmières hygiénistes de l'hôpital, à partir de laquelle des ESI ont construit une boîte dite «boîte à coucou » qui permet de mieux observer les rayons UV. Un moment convivial sera ensuite proposé aux adolescents de la structure (financé par l'association des ESI), ainsi qu'un questionnaire de satisfaction qui sera distribué à ce moment. Les ESI font une démonstration des différentes techniques d'hygiène des mains aux étudiants ASSC qui se prêtent au jeu. Les adolescents qui souhaitent participer à l'action devront s'inscrire sur une liste mise à leur disposition par le responsable qui communiquera le nombre exact aux étudiants avant le jour J. Chaque sous-groupe finalise le travail qui lui a été confié. Un point récapitulatif est réalisé à la fin de matinée.

Le jour de l'action, 15/11/2017, le responsable du projet au sein de la structure accueille les étudiants et leur demande également de présenter aux adolescents une affiche qui vient d'être envoyée par l'ARS sur la prévention de la grippe. Dix adolescents se sont inscrits pour participer à l'action. Les étudiants installent la salle et le buffet pour le moment convivial. A partir de 14h30, les premiers adolescents arrivent, parfois accompagnés par des AMP qui poussent leur fauteuil. Les ESI s'installent face à eux, présentent les objectifs de l'intervention et les activités proposées, sans oublier de parler de l'affiche de l'ARS sur la prévention de la grippe. Ils se répartissent ensuite les tâches suivantes : réalisation des sketches prévus, distribution des flyers, lavage des mains dans les toilettes attenantes à la salle où une affiche avec les bons gestes a été accrochée, utilisation de la « boîte à coucou ». Certains adolescents, du fait de leurs troubles moteurs, ne parviennent pas mettre leurs mains dans la boîte. Les AMP aident les ESI à procéder différemment de manière à ne pas les mettre en échec. Un flux discontinu d'adolescents arrive tout au long de l'après-midi, ce qui n'était pas prévu. Un étudiant ASSC et des ESI qui devaient rester cantonnés à l'observation de l'action en vue de rédiger le journal de bord prêtent main forte aux ESI qui sont débordés par l'arrivée d'autant de monde (une vingtaine d'adolescents non prévus). Le moment convivial permet un échange individuel entre les étudiants et les adolescents, de répondre à leurs questions, de leur faire remplir le questionnaire (certains adolescents ne peuvent pas écrire, et les AMP les suppléent). Deux étudiants ASSC participent au moment convivial et discutent avec les adolescents. Certains ESI aident les adolescents à prendre leur goûter, sur les conseils des AMP présentes. Un débriefing est réalisé à la fin de l'action par les ESI uniquement.

Des espaces de formation très divers

La lecture de la synthèse du journal permet de confirmer les principaux éléments inhérents à la dynamique de groupe et au leadership exprimés par les étudiants ASSC et les ESI.

Le leadership a bien été exercé la plupart du temps par les étudiants ASSC, sauf pour le groupe « handicap mixte » qui a fait le choix d'un management par un binôme ESI - étudiant ASSC, et pour le groupe « étudiants » où se sont des ESI qui ont animé le premier temps de travail dirigé. La personne qui avait été identifiée comme leader au sein de certains groupes ASSC a effectivement joué un rôle-clé au sein des groupes mixtes. En effet, pour le groupe « étudiants », Maëva a été la seule étudiante ASSC à proposer aux ESI des temps de débriefing durant les TD. Elle s'est enquise du bon déroulement de l'action le jour J et a là encore proposé un débriefing à la fin. Pour le groupe « précarité », c'est Léa qui a réussi a désamorcé les tensions entre les ESI et les étudiants ASSC lors du deuxième TD. Le groupe a ainsi retrouvé une ambiance de travail sereine et solidaire, ce qui a été très utile le jour de l'intervention pour aller solliciter le public et échanger avec les personnes en situation de précarité alors que l'exposé était trop complexe.

L'implication des étudiants ASSC dans les travaux des ESI était très diverse selon les groupes : minime pour les groupes « étudiants » et « enfants », fluctuante pour le groupe « précarité » et importante pour les groupes « adolescents », « handicap mixte » et « handicap physique ». Dans ce dernier groupe, l'implication a été d'autant plus importante que les étudiants ASSC se sont inclus dans les sous-groupes avec les ESI et la conférence a été animée par un binôme « mixte ». De même, l'implication des ESI dans les travaux de recherche des étudiants ASSC n'est pas visible de la même manière dans les groupes : les ESI aident les étudiants ASSC à formuler leur problématique de recherche (groupe « précarité »), à approfondir leurs connaissances sur les germes et l'hygiène des mains (groupe « handicap mixte »), à élaborer leur questionnaire d'enquête (groupes « handicap physique » et « adolescents »).

Enfin, les difficultés rencontrées avec les personnes-ressources sur le terrain pour les groupes « enfants », « précarité », « étudiants » et « handicap mixte » identifiées par les ESI et les étudiants ASSC sont également mentionnées dans le journal de bord. De plus, les interventions des enseignantes sont décrites pour recadrer les étudiants des groupes « enfants » et « adolescents » lors du premier temps de travail en commun, ou pour pallier les difficultés avec les personnes ressources.

Si tous les projets ont été source d'apprenance, au sens d' « ensemble de dispositions favorables à l'acte d'apprendre dans toutes les situations » défini par Philippe Carré (2005, p.XI), certains d'entre eux l'ont été dans des conditions plus sereines que d'autres. Les espaces de formation que représentent les lieux d'action n'ont donc pas fait émerger les mêmes connaissances pour tous les groupes. Pour déterminer l'importance de ces savoirs, nous allons tour à tour procéder à une analyse quantitative des écrits des ESI, puis des *focus groups* avec les étudiants ASSC.

10.2. L'importance du partenariat avec le terrain

Le journal de bord permet de confirmer les dires des étudiants ASSC et des ESI concernant la dynamique au sein de chacun des groupes. Tous les groupes n'ont pas réussi à établir un mode de fonctionnement optimal, ce qui a eu des répercussions sur l'analyse qu'ils ont réalisée. Cette expérimentation nous montre qu'il ne suffit pas de travailler autour d'un projet commun, fut-il interdisciplinaire, pour permettre à ses acteurs d'en comprendre l'ensemble des enjeux. Il en va de même avec les partenaires territoriaux. La recherche-action nécessite la participation des professionnels de terrain. Dans les six actions qui ont été menées au sein du Pôle Métropolitain Nord Franche - Comté, toutes les personnes ressources n'y ont pas pris part de la même manière.

L'employée du foyer social a accepté que l'action se réalise dans ses locaux, mais elle y a très peu pris part. Les étudiants ASSC comme les ESI déplorent d'ailleurs largement son manque d'aide. De même, le journal de bord relate à plusieurs reprises qu'elle a été difficile à joindre. Elle a assisté à la présentation des ESI sans intervenir lorsque ces derniers se sont retrouvés en difficulté (seulement quatre personnes présentes, PowerPoint non adapté). Le cadre de l'IEM n'a lui non plus pas pris part à la préparation de l'action, car il avait d'autres obligations (déménagement de la structure deux semaines après le jour de l'action). De même, le jour de l'action, il a accueilli les étudiants mais a confié aux AMP le soin d'aider les ESI à mener à bien leur action. Il a néanmoins délégué à d'autres personnes le soin d'accompagner les ESI, pour une réussite de l'action de prévention. L'enseignante du CFA et la référente famille du centre social ont aidé les étudiants en amont à préparer leur action, et étaient présentes le jour J pour les épauler. Enfin, l'intervenante en réflexologie plantaire et l'employé de l'association pour les personnes en situation de handicap ont participé activement durant l'action.

Ainsi peut se mettre en place une collaboration ou une coopération entre les acteurs d'un projet, qui constituent le premier niveau d'échange. Ces notions reposent sur une interdépendance plus ou moins importante entre des professionnels et peuvent aboutir à des accords plus ou moins formels. Apparue dans les politiques publiques des années 90, la coopération est « à la fois une façon de penser le rapport entre les personnes et un projet, avec sa méthode et ses manières de le réaliser. C'est dans l'espace/temps du projet coopératif que se négocient, s'entrecroisent, se conjuguent ou se déchirent parfois l'intérêt individuel et l'intérêt collectif » (Dutoit, 2010, p.167). De ce fait, les acteurs du projet n'ont pas nécessairement de but commun.

Lorsque l'on monte des projets complexes qui nécessitent la mobilisation de nombreuses compétences, comme cela est de plus en plus fréquent dans les champs sanitaire et social, le partenariat entre les acteurs, les institutions, est recherché. La définition générale du terme est la suivante :

> « Le partenariat est une méthode d'action coopérative fondée sur un engagement libre, mutuel et contractuel d'acteurs différents mais égaux, qui constituent un acteur collectif dans la perspective d'un changement des modalités de l'action – faire autrement ou faire mieux – sur un objet commun de par sa complexité et/ou le fait qu'il transcende le cadre d'action de chacun des acteurs, et élaborent à cette fin un cadre d'action adapté au projet qui les rassemble, pour agir ensemble à partir de ce cadre». (Dhume, 2001, p.108).

Cependant, dans le cadre d'un projet, comme c'est le cas dans cette recherche-action, une définition basée davantage sur l'aspect méthodologique apporte plus de précisions :

> « La démarche partenariale est fondée sur le constat par différentes parties de leur convergence d'intérêt pour le lancement d'une action, sur la reconnaissance de ces objectifs, sur l'identification des ressources que les uns et les autres sont susceptibles de mettre en commun et sur la construction de projets communs mais porteurs de significations multiples » (Barbier, 1995, p.46).

Il est avant tout nécessaire de situer le partenariat dans un système d'actions, car il n'existe pas une seule façon de travailler ensemble. Selon le contexte territorial dans lequel se développe le partenariat, sa portée ne sera pas la même. De ce fait, il n'existe pas une seule forme de partenariat. Des acteurs vont intervenir ensemble autour d'un projet commun. Le partenariat peut être ponctuel, récurrent ou permanent, comme l'ont démontrées les travaux de Corinne Merini et Christine de Peretti. On recherche un climat de travail commun entre des acteurs qui peuvent avoir au départ des objectifs différents. Un partenariat réussi associe donc des formes d'altérité, autour d'un projet commun qui permet de renforcer ses propres compétences professionnelles et de développer d'autres compétences collectives.

Chaque groupe d'ESI et d'étudiants ASSC a fonctionné d'une manière différente, avec plus ou moins d'interactions. De même, les professionnels de terrain n'ont pas tous été impliqués de la même façon dans la préparation et la réalisation des actions sur le terrain. Pourtant, mêmes s'ils ont été menés très diversement, les projets ont été pour les étudiants l'occasion d'enrichir leurs savoirs, et ont contribué à la construction de leur identité professionnelle de futur soignant ou intervenant social. De même, les professionnels de terrain ont globalement reconnu que les actions ont été bénéfiques pour le public présent, mais également pour leur institution car l'intervention des étudiants a permis des échanges fructueux sur les besoins des bénéficiaires, mais également sur les formes de partenariats qu'il était possible de développer avec les intervenants sanitaires et sociaux au sein du territoire. Je constate que la recherche-action a ainsi permis :

- un décloisonnement des savoirs et des pratiques à travers les actions de prévention menées, qui a contribué à renforcer les identités professionnelles et institutionnelles ;
- l'investissement de nouveaux espaces et institutions par les étudiants et les instituts de formation, qui a permis l'émergence de nouveaux savoirs et d'un sentiment d'appartenance commun à un territoire ;
- la co-construction d'activités avec les acteurs territoriaux dans le but de mieux répondre aux besoins spécifiques de personnes en situation de vulnérabilité au sein du Pôle Métropolitain.

Ces éléments permettent de faire émerger un processus d'identification territoriale pour les personnes qui y ont participé, qui s'est pérennisé en partie à la fin de mon travail de recherche. Le Pôle Métropolitain recouvre le territoire géographique sur lequel s'est déroulée ma recherche-action. Cette institution récente représente un pôle émetteur important au niveau des politiques publiques du Nord Franche-Comté dans le domaine de la santé, mais aussi des transports, de l'enseignement supérieur et du développement économique. Les actions qui ont été menées s'inscrivent d'ailleurs dans le contrat local de santé du Nord Franche-Comté. Or, je constate qu'aucune des personnes interrogées ne fait allusion au Pôle Métropolitain dans son discours. L'effectivité de la communication de l'instance politique n'a pas été mise en lien avec les actions réalisées sur le terrain, qui sont pourtant parties, tout comme les projets émis par le Pôle Métropolitain, des constats et besoins du public. La reconnaissance de son action n'est pas encore effective. Néanmoins, j'ai constaté l'émergence d'un sentiment d'appartenance territorial chez certains étudiants et professionnels de terrain. Même s'il existe un fort décalage entre le volontarisme politique et la conscience que les personnes qui ont participé à la recherche-action possèdent de son activité, l'identité territoriale est bien en train d'émerger chez les acteurs de la recherche-action. Ma thèse permet de porter une attention particulière à ce phénomène émergent, et il serait intéressant de mesurer son évolution dans les années à venir.

En effet, de plus en plus, dans un monde en mutation rapide (le territoire de ma recherche en est un bon exemple en ce qui concerne l'offre de santé), il est nécessaire de réfléchir à un modèle de société qui permet à tous ses acteurs (dirigeants, professionnels, usagers) de mettre en commun leurs compétences spécifiques pour construire de nouveaux savoirs au service d'objectifs partagés par tous. C'est ainsi qu'émerge la notion de « société de la connaissance », qui se construit pour devenir une « société apprenante ». A l'échelon local, un territoire ou une organisation peuvent ainsi devenir « apprenants ». « Organisation, société ou territoire apprenants fonctionnent sur le même modèle : ils appellent la coopération des acteurs, la mobilisation des ressources (savoirs et compétences) dans le cadre d'un projet partagé » (Bier, 2010, p.14). Cette mobilisation de ressources diverses entraîne, quand les conditions sont favorables, la mise en évidence de différents types de savoirs qualifiés parfois de « profanes » par opposition aux savoirs « scientifiques »: savoirs d'action, d'adaptation, d'expérience, citoyen, etc. « Leur prise en compte et leur confrontation constituent un enrichissement personnel et collectif, une ouverture, la chance d'un désenclavement des savoirs, des métissages, de la pluridisciplinarité, et ils deviennent de ce fait vecteur de lien social » (Bier, 2010, p.16).

Reconnaitre la richesse d'une multiplicité des savoirs et voir en chaque personne des ressources insoupçonnées sont le socle de la réussite des projets de prévention et d'éducation qui visent la coopération, dans une logique d'*empowerment* pour le public. Les travaux d'Olivia Gros et de Remi Gagnayre proposent ainsi une taxonomie des savoirs « profanes » qui ont émergé chez des patients et leurs proches fortement impliqués dans des projets d'éducation thérapeutique. Ces « patients experts », « patients-enseignants », « patients co-chercheurs » associés à des recherches-actions en éducation thérapeutique ont développé différents types de savoirs : « des savoirs expérientiels implicites qui visent une auto-adaptation, des savoirs expérientiels explicites qui visent une hétéro-adaptation, des savoirs situés qui permettent aux patients de se constituer en communauté épistémique et des savoirs savants qui soutiennent les précédents et peuvent leur permettre d'accéder à des savoirs experts » (Gros et Gagnayre, 2017, p.71). Ces savoirs, lorsqu'ils sont reconnus et pris en compte par les acteurs du système de santé, contribuent à le faire évoluer, car ils renforcent le pouvoir d'agir des patients et ont une influence sur la santé des individus et la qualité du système de santé.

Pour les soignants comme pour les travailleurs sociaux, il s'agit de mener de concert des actions avec modestie et bienveillance : ils ne sont pas les seuls détenteurs du savoir, ils ont besoin des autres professionnels de la santé et du social, mais également des travailleurs locaux et du public. Il est alors nécessaire pour cela de passer du modèle de « travail sur autrui » autrefois prédominant, à un modèle de « travail avec autrui » plus compatible avec ces visées.

Alain Vulbeau (2011) rappelle ce que renferment ces deux notions. Reprenant les travaux de François Dubet, il définit ainsi le « travail sur autrui » :

> « Le travail sur autrui effectué par des acteurs comme les enseignants, les infirmières ou les travailleurs sociaux, repose sur l'existence d'un programme institutionnel qui a ses déclinaisons spécifiques mais qui repose sur un fondement commun fort. Il s'agit de résoudre dans un même processus, le paradoxe de la socialisation et de l'autonomisation. Plus précisément, il s'agit de s'appuyer sur une socialisation qui ne peut se fonder que sur la discipline pour autoriser, par la suite, une autonomisation qui fera d'un simple individu, un sujet social. » (Vulbeau, 2011, p.96).

Le « travail sur autrui » est un modèle d'intervention sociale qui s'appuie sur un programme institutionnel basé sur des principes (autrefois religieux, et remplacés progressivement par des principes républicains). L'intervention des professionnels de la santé, du social ou de l'éducation se fait par vocation, au nom de ces principes généraux partagés par tous. L'institution donne un rôle et une légitimité au professionnel, qui impose ses croyances aux apprenants de manière unilatérale, au sein même de l'institution. L'individu est considéré comme un « objet » à socialiser, son autonomisation n'intervenant que secondairement dans le processus. Ce modèle est mis à mal depuis quelques années par la fin des grands monopoles d'Etat, le déclin du modèle institutionnel traditionnel, et par la substitution progressive des « vocations » par le professionnalisme des intervenants sociaux, sanitaires et du monde de l'éducation. Les professionnels se rendent compte qu'imposer un point de vue de manière unilatérale est peu constructif et que l'autonomisation des usagers, pourtant recherchée, est très relative avec cette approche.

Dans le « travail avec autrui », le projet d'accompagnement s'adapte à l'usager, en instaurant des partenariats et des réseaux personnalisés en fonction de besoins spécifiques. L'usager a donc voix au chapitre. Reprenant les travaux d'Isabelle Astier, Alain Vulbeau explique que (2011, p.97) :

> « L'usager et le professionnel structurent leur interaction dans une rencontre où l'expérientiel joue une bonne part. Le professionnel ne demande pas l'acquiescement à des valeurs générales, privilégiant l'accompagnement de la construction identitaire. La relation usager-professionnel va se structurer dans un pacte qui fait place à des processus de coordination, d'improvisation, ainsi qu'à des méthodologies modulables et révisables ».

L'action est menée à l'échelle locale, de manière pragmatique, pour une durée déterminée. L'usager devient acteur du dispositif, et celui-ci est personnalisé en fonction de ses besoins et attentes. Le professionnel met ses compétences au service de l'usager, mais il s'enrichit aussi parfois à son contact. Cela demande du temps, des capacités d'adaptation et la maîtrise de la méthodologie de projet de la part du professionnel. Il doit également faire preuve de créativité et de réflexivité pour mener à bien son action et procéder aux réajustements nécessaires. Lorsque ces conditions sont requises, l'action publique permet aux acteurs en interaction de construire collectivement de nouveaux savoirs collectifs, rendant ainsi le territoire apprenant.

La recherche-action que j'ai menée sur le territoire du Nord Franche-Comté a eu des effets positifs sur les étudiants qui y ont pris part. J'ai pu mesurer la reconfiguration de leurs représentations sociales du métier d'IDE ou d'animateur socioculturel, de leurs savoirs individuels et collectifs, de leur posture professionnelle. Le territoire a contribué à ces changements, car ils ont créé des projets personnalisés qui répondaient à des besoins spécifiques de publics en situation de vulnérabilité dans des structures locales. Ils ont fait face à des écueils divers : liés aux personnes, aux lieux, aux moyens mis à leur disposition, etc. Mais de la même manière, les actions ont contribué à modifier la dynamique des institutions, le regard que les professionnels et les usagers pouvaient avoir sur les travailleurs sociaux et sanitaires, sur leurs compétences, sur leur posture. Même si l'aspect décisionnel des politiques publiques locales n'a pas été mis en évidence par les acteurs, le territoire s'est donc montré apprenant à plus d'un titre, pour l'ensemble des personnes qui ont participé à ce travail de recherche.

CONCLUSION

Si la médecine curative repose sur l'amélioration de la santé par l'identification et le traitement des pathologies, la médecine préventive vise à prévenir leur apparition, à établir un diagnostic précoce ou à prévenir les complications d'une maladie chronique. Mon travail de recherche s'est intéressé à la nécessité de prendre en compte l'interdisciplinarité dans les actions de santé primaire, qui sont caractérisées par une accessibilité sociale, culturelle, financière, géographique et renvoient aux structures sanitaires de proximité. De ce fait, ce thème est d'actualité à plus d'un titre.

Tout d'abord, si l'importance de la prévention semble simple à comprendre, sa mise en œuvre reste complexe. La récente pandémie de coronavirus en 2020 en est un parfait exemple. Les mesures de protection qui permettent d'éviter la contagion sont clairement identifiées : éviter de se serrer la main, de s'embrasser, rester à un mètre d'une autre personne, éternuer dans son coude, utiliser des mouchoirs à usage unique, se laver les mains ou utiliser un gel hydro-alcoolique régulièrement, etc. En France, le Ministère des Solidarités et de la Santé les a rappelées dans tous les médias et les réseaux sociaux, l'Etat a utilisé des mesures coercitives comme imposer un confinement strict d'une grande partie de la population, mais ces mesures ne sont pas respectées de manière unanime. Il ne suffit pas d'expliquer aux usagers ce qui est bien ou non pour leur santé, il faut leur proposer des mesures personnalisées et adaptées à leur situation. Ainsi, rester confiné à domicile ne représente pas les mêmes enjeux pour un couple de jeunes adultes qui vivent dans une spacieuse maison avec jardin à la campagne et pour une mère célibataire qui vit avec ses quatre enfants en bas âge dans un petit appartement en ville. Il est nécessaire pour les professionnels de procéder à une analyse exhaustive des besoins et demandes des usagers, avant d'adapter le message de santé publique à leur degré de compréhension, préoccupations quotidiennes et possibilités réelles. Pour ce faire, le travail interdisciplinaire est important, car il permet de mieux cerner l'ensemble de la situation complexe et singulière de chaque usager.

L'interdisciplinarité en santé est un sujet d'actualité, en particulier dans le domaine de la formation des professionnels de la santé. Mon travail de recherche, débuté en 2016, a été en quelque sorte précurseur du service sanitaire, lancé en 2018 par le Ministère des Solidarités et de la Santé. « Le service sanitaire […] répond aux enjeux de santé publique de promotion des comportements favorables à la santé et contribue à la réduction des inégalités sociales et territoriales en matière de santé. Il permet la formation des futurs professionnels de santé et renforce leur sensibilisation à ces enjeux en assurant leur maîtrise des connaissances et compétences nécessaires. »[45] La formation des futurs professionnels de santé vis-à-vis des connaissances à posséder et des méthodes et outils à mettre en œuvre est importante. Mais le service sanitaire vise également à leur apprendre à travailler en interdisciplinarité, de manière à optimiser et à potentialiser les compétences nécessaires pour mener les actions avec un maximum d'efficacité.

Mon travail de recherche est allé plus loin encore que le service sanitaire, car il a proposé à de futurs infirmiers de travailler avec de futurs intervenants sociaux, professionnels avec lesquels ils ont encore moins l'habitude de collaborer que les autres professionnels du domaine sanitaire. Or, les intervenants sociaux sont au contact des populations vulnérables au quotidien, et dans un cadre non lié aux soins. Ils possèdent donc une connaissance des leurs besoins, de leurs difficultés sur les plans physique, psychologique, socio-économique. De plus, les animateurs socioculturels sont formés à la méthodologie de projet et maîtrisent diverses formes d'animation qui peuvent se révéler utiles pour capter l'attention de personnes au profil parfois atypique, souvent peu réceptives à une approche traditionnelle en matière d'éducation et de prévention.

Mon travail de recherche s'est déroulé en outre sur un territoire en mutation. La situation socio-sanitaire du Nord Franche-Comté est identique à celles de nombreux autres territoires en France : vieillissement et précarisation d'une partie de sa population, répartition inégale de l'offre de soin. Mais elle fait l'objet depuis plusieurs années d'un remaniement important, pour mieux répondre aux besoins de la population tout en garantissant la réduction des coûts. Cela impacte le rapport des usagers avec le territoire, mais bouleverse également le rôle des professionnels de la santé et du social. Il me semblait important de sensibiliser les étudiants à cette dimension, et de leur permettre de collaborer avec des institutions qui s'occupent des publics vulnérables qu'ils seront amenés à prendre en charge quand ils seront diplômés. La part de la prévention dans le travail quotidien des professionnels de la santé va s'accroître, et les soins seront de plus en plus réalisés en ambulatoire. Les infirmiers seront davantage amenés à exercer au sein de structures médico-sociales ou au domicile des usagers, et il me semblait important de préparer les ESI à cette réalité de terrain en leur permettant d'intervenir en-dehors de l'institution hospitalière.

La recherche-action a porté ses fruits, puisqu'elle a permis à la fois de modifier la réalité et de produire de la connaissance. En effet, la recherche-

[45] Article D.4071-1 du Décret n° 2018-472 du 12 juin 2018 relatif au service sanitaire des étudiants en santé

action a impulsé une dynamique professionnelle entre les ESI, les étudiants ASSC et les structures territoriales qui y ont participé. Le public a bénéficié d'interventions inédites pour l'aider à mener une réflexion sur son état de santé, et sur les moyens parfois très simples qu'il peut mettre en place pour éviter de tomber malade. D'ailleurs, le partenariat entre l'IUT, l'IFSI et les structures se poursuit encore actuellement (sauf avec le foyer social qui a été remplacé par un EHPAD). De nouveaux projets ont été mis en place durant l'année 2018/2019 sur le même schéma que ma recherche-action, mais avec l'expérience des points forts et des difficultés rencontrées. L'émergence d'un sentiment identitaire territorial est effective au niveau des structures qui ont participé à la recherche-action et des instituts de formation. Pour dire les choses autrement, la poursuite de travaux relatifs à des problématiques propres au Pôle Métropolitain Nord Franche-Comté démontre une appropriation identitaire territoriale, centrée sur des populations dont la situation de vulnérabilité est prévalente sur le territoire. Les solutions proposées sont adaptées à l'environnement de vie des personnes, et les acteurs commencent à raisonner en termes de ressources locales et de travail en réseau.

En ce qui concerne l'apport de connaissance, je souhaite insister sur ce que cette recherche peut apporter aux formateurs dans leur manière d'accompagner les ESI au quotidien. J'ai bien mesuré la somme de travail que la mise en place de la recherche-action a demandé, et je suis consciente qu'il est impossible de demander aux formateurs de réaliser régulièrement de telles entreprises. De plus, la mise en place du service sanitaire permet à présent aux ESI de travailler en interdisciplinarité, et de leur faire comprendre l'importance de la prévention dans leur profession. Je retiens deux points essentiels : l'interdisciplinarité et la réflexivité. L'interdisciplinarité avec les intervenants sociaux est importante, il faut permettre aux ESI de les rencontrer dès leur formation initiale, pour apprendre à connaître leur champ de compétence. Ils peuvent ainsi développer des modes de partenariat avec eux qui leur permettront, une fois diplômés, de mieux cerner les diverses problématiques de santé auxquelles peuvent être confrontés les usagers de soin, et de mieux en comprendre les différentes dimensions. Autrement dit, l'approche interdisciplinaire en cours de formation a pour effet de valoriser l'efficience de l'expertise croisée des professionnels, pour répondre de manière optimale aux enjeux sociétaux en matière de santé publique, et ce dans l'intérêt des usagers. De plus, il est nécessaire de favoriser la réflexivité des ESI autour de problématiques de santé réelles qui se situent au niveau local, que ce soit à travers leurs stages, des projets sur le terrain ou lors d'ateliers de simulation. Cela leur permet de modifier leurs représentations sociales, contribue fortement à forger leur identité professionnelle de soignants, et les aide à acquérir des compétences professionnelles individuelles et collectives qu'ils pourront rapidement mettre à profit sur le territoire.

La place du Pôle Métropolitain Nord Franche-Comté et ses préconisations en matière de santé publique n'est pas abordée par les participants à la recherche-action. Ce manque de référence aux décideurs des politiques publiques peut être interprété de prime abord comme une faiblesse dans le dispositif de la recherche-action. Il semble néanmoins intéressant se s'attarder sur la mise en œuvre de ce que les pouvoirs publics souhaitent. En effet, nous sommes passés de politiques publiques centralisées et descendantes à des actions publiques territorialisées et ascendantes, où le partenariat entre les acteurs est primordial. Ce qui est recherché n'est plus la conformité à des programmes définis en amont à distance par des instances décisionnaires, mais la mise en œuvre de projets dans un contexte territorial par des acteurs qui bénéficient d'une certaine autonomie. Ils vont s'approprier, rejeter, modifier la trame initiale, à un échelon spécifique qui est celui de l'ingénierie. Cette place est ouverte aux professions du paramédical et du social, grâce notamment à l'universitarisation de leurs formations. Dans mon travail de recherche, on remarque que les étudiants et les professionnels du terrain n'ont pas conscience qu'ils sont en train de s'ingénieriser. Pourtant, en réalisant des projets porteurs de sens pour les publics ciblés, ils comblent ainsi un vide laissé par les décideurs politiques. Ces aspects plus flous ne sont pas à interpréter comme de l'incompétence, mais comme un espace ouvert de négociation et de constitution progressive de la politique, surtout dans un territoire lui-même en formation comme l'est le Pôle Métropolitain Nord Franche-Comté. L'action publique se définit ainsi comme une « construction collective d'acteurs en interactions » dont la compréhension repose sur l'analyse de trois dimensions : les acteurs, les interactions et la contextualisation (Hassenteufel, 2008). La recherche-action est un moyen de produire à la fois de la connaissance et de l'action transformatrice. Il y a donc possibilité d'intervenir dans la constitution de l'action publique d'un territoire : ce qui renvoie à une dynamique ascendante du savoir et de l'action qui caractérise un territoire apprenant. Le travail de recherche s'est intéressé à observer comment le territoire apprenant s'est ébauché à travers la recherche-action.

POSTFACE

Alain Vulbeau,
professeur émérite, CREF, Université Paris Nanterre

La recherche menée par Laurence Gandon est exemplaire et singulière pour deux raisons. D'abord, du fait de son engagement par le moyen d'une thèse en sciences de l'éducation et de la formation : infirmière et cadre de santé formatrice, Laurence Gandon s'est inscrite dans cette discipline académique pour ajouter une formation en sciences humaines et sociales à ses compétences et savoirs dans le champ de la santé. Ensuite, il s'agit d'une thèse qui a mis en œuvre une recherche action centrée sur la construction des interactions, en matière de promotion de la santé, de deux corps professionnels bien distincts : les infirmières et les animateurs.

C'est sur ces deux particularités et surtout leur articulation qu'il faut insister pour apprécier l'originalité et le sens de la prospective de cet ouvrage fondé sur une relation substantielle et créative entre les champs de la santé et de l'animation.

Pourtant, pour originale qu'elle soit, cette relation s'inscrit dans une histoire. À la fin des années 90, le département des Sciences de l'éducation de l'Université Paris-Nanterre met en œuvre une convention de formation avec l'Institut de Formation des Cadres de Santé (IFCS) de l'Hôpital Sainte-Anne à Paris. Il s'agit de proposer aux étudiantes et étudiants qui préparent le diplôme de cadre de santé et se destinent à la formation en IFSI (ou qui sont déjà faisant fonction), d'une part, un programme d'initiation à la recherche universitaire et, d'autre part, d'obtenir simultanément une licence en SE en même temps que le diplôme de cadre de santé. À partir de 2009, avec l'universitarisation des formations, le diplôme IFCS a permis de reconnaître un Master 1 de sciences de l'éducation, puis une seconde convention avec le Pôle Sainte-Anne Formation a permis de mettre en place un Master 2 de Sciences de l'éducation. C'est de ce master 2 que vient Laurence Gandon qui a été la première à soutenir sa thèse dans le département des Sciences de l'éducation de l'Université Paris, à partir de cette filière. Il fallait souligner la genèse institutionnelle de cette thèse : alors que les sciences infirmières n'étaient pas institutionnalisées en France et que les diplômes de formation à l'animation n'ont pas donné lieu à des conventions de second ou de troisième cycles universitaires, ce sont les Sciences de l'éducation qui ont pu accueillir, de plein droit, une recherche reliant animation et promotion de la santé.

Le second point concerne la recherche-action dans ses dimensions interdisciplinaire et interprofessionnelle. En effet, ce qui est en jeu pour les infirmières et les animateurs en formation, c'est un espace commun et, plus précisément, un espace commun émergent nommé ici « promotion de la santé ». Là s'articulent de façon assez claire la répartition des compétences : du côté de la santé, ce sont les infirmières ; du côté de la prise en charge des groupes, ce sont les animateurs. Le point de rencontre précis de cette articulation est la forme "projet" qui permet de prendre en charge, d'informer, de faire participer et de mettre en pratique une thématique avec des publics spécifiques, plus ou moins vulnérables.

Ce qui est un point d'intérêt très fort de la recherche-action menée par Laurence Gandon, c'est de montrer les animateurs et animatrices en situation de gestion de projets : ils / elles doivent intervenir sur les différentes phases de la conception, de la mise en œuvre, de la coordination d'intervenants et de l'évaluation. Autrement dit, c'est la compétence d'ingénierie sociale que les animateurs apportent dans ces dispositifs de promotion de la santé. Cette ingénierie est au programme de la formation des animateurs dans le cadre de la formation sanctionnée par le Diplôme d'État de la Jeunesse, de l'Éducation populaire et du Sport (DEJEPS).

Il y a deux effets remarquables par rapport à ce constat : le premier est que cette compétence devient une compétence professionnelle partagée ; le second effet tient dans la valorisation du métier d'animateur. La recherche-action prend en compte la reconnaissance de la compétence en ingénierie qui est souvent une compétence négligée. Très souvent le rôle de l'animateur est conçu de façon limitée, le renvoyant à la catégorie subalterne d'ambianceur social. Soit il est pensé comme un médiateur entre des groupes qui ont des rapports inégalitaires et conflictuels et on peut renvoyer à ces professionnels qui travaillent entre les jeunes et les institutions dans les quartiers populaires. Soit, dans le cadre scolaire, l'animation est assignée à la prise en charge des délaissés des espace-temps situés en dehors de l'enseignement, ce qui, comme le souligne Francis Lebon, dans ses analyses des fonctions sociales de l'animation[46], abaisse la médiation au niveau du gardiennage à dimension plus ou moins sécuritaire. C'est donc un point fort de la recherche-action d'avoir valorisé la fonction d'animateur à travers les compétences d'ingénierie.

En conclusion, cette recherche permet de souligner les différences institutionnelles qui sous-tendent les formations et modélisent les interventions de futurs professionnels. Les infirmières disposent maintenant d'une discipline universitaire, les Sciences infirmières, qui leur permettent,

---

[46] Lebon, F. (2020) *Entre travail éducatif et citoyenneté : l'animation et l'éducation populaire*, Nîmes : Champ social

d'aller jusqu'en thèse et d'ouvrir à des carrières universitaire d'enseignement et de recherche. Ainsi, des travaux de recherche pourront rejoindre le niveau scientifique d'autres disciplines, en particulier, en sciences humaines et sociales. La situation est différente pour les animateurs qui, sans formation académique de 2ème et 3ème cycles sont en position dominée par rapport à leur capacité de produire des connaissances dans le cadre des recherches qui les concernent. Ces thématiques relèvent pleinement des émergences et de l'apprenance territoriale qu'il serait souhaitable de continuer à étudier dans des recherches ultérieures.

RÉFÉRENCES BIBLIOGRAPHIQUES[47]

Abric, J-C. (1994). *Pratiques sociales et représentations.* Paris : PUF.

Abric, J-C. (2001). L'approche structurale des représentations sociales : développements récents. *Psychologie et société*, *4*(2), 81-103.

Abric, J-C. (2008). *Psychologie de la communication. Théories et méthodes.* Paris : Armand Colin, 3ème édition.

Allieu-Mary-N. (2010, février). *L'interdisciplinarité pédagogique : questions d'épistémologie scolaire. Le cas de l'histoire – géographie – éducation civique.* Communication présentée aux Journées d'études de l'Institut National de Recherche Pédagogique, Lyon, France. Récupéré le 6 mars 2019 sur le site http://ecehg.ens-lyon.fr/ECEHG/interdisciplinarite/l2019interdisciplinarite-pedagogique-nicole-allieu-mary

Alter, N. (2002). Théorie du don et sociologie du monde du travail. *Revue du MAUSS, 20*(2), 263-285.

Anzieu, D. et Martin, J-Y. (1973). *La dynamique des groupes restreints.* Paris : Presses Universitaires de France.

Ardoino, J. et De Peretti, A. (1993). *Penser l'hétérogène*, Paris : Desclée de Brouwer.

Aubert, N. (1991). Leadership. Dans N. Aubert, J-P. Gruère, J. Jabes, H. Laroche et S. Michel. *Management, aspects humains et organisationnels.* (p.367-411). Paris : Presses Universitaires de France.

Aubret, J. et Gilbert, P. (2003): *L'évaluation des compétences.* Sprimont : Mardaga.

Auzoult, L., Abdellaoui, S. et Lheureux, F. (2012). Représentation de l'autonomie dans le champ de l'orientation scolaire et professionnelle. *L'Orientation Scolaire et Professionnelle, 41,* 547-570.

Auzoult, L. et Hardy-Massard, S. (2015). Système de pensée associé aux violations de règles d'hygiène auprès d'étudiants en soins infirmiers. *Le Travail Humain, 78*(4), 335-379.

Auzoult, L., Hardy-Massard, S., Gandon, L. et Georges, P. (2015). Quels sont les prédicteurs des comportements associés au respect des règles d'hygiène en soins infirmiers en cours de formation ? *Pratiques Psychologiques, 21*, 199-212.

Bacqué, M-H. et Biewener, C. (2013). *L'empowerment, une pratique émancipatrice.* Paris : La Découverte.

[47] Réalisées d'après une adaptation française de Marc Couture des normes bibliographiques de l'american psychological association (APA) d'après la 6ème édition du *Publication Manual*, 2010. Récupéré le 25 mars 2020 sur le site http://benhur.teluq.ca/spersonnel/mcouture/apa/normes_apa_francais.pdf

Barbier, J-M. (1995). Les tendances d'évolution de la formation et place du partenariat, Dans *Etablissements et partenariats. Stratégies pour des projets communs* (p.43-55). Actes du colloque, Paris : Institut National de Recherche Pédagogique.

Belhedi, A. (2006). Territoires, appartenance et identification. Quelques réflexions à partir du cas tunisien. *L'espace géographique, 34*(4), 310-316.

Berthet, E. (1983). *Information et éducation sanitaires.* Paris : PUF, collection « Que sais-je? ».

Bier, B. (2010). Territoire apprenant : les enjeux d'une définition. *Spécificités, 3,* 7-18.

Blanchet, A. et Gotman, A. (1992). *L'enquête et ses méthodes : l'entretien.* Paris : Nathan Université.

Bogetta, C. (2008). L'humour est-il un outil de management ? *Humanisme et entreprise, 288*(3), 21-34.

Bouquet, B. et Riffault, J. (2010). L'humour dans les diverses formes du rire. *Vie sociale, 2*(2), 13-22.

Bréard, R. et Pastor, P. (1999). *De l'individu à l'équipe.* Rueil-Malmaison : Editions Liaisons.

Brugère, F. (2011). *L'éthique du care.* Paris : PUF, collection « Que sais-je? ».

Caflisch, M. et Chappuis-Bretton B. (2003). A propos de l'adolescence : quelques réflexions éthiques. *Médecin et Hygiène, 61*, 374-376.

Cambois, E. (2004). Les personnes en situation sociale difficile et leur santé. Dans B. Fragonard (Prés.) *Les Travaux de l'observatoire national de la pauvreté et de l'exclusion sociale* (p.101-126). Paris : La Documentation française.

Carré, P. (2005). *L'apprenance. Vers un nouveau rapport au savoir.* Paris : Dunod.

Clenet, J. (1998). *Représentations, formation en alternance: Être formé et/ou se former?* Paris : L'Harmattan.

Coldefy, M. (2010). La géographie asilaire française : éléments d'analyse spatio-temporelle. *Villes en parallèle, 44*, 20-47.

Collière, M-F. (1982). *Promouvoir la vie.* Paris : InterEditions.

Collière, M-F. (2001). *Soigner, le premier art de la vie.* Paris : Masson, 2ème édition.

Coudray, M-A. et Gay, C. (2009). *Le défi des compétences. Comprendre et mettre en œuvre la réforme des études infirmières.* Paris : Masson.

Dabrion, M. (2013). *Projet de soins infirmiers, Rôle infirmier, organisation du travail et interdisciplinarité.* Paris : De Boeck.

De Peretti, A. (1980). *Recueil d'instruments et de processus d'évaluation formative.* Paris : Institut National de Recherche Pédagogique (INRP), Département de psychosociologie de l'éducation.

De Peretti, A., Boniface, J. et Legrand, J-A. (1998). *Encyclopédie de l'évaluation en formation et en éducation : guide pratique.* Paris : ESF.

Devers, G. (2005). Principes universels de déontologie infirmière. *Droit, déontologie et soins, 5*(1), 4-64.

Dhume, F. (2001). *Du travail social au travail ensemble. Le partenariat dans le champ des politiques sociales.* Paris : ASH éditions.

Doran, G.T. (1981). There's a S.M.A.R.T. way to write management's goals and objectives. *Management Review, 70*(11), 35–36.

Dubouchet, L. et Vulbeau, A. (1999). *Des expérimentations sociales et des jeunes.* Vigneux : Matrice.

Dumazedier, J. (1987). Loisir et animation depuis les années 70. Dans J. Pachot (Dir.). *Les cahiers de l'animation. Les chemins de l'animation 1972-1987.* (p.33-49). Marly-le-Roi : Institut National d'Education Populaire.

Dutoit, M. (2010). Une autre idée de la coopération : l'exemple des groupes d'entraide mutuelle. *Vie sociale, 1*(1), 165-170.

Fablet, D. (2014). Travail social et action éducative. Dans Jacky Beillerot et al. *Traité des sciences et des pratiques de l'éducation.* (p.329-340). Paris : Dunod.

Flajolet, A. (2008). *Mission au profit du gouvernement relative aux disparités territoriales des politiques de prévention sanitaire.* Rapport présenté au Ministère de la Santé, de la Jeunesse, des Sports et de la Vie Associative.

Foucault, M. (1963). *Naissance de la clinique.* Paris : PUF.

Fourez, G., Maingain, A. et Dufour, B. (2002). *Approches didactiques et interdisciplinarité.* Bruxelles : De Boeck.

Gagnayre, R. et D'Ivernois, J-F. (2003). L'éducation thérapeutique : passerelle vers la promotion de la santé. *Actualité et Dossier en Santé Publique, 43*(6), 12-17.

Genève, M. et Plé, J-L. (1987). Si l'animation nous était comptée : vers une diversification du système d'animation. Dans Pachot, J. (Dir.). *Les cahiers de l'animation. Les chemins de l'animation 1972-1987.* (p.65-86). Marly-le-Roi : Institut National d'Education Populaire.

Gerard, F-M. et Van Lint-Muguerza, S. (2000). Quel équilibre entre une appréciation globale de la compétence et le recours aux critères ? Dans Bosman, C., Gerard, F-M. et Roegiers, X. (Éds). *Quel avenir pour les compétences ?* (p.135-140). Bruxelles : De Boeck Université.

Gillet, J-C. (1996). Praxéologie de l'animation professionnelle. *Recherche et formation, 23,* 119-134.

Ginzburg, C. (1989). Traces. Racines d'un paradigme indiciaire. Dans : C. Ginzburg. *Mythes, emblèmes et traces.* (p.139-180). Paris : Flammarion.

Glon E. et Pecqueur, B. (dir.). (2016). *Au coeur des territoires créatifs. Proximités et ressources territoriales.* Rennes : Presses universitaires de Rennes.

Gordon, R-S. (1983). An operational classification of diseases prevention. *Public Health Report, 98,* 107-109.

Gros, O. et Gagnayre, R. (2017). Caractéristiques des savoirs des patients et liens avec leurs pouvoirs d'action : implication pour la formation médicale. *Revue française de pédagogie, 201*(4), 71-82.

Guigue, M. (2012). L'émergence des interprétations : une épistémologie des traces. *Les*
Sciences de l'éducation - Pour l'Ère nouvelle 45(4), 59-76.

Guimelli, C. et Jacobi, D. (1990). Pratiques nouvelles et transformation des représentations. *Revue Internationale de Psychologie Sociale, 3,* 307-334.

Hassenteufel, P. (2008). *Sociologie politique : l'action publique.* Paris : Armand Colin.

Heerwegh D. et Loosveldt G. (2008). Face-to-face versus Web surveying in a high-Internet-coverage population: differences in response quality, *The Public Opinion Quarterly, 72*(5), 836-846.

Hesbeen, W. (1997). *Prendre soin à l'hôpital. Inscrire le soin infirmier dans une perspective soignante.* Paris : Masson.

Hirsch-Vanhoenacker, A-F. (2016). Proximité de soin ou soin de proximité… territoriale ? Le point de vue du clinicien. Dans E. Glon et B. Pecqueur (Dirs.).

Au cœur des territoires créatifs – proximité et ressources territoriales (pp.119-128). Rennes : Presses Universitaires de Rennes.

Hugon, M-A. et Seibel, C. (1988). *Recherches impliquées. Recherches action : Le cas de l'éducation.* Bruxelles : De Bœck Université.

Jaeger, M. (2016). Travail social : à la croisée de l'action publique et de la santé publique. *La santé en action, 435,* 6-8.

Jodelet, D. (1989). *Les représentations sociales.* Paris : Presses Universitaires de France.

Jonnaert, P., Masciotra, C., Boufrahi, S. et Barrette, J. (2005). *Compétences, constructivisme et interdisciplinarité : Contributions essentielles au développement des programmes d'études.* Montréal : Ministère de l'Éducation, du Loisir et du Sport, Direction de la formation générale des adultes.

Kanji, G. (1999). *100 statistical tests.* Londres : Sage Publications.

Karrer, M. (2016). Promotion de la santé : un cadre pertinent d'intervention pour les travailleurs sociaux. *La santé en action, 435,* 11-13.

Karrer, M. et Jaeger, M. (2016). Intervenants du social : quel rôle pour promouvoir la santé des populations. *La santé en action, 435,* 4-5.

Kitzinger, J. (2004). Le sable dans l'huître : analyser des discussions de focus group. *Bulletin de psychologie, 471*(3), 299-307.

Kohn, A. (1993). *Punished by Rewards : The Trouble with Gold Stars, Incentive Plans, A's, Praise, and Other Bribes.* Boston : Houghton Mifflin.

Lac, M. et Ratinaud, P. (2005). La professionnalisation : approche d'un processus représentationnel. *Journal International sur les Représentations Sociales, 2,* récupéré le 5 mai 2017 sur le site : http://geirso.uqam.ca/jirso/05_08.php.

Lebon F. (2009). *Les animateurs socioculturels.* Paris : La Découverte.

Lebon, F. (2013). Les animateurs, entre précarité, militantisme et gestion politique des quartiers. *Pensées plurielles, 32*(1), 61-71.

Le Boterf, G. (2008). *Construire les compétences individuelles et collectives.* Paris: Editions d'Organisation Groupe Eyrolles.

Le Breton-Lerouvillois, G. (2013). *La démographie médicale en région Franche-Comté,* récupéré le 5 juin 2017 sur le site http://www.conseil-national.medecin.fr/

L'Ecuyer, R. (1990). *Méthodologie de l'analyse développementale de contenu. Méthode GPS et concept de soi.* Québec : Presses de l'Université du Québec.

Lejeune, C. (2014). *Manuel d'analyse qualitative. Analyser sans compter ni classer.* Louvain-La-Neuve : De Boeck.

Leyens, J.-P. (1983). *Sommes-nous tous des psychologues ? Approche psychosociale des théories implicites de personnalité.* Bruxelles : Mardaga.

Liendle, M. (2012). Vulnérabilité. Dans M. Formarier et L. Jovic (Dirs.). *Les concepts en sciences infirmières* (p.304-306). Lyon : Mallet conseil.

Manciaux, M. et Deschamps, J.-P. (1978). *La santé de la mère et de l'enfant.* Paris : Flammarion Médecine-Sciences.

Martin C. et Nagao D. (1989). Some effects of computerized interviewing on job applicant responses, *Journal of Applied Psychology, 74*(1), 72-80.

Martin, O. (2012). *L'enquête et ses méthodes. L'analyse quantitative des données.* Paris : Armand Colin.

Masciotra, D. (2008). La compétence de la personne en action et en situation. Dans M. Ettayebi, R. Opertti, et P. Jonnaert (Dirs.). *Logique de compétences et*

développement curriculaires. Débats, perspectives et alternative pour les systèmes éducatifs (p.101-111). Paris : L'Harmattan.
Meirieu, P. (1989). *Apprendre...oui mais comment ?* Paris : ESF.
Merini, C. et de Peretti, C. (2002). Partenariat externe et prévention en matière de substances psychoactives : dans quelle position l'école met-elle ses partenaires? *Santé publique, 14,* 147-164.
Mesnard, J. (1992). *Œuvres diverses de Blaise Pascal*, vol.III. (p.965-1012). Paris : Desclée de Brouwler.
Mias, C. et Piaser, A. (2016). Les représentations professionnelles. Dans G. Lo Monaco, Delouvée S. et P. Rateau (Eds), *Les représentations sociales. Théories, méthodes et applications* (pp. 319-322). Louvain-la-Neuve : De Boeck.
Moliner, P. (2001). Formation et stabilisation des représentations sociales. Dans P. Moliner (Dir.), *La dynamique des représentations sociales* (p.15-41). Grenoble : Presses Universitaires de Grenoble.
Moine, A. (2006). Le territoire comme un système complexe : un concept opératoire pour l'aménagement et la géographie. *L'espace géographique, 35*, 115-132.
Moine, A. (2007). *Le territoire : comment observer un système complexe ?* Paris : l'Harmattan.
Moine, A. et Sorita, N. (2015). *Travail social et territoire : concept, méthode, outils.* Rennes : Presses de l'EHESP.
Morchain, P. et Schadron, G. (2001). Devenir ce que je crois que vous croyez de moi. Un effet de confirmation comportementale de l'image que l'on croit avoir auprès de l'interlocuteur. *Cahiers Internationaux de Psychologie Sociale, 50*, 27-41.
Morin, E. (1976). Pour une crisologie. *Communications, 25,* 149-163.
Mucchielli, R. (2016). *Le travail en équipe. Clés pour une meilleure efficacité collective.* Paris : ESF (17ème édition).
Parizot, I. (1998). Trajectoires sociales et modes de relation aux structures sanitaires. Dans J. Lebas et P. Chauvin (Eds.), *Précarité et santé* (p.33-43). Paris : Flammarion.
Perrenoud, P. (2001). Articulation théorie-pratique et formation de praticiens réflexifs en alternance. Dans P. Lhez, D. Millet, et B. Séguier (Dirs.). *Alternance et complexité en formation* (p.10-27). Paris : Seli Arslan.
Piaget, J. (1973). *Biologie et connaissance.* Paris : Gallimard, Coll. Idées.
Portier, N. (2011). La coopération intercommunale dans la réforme des collectivités. *Actualité juridique - Droit administratif (AJDA), 2,* 80-85.
Poyraz, M. (2004). Mutation de l'animation socioculturelle. *Agora débats/jeunesses, 35*(1), 76-87.
Profession infirmier : recueil des principaux textes relatifs à la formation préparant au Diplôme d'État et à l'exercice de la profession (2015). Paris : Berger-Levrault.
Prost, T. et Rey, S. (2015). L'*état de santé de la population en France.* Rapport coordonné par la DREES (direction de la recherche des études, de l'évaluation et des statistiques), récupéré le 5 juin 2018 sur le site :http://www.drees.sante.gouv.fr/indicateurs-de-suivi-de-l-etat-de-sante-de-la-population, 11299.html
Psiuk, T. (2008). L'espace intime du soin. *Recherche en soins infirmiers, 93*, 14-16.
Quillery, P. (2015). Une croissance de l'emploi frontalier comtois relativement modeste en 2014. *INSEE conjoncture Franche-Comté, 5,* 20-21.

Quivy, R. et Van Campenhoudt, L. (1995). *Manuel de recherche en sciences sociales.* Paris : Dunod.

Régnier-Loilier, A. (2007). Conditions de passation et biais occasionnés par la présence d'un tiers sur les réponses obtenues à l'enquête Érfi. *Economie et statistique, 407*, 27-49.

Reinert, M. (1993). Les « mondes lexicaux » et leur « logique » à travers l'analyse statistique d'un corpus de récits de cauchemars. *Langage et société, 66*, 5-39.

Riopelle, L. Grondin, L. et Phaneuf, M. (1984). *Soins infirmiers, un modèle centré sur les besoins de la personne*. Montréal : Mc Graw-Hill.

Roegiers, X. (1997). *Analyser une action d'éducation ou de formation.* Paris-Bruxelles : De Boeck Université.

Rohmer, O. et Louvet, E. (2011). Le stéréotype des personnes handicapées en fonction de la nature de la déficience. Une application des modèles de la bi-dimensionnalité du jugement social. *L'Année psychologique, 111*(1), 69-85.

Rolland-May, C. (2000). *Evaluation des territoires. Concepts, modèle, méthodes.* Paris : Hermès.

Rothier Bautzer, E. (2012). *Entre cure et care. Les enjeux de la professionnalisation infirmière.* Paris : Lamarre.

Rothier Bautzer, E. (2013). *Le care négligé – Les professionnels de santé face au malade chronique.* Paris : De Boeck.

Rouquette, M-L (1994). *Sur la connaissance des masses. Essai de psychologie politique.* Grenoble : Presses Universitaires de Grenoble.

Roy, N. et Garon, R. (2013). Etude comparative des logiciels d'aide à l'analyse de données qualitatives : de l'approche automatique à l'approche manuelle. *Recherches qualitatives*, *32*(1), 154-180.

Sainsaulieu, R. et. Piotet, F. (1994). *Méthodes pour une sociologie de l'entreprise.* Paris : Presses de Sciences Po.

San Marco, J-L. (2009). La prévention : fondements et méthodes. Définitions. Dans Bourdillon, F. (Dir.) *Traité de prévention* (p.3-8). Paris : Flammarion Médecine-Sciences.

Schön, D. (1994) *Le praticien réflexif. À la recherche du savoir caché dans l'agir professionnel.* Montréal : Les Éditions Logiques.

Schwartz, S.H. (1992). Universals in the content and structure of values: theory and empirical test in 20 countries. Dans M. Zanna (eds.) *Advances in experimental social psychologie* (p.1-65). New-York : Academic Press, Vol.25.

Schwartz, S.H. (2006). Les valeurs de base de la personne : théorie, mesures et applications (traduction Béatrice Hammer et Monique Wach). *Revue française de sociologie, 47*(4), 929-968.

Stephenson, W. (1935). Technique of factor analysis. *Nature, 136*, 297.

Strauss, A. (1992). *La trame de la négociation, sociologie qualitative et interactionnisme*. Paris : L'Harmattan.

Tardif, J. (2006). *L'évaluation des compétences : documenter le parcours de développement*. Montréal : Chenelière-éducation.

Tessier, S. (2010). Éducation pour la santé et prévention. Grande Histoire et petite actualité scolaire. *Informations sociales*, *161*(5), 22-30.

Tessier, S. (2013). *Educations, santé et précarités. La pédagogie de l'interstice.* Paris : l'Harmattan.

Veret, J-L. (2007). Les métiers en éducation pour la santé. *Santé publique, 19*, 65-72.

Vidaller, V. (2006). *De la dynamique à la prédiction des représentations sociales : le cas des OGM et du travail* : Thèse de Doctorat en psychologie sociale. Université de Montpellier 3.

Vulbeau, A. (2003.). Sortir de l'ombre ? Oui, mais seulement au crépuscule… Dans Boucher M. (dir.) *Émergences culturelles et jeunesse populaire. Turbulences ou médiations ?* (p.155-168). Paris : L'Harmattan.

Vulbeau, A. (2009). L'éducation tout au long de la ville. Dans G. Brougère, et A-L. Ulmann, *Apprendre de la vie quotidienne.* (p.43-53). Paris : Presses Universitaires de France.

Vulbeau, A. (2011). Le travail contre autrui. Dans M. Boucher M. (Dir), *Penser les questions sociales et culturelles contemporaines. Quels enjeux pour l'intervention sociale?* (p.95-102). Paris : L'Harmattan.

Vulbeau, A. (2013). Contrepoint. La crise du concept de crise, *Informations sociales, 180*(6), 71-71.

Vulbeau, A. (2014). La maîtrise d'usage, entre ingénierie participative et travail avec autrui. *Recherche sociale, 209*, 62-75.

Wittorski, R. (1998). La compétence au travail. *Éducation permanente, 135*, 57-69.

Wright Mills, C. (2006). *L'imagination sociologique*. Paris.

TABLE DES MATIÈRES

Structures éditoriales du groupe L'Harmattan

L'Harmattan Italie
Via degli Artisti, 15
10124 Torino
harmattan.italia@gmail.com

L'Harmattan Hongrie
Kossuth l. u. 14-16.
1053 Budapest
harmattan@harmattan.hu

L'Harmattan Sénégal
10 VDN en face Mermoz
BP 45034 Dakar-Fann
senharmattan@gmail.com

L'Harmattan Cameroun
TSINGA/FECAFOOT
BP 11486 Yaoundé
inkoukam@gmail.com

L'Harmattan Burkina Faso
Achille Somé – tengnule@hotmail.fr

L'Harmattan Guinée
Almamya, rue KA 028 OKB Agency
BP 3470 Conakry
harmattanguinee@yahoo.fr

L'Harmattan RDC
185, avenue Nyangwe
Commune de Lingwala – Kinshasa
matangilamusadila@yahoo.fr

L'Harmattan Congo
219, avenue Nelson Mandela
BP 2874 Brazzaville
harmattan.congo@yahoo.fr

L'Harmattan Mali
ACI 2000 - Immeuble Mgr Jean Marie Cisse
Bureau 10
BP 145 Bamako-Mali
mali@harmattan.fr

L'Harmattan Togo
Djidjole – Lomé
Maison Amela
face EPP BATOME
ddamela@aol.com

L'Harmattan Côte d'Ivoire
Résidence Karl – Cité des Arts
Abidjan-Cocody
03 BP 1588 Abidjan
espace_harmattan.ci@hotmail.fr

Nos librairies en France

Librairie internationale
16, rue des Écoles
75005 Paris
librairie.internationale@harmattan.fr
01 40 46 79 11
www.librairieharmattan.com

Librairie des savoirs
21, rue des Écoles
75005 Paris
librairie.sh@harmattan.fr
01 46 34 13 71
www.librairieharmattansh.com

Librairie Le Lucernaire
53, rue Notre-Dame-des-Champs
75006 Paris
librairie@lucernaire.fr
01 42 22 67 13

www.ingramcontent.com/pod-product-compliance
Lightning Source LLC
LaVergne TN
LVHW010922061026
849535LV00007B/2190
* 9 7 8 2 1 4 0 3 0 9 5 7 1 *